全国中等医药卫生职业教育"十二五"规划教材

可摘局部义齿工艺技术

（供口腔修复工艺技术专业用）

主　编　杨亚茹（西安交通大学医学院附设卫生学校）
副主编　张　斌（西安交通大学口腔医学院）
　　　　张京峰（山西齿科医院）
编　委　（以姓氏笔画为序）
　　　　石　娟（河南护理职业学院）
　　　　付　力（山东省青岛卫生学校）
　　　　李　爽（辽宁省铁岭卫生职业学院）
　　　　张兴明（北京联袂义齿技术有限公司）
　　　　徐　胜（广西医科大学口腔医学院）
　　　　郭艳玲（甘肃卫生职业学院）
　　　　常　江（北京联袂义齿技术有限公司）
　　　　潘仁东（广东省连州卫生学校）
　　　　潘夏薇（厦门医学高等专科学校）
总主编　牛东平（北京联袂义齿技术有限公司）

U0346312

中国中医药出版社
·北　京·

图书在版编目（CIP）数据

可摘局部义齿工艺技术/杨亚茹主编 . —北京：中国中医药出版社，2015.3
（2018.9 重印）
全国中等医药卫生职业教育"十二五"规划教材
ISBN 978 - 7 - 5132 - 1881 - 8

Ⅰ . ①可… Ⅱ . ①杨… Ⅲ . ①义齿学 - 中等专业学校 - 教材 Ⅳ . ①R783.6

中国版本图书馆 CIP 数据核字（2014）第 068227 号

中 国 中 医 药 出 版 社 出 版
北京市朝阳区北三环东路 28 号易亨大厦 16 层
邮政编码 100013
传真 010 64405750
廊坊市晶艺印务有限公司印刷
各地新华书店经销

*

开本 787 × 1092 1/16 印张 18.25 字数 406 千字
2015 年 3 月第 1 版 2018 年 9 月第 2 次印刷
书 号 ISBN 978 - 7 - 5132 - 1881 - 8

*

定价 55.00 元
网址 www.cptcm.com

如有印装质量问题请与本社出版部调换（010 - 64405510）
版权专有 侵权必究
社长热线 010 64405720
购书热线 010 64065415 010 64065413
微信服务号 zgzyycbs
书店网址 csln. net/qksd/
官方微博 http://e. weibo. com/cptcm
淘宝天猫网址 http://zgzyycbs. tmall. com

全国中等医药卫生职业教育"十二五"规划教材
专家指导委员会

主 任 委 员　高三度（无锡卫生高等职业技术学校）
副主任委员　邓向伟（哈尔滨市卫生学校）
　　　　　　古蓬勃（运城市口腔卫生学校）
　　　　　　李俊华（贵州省人民医院护士学校）
　　　　　　毛春燕（甘肃省中医学校）
　　　　　　郭积燕（北京卫生职业学院）
　　　　　　封银曼（郑州市卫生学校）
　　　　　　王国辰（中国中医药出版社）
委　　　员　（以姓氏笔画为序）
　　　　　　于　睿（辽宁中医药大学附属卫生学校）
　　　　　　王　杰（抚顺市卫生学校）
　　　　　　王发宝（牡丹江市卫生学校）
　　　　　　韦绪性（安阳职业技术学院）
　　　　　　尤学平（镇江卫生学校）
　　　　　　牛东平（北京联袂义齿技术有限公司）
　　　　　　邓树林（北京市昌平卫生学校）
　　　　　　刘忠立（山东省青岛卫生学校）
　　　　　　孙元儒（泰山护理职业学院）
　　　　　　苏　克（内蒙古自治区人民医院附属卫生学校）
　　　　　　吴　昊（大同市卫生学校）
　　　　　　吴　明（新疆巴音郭楞蒙古自治州卫生学校）
　　　　　　沈丽华（绍兴护士学校）
　　　　　　张宝琴（西安交通大学医学院附设卫生学校）
　　　　　　张美林（成都中医药大学附属医院针灸学校）
　　　　　　张震云（山西药科职业学院）
　　　　　　胡景团（河南护理职业学院）
　　　　　　侯再金（四川中医药高等专科学校）
　　　　　　莫受尧（广东省湛江卫生学校）
　　　　　　蒋　琪（佛山市南海区卫生职业技术学校）
　　　　　　程文海（广东省江门中医药学校）
秘 书 长　林超岱（中国中医药出版社）

前　言

　　"全国中等医药卫生职业教育'十二五'规划教材"由中国职业技术教育学会教材工作委员会中等医药卫生职业教育教材建设研究会组织，全国120余所高等和中等医药卫生院校及相关医院、医药企业联合编写，中国中医药出版社出版。主要供全国中等医药卫生职业学校护理、助产、药剂、医学检验技术、口腔修复工艺技术专业使用。

　　《国家中长期教育改革和发展规划纲要（2010－2020年）》中明确提出，要大力发展职业教育，并将职业教育纳入经济社会发展和产业发展规划，使之成为推动经济发展、促进就业、改善民生、解决"三农"问题的重要途径。中等职业教育旨在满足社会对高素质劳动者和技能型人才的需求，其教材是教学的依据，在人才培养上具有举足轻重的作用。为了更好地适应我国医药卫生体制改革，适应中等医药卫生职业教育的教学发展和需求，体现国家对中等职业教育的最新教学要求，突出中等医药卫生职业教育的特色，中国职业技术教育学会教材工作委员会中等医药卫生职业教育教材建设研究会精心组织并完成了系列教材的建设工作。

　　本系列教材采用了"政府指导、学会主办、院校联办、出版社协办"的建设机制。2011年，在教育部宏观指导下，成立了中国职业技术教育学会教材工作委员会中等医药卫生职业教育教材建设研究会，将办公室设在中国中医药出版社，于同年即开展了系列规划教材的规划、组织工作。通过广泛调研、全国范围内主编遴选，历时近2年的时间，经过主编会议、全体编委会议、定稿会议，在700多位编者的共同努力下，完成了5个专业61本规划教材的编写工作。

　　本系列教材具有以下特点：

　　1. 以学生为中心，强调以就业为导向、以能力为本位、以岗位需求为标准的原则，按照技能型、服务型高素质劳动者的培养目标进行编写，体现"工学结合"的人才培养模式。

　　2. 教材内容充分体现中等医药卫生职业教育的特色，以教育部新的教学指导意见为纲领，注重针对性、适用性以及实用性，贴近学生、贴近岗位、贴近社会，符合中职教学实际。

　　3. 强化质量意识、精品意识，从教材内容结构、知识点、规范化、标准化、编写技巧、语言文字等方面加以改革，具备"精品教材"特质。

　　4. 教材内容与教学大纲一致，教材内容涵盖资格考试全部内容及所有考试要求的知识点，注重满足学生获得"双证书"及相关工作岗位需求，以利于学生就业，突出中等医药卫生职业教育的要求。

　　5. 创新教材呈现形式，图文并茂，版式设计新颖、活泼，符合中职学生认知规律及特点，以利于增强学习兴趣。

　　6. 配有相应的教学大纲，指导教与学，相关内容可在中国中医药出版社网站

（www.cptcm.com）上进行下载。本系列教材在编写过程中得到了教育部、中国职业技术教育学会教材工作委员会有关领导以及各院校的大力支持和高度关注，我们衷心希望本系列规划教材能在相关课程的教学中发挥积极的作用，通过教学实践的检验不断改进和完善。敬请各教学单位、教学人员以及广大学生多提宝贵意见，以便再版时予以修正，使教材质量不断提升。

中等医药卫生职业教育教材建设研究会

中国中医药出版社

2013 年 7 月

编写说明

近年来，我国口腔工艺技术发展迅速，义齿制作工艺已经接近甚至达到国际水平。目前国内开设口腔工艺技术专业的院校不断增加，教学设施和实训条件也有显著改善，但是口腔工艺技术专业的职业教育水平仍然不能满足行业技术的进步和用人单位对人才的要求。因此，加强本专业教学的内涵建设，提高教学质量，必然成为口腔工艺技术教育工作者面临的重要课题，而编写出符合本专业发展需要的好教材是当务之急。

本教材是中国职业技术教育学会教材工作委员会中等医药卫生职业教育教材建设研究会组织编写的"全国中等医药卫生职业教育'十二五'规划教材"。该教材重点体现了以下几个特点：

1. 教材内容模块化

本教材由三大模块组成，共12章。模块一（第一至第三章）是可摘局部义齿工艺技术的理论部分；模块二（第四至第九章）是可摘局部义齿的基本工艺制作部分，内容与企业的工艺流程一致；模块三（第十至第十二章）是可摘局部义齿新技术和口腔修复学的有关扩展性内容。

2. 理论与实践有机结合

考虑到中专（职）学生的认知特点，将本教材所涉及的概念性术语提至第一章集中介绍；注重口腔力学对可摘局部义齿的结构与设计方面的指导作用，并将支持形式和Kennedy牙列缺损分类贯穿于整个教材的各个部分，突出了理论对实践的指导作用，为培养高素质可持续发展的口腔工艺技术人才打好理论基础。

3. 图文并茂，浅显易懂

本教材以义齿工艺流程为主干，注重工艺的系统性介绍。在操作描述中配有大量的实践图片，在复杂的工艺操作中加入"操作提示"等知识内容，克服了工艺类教材中操作的抽象性与文字描述的局限性等缺陷。

4. 实用性和适用性强

在教材编写过程中既考虑行业对人才的要求，又兼顾了各校教学设施和条件的差异。本教材实践与理论的比例达到2∶1以上。在实践课的设置上注重学生的基本功训练，特别是支架蜡型训练和弯制卡环部分。

本教材适合中等医药卫生学校口腔修复工艺技术专业教学使用，也可以作为义齿加工企业技工和技师的工作参考用书，亦可作为企业工艺流程操作和管理的参考书。

本教材编委会由西安交通大学医学院附设卫生学校、西安交通大学口腔医学院、山西齿科医院、甘肃卫生职业学院、厦门医学高等专科学校、北京联袂义齿技术有限公司、广东省连州卫生学校、辽宁省铁岭卫生职业学院、山东省青岛卫生学校、广西医科大学口腔医学院、河南护理职业学院11家单位的12名教师及高级技师组成。编写中得到各参编单位的大力支持和全体编者的通力合作，在此表示感谢！

编写过程中，著名口腔医学专家牛东平教授提出了许多宝贵的意见，谨此致谢！对中国中医药出版社各位老师及责任编辑韩燕老师的指导和关心表示诚挚的谢意！

因编者水平有限，书中不足之处在所难免，恳请同行和读者提出宝贵意见，以便再版时修订提高。

《可摘局部义齿工艺技术》编委会
2015 年 1 月

目　录

第一章　绪论

第二章　可摘局部义齿的修复学基础

第三章　铸造支架的结构与义齿设计

第四章　可摘局部义齿的模型与颌位关系转移

第五章　铸造支架的制作

第一章　绪论

 知识要点

1. 了解可摘局部义齿工艺技术的概念与任务。
2. 熟悉可摘局部义齿的基本工艺流程和义齿设计单。
3. 掌握可摘局部义齿工艺技术的常用术语。

第一节　可摘局部义齿工艺技术概述

一、可摘局部义齿工艺技术的概念和任务

可摘局部义齿是口腔修复学的一个重要组成部分。口腔修复学是研究和应用符合人体生理的方法，采用人工装置修复口腔和颌面部缺损，并恢复其相应生理功能，预防或治疗口颌系统疾病的一门临床科学。

可摘局部义齿工艺技术是根据可摘局部义齿修复学的基础理论和基本原理，研究和运用各种材料人工制作符合人体生理的各种可摘局部修复体的一门修复技术，是可摘局部义齿修复学的重要组成部分，是一门应用性很强的科学。

当人的上下颌牙列内的不同部位有不同数目的牙齿缺失，牙列内同时有不同数目的自然牙存在时，称为牙列缺损。

用于修复口腔及颌面部缺损，采用人工方法制作的装置统称为修复体，包括义齿、义眼、义颌、义耳等。义齿俗称假牙，通常分为两大类：第一类是固定在口腔内，患者不能自由取戴的义齿，称为固定义齿（详见本套系列教材《固定义齿工艺技术》部分）；第二类是患者可以自行摘取和戴用的义齿，称为可摘义齿，这一类义齿包括为牙列缺失患者制作的全口义齿（详见本套系列教材《全口义齿工艺技术》部分）及修复牙列上部分牙齿缺失的可摘局部义齿。

另外，口腔颌面部因为外伤、肿瘤手术、发育畸形等原因造成的不同程度的颌面部缺损，包括颌骨缺损、眼睛或耳朵缺失等，均可采用人工方法制作各种装置（义眼、义颌、义耳）来恢复患者的美观功能和颌面部形态，在一定程度上解除患者的痛苦。

可摘局部义齿工艺技术的任务是为口腔医师制作各种用以修复牙列与口腔颌面部缺损的修复体，包括可摘局部义齿、义颌、义耳等，恢复口腔颌面部的正常形态和功能。

可摘局部义齿工艺技术是以口腔医学、材料学、生物力学、美学与现代工艺技术相结合而产生、发展的一门技术。

二、可摘局部义齿的常用术语

可摘局部义齿工艺技术是口腔医学与工程技术相结合的一门交叉性学科。

1. 支持

可摘局部义齿在口腔内行使咀嚼功能时，与对颌牙产生的压力会传导在剩余的牙齿和牙槽嵴上，这些组织对义齿起到支撑作用，称为支持。支持是可摘局部义齿行使功能的基础，以牙齿支持为主的义齿称牙支持式义齿，以黏膜及牙槽骨支持为主的义齿称黏膜支持式义齿。

2. 固位

可摘局部义齿上的一些结构，可将义齿相对固定在口腔内的规定位置，防止可摘局部义齿在行使各种功能时因重力、食物黏着力等从牙弓上脱出，称作义齿的固位。义齿固位的力量称为固位力。

3. 脱位

可摘局部义齿在行使各种功能时因重力、食物黏着力等从牙弓上脱出的趋势称为脱位。造成义齿脱位的力量称为脱位力，固位力与脱位力是两个相反作用的力量，当固位力大于脱位力时，义齿才能正常维持在牙弓上。

4. 稳定

稳定是指义齿在行使功能时，能抵抗因唇、颊部肌肉和舌体的运动或义齿结构原因带来的摆动、翘动、旋转及水平向作用力的性质。

支持、固位和稳定是为了防止义齿的各个方向移动，保证义齿正常行使功能而建立的概念。三者之间是密切关联的，在义齿设计与制作时需整体考虑。

5. 基牙

基牙是指患者口内起固位、支持作用的剩余牙齿。基牙对可摘局部义齿起着很重要的作用，是制作义齿时关注的重点之一。

6. 就位道

义齿在设计和制作时要建立义齿在牙弓上戴入的方向称为就位道。由于缺牙的部位和多少不同，义齿必须在不同的基牙之间按一个统一的方向戴入，称为共同就位道。相反，将义齿从牙弓上摘出的方向称为摘出道。

7. 固位体

为义齿提供固位、支持及稳定作用的装置称为固位体。直接起固位作用的称直接固位体，包括卡环、附着体等；义齿上有的结构也可起到间接的固位作用，称作间接固位体。

8. 卡环

卡环是指由金属弯制或铸造的、卡抱在基牙上起直接固位和稳定作用的部件（图1-1）。卡环在不同的基牙上可设计成各种不同的类型，常以多个结构形成的卡环组行使其作用。卡环按形状的不同分为圆环形卡环和杆形卡环两大类。

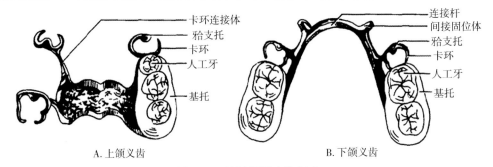

A. 上颌义齿　　　　　　　　　　B. 下颌义齿

图1-1　可摘局部义齿组成

9. 支托

支托是由金属制作的位于基牙上，用来防止义齿龈向移动，并将𬌗力传导到基牙的义齿组成部分。一般将位于后牙𬌗面的叫𬌗支托；位于前牙舌面或舌隆突上的叫舌支托。

10. 大连接体

大连接体是可摘局部义齿上连接义齿位于牙弓两侧部分的结构。位于下颌牙弓舌侧口底上方的杆形连接体称舌杆，宽而薄的板状连接体称为舌板。上颌大连接体有腭杆、宽腭板和全腭板等类型。

11. 小连接体

小连接体指在大连接体与卡环及支托等其他部件之间起连接作用的部分。小连接体包括网状连接体、邻面板、指状连接体等。

12. 人工牙

人工牙是义齿结构上代替缺失的自然牙，用来恢复牙冠形态和牙齿功能的部分。一般是用硬质塑料制作的，应具有逼真的颜色和形态（图1-2）。

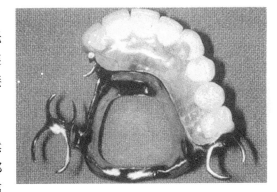

图1-2　完成后的可摘局部义齿

13. 剩余牙槽嵴

剩余牙槽嵴是指牙齿缺失以后，牙槽骨经过变形吸收，形成与牙弓方向一致的嵴状隆起（图1-3A），也称为缺牙区牙槽嵴或义齿承托区。牙槽嵴表面覆盖有一定韧性的黏膜组织，受到压力会有不同程度的下沉。

14. 基托

基托是指义齿上覆盖在牙槽嵴及相关的牙槽嵴唇（颊）、舌侧甚至硬腭区的部件。

位于牙槽嵴区的基托称为鞍基。基托将连接体和人工牙连成整体，将人工牙产生的咬合力传递到牙槽嵴和连接体，用塑料或金属制成。

15. 支架

过去将可摘局部义齿的固位体、大小连接体、弯制加强丝、网状连接体等统称为支架。现在习惯将上述部件用金属整体铸造形成的叫铸造支架，将这类义齿称为铸造支架式义齿（图1-3B），是相对于塑料基托式义齿而言的。

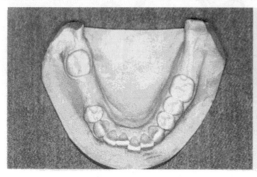 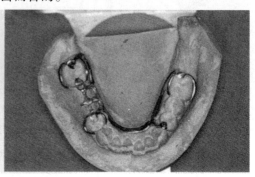

A. 下颌剩余牙槽嵴   B. 就位后的义齿支架

图1-3　剩余牙槽嵴与义齿支架

16. 模型

模型是用印模灌制的再现上下颌牙弓及相关组织的精确阳性石膏复制品。根据使用的目的不同分为研究模型（或称诊断模型）和工作模型。

17. 组织面

基托和连接体与口腔黏膜（及部分牙体组织）接触的面称为组织面。除个别部位需要缓冲或离开黏膜组织，组织面与黏膜应是贴合的，防止食物嵌塞。

18. 磨光面

基托和连接体暴露在口腔里的各个面统称为磨光面。磨光面的形态与其他相邻组织要协调，并合理地磨光，以减小患者的异物感。

19. 牙尖交错𬌗

牙尖交错𬌗是指上、下颌牙牙尖交错，达到最广泛、最紧密接触的一种咬合关系，过去习惯称为正中𬌗。义齿制作时工作模型以牙尖交错𬌗位建立自然牙和人工牙的基本咬合接触关系。虽然牙尖交错𬌗与正中𬌗有一定的差异，但本书中牙尖交错𬌗和正中𬌗基本是通用的。

第二节　可摘局部义齿的工艺流程

一、可摘局部义齿的基本工艺流程

可摘局部义齿的基本工艺流程包括模型处理、支架制作、人工牙排列、基托蜡型及塑料基托成形工艺等，详细的流程见图1-4，在执行过程中需根据临床不同的设计要求具体操作，保证义齿制作的完成。

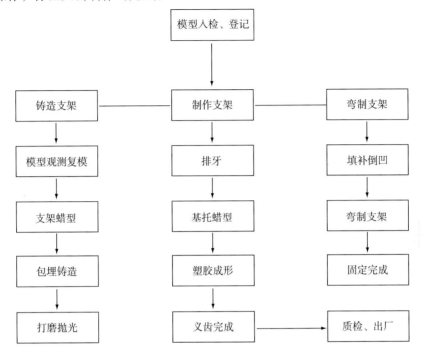

图1-4 可摘局部义齿的基本工艺流程

二、可摘局部义齿的制作设计单

义齿制作设计单也叫义齿加工单（或工作订单），是为提高义齿制作质量、建立医生和技工之间义齿制作委托关系的书面性文件。

（一）义齿设计单的内容

由企业提供的义齿设计单一般有企业所能完成的所有业务内容，是包括固定义齿、可摘义齿以及特殊修复体等的综合性设计单，有关可摘义齿部分包括以下内容：

1. 义齿加工企业的名称和地址。
2. 委托加工的门诊（诊所）名称、医生姓名、地址（可附有联系方式等）。
3. 患者信息：包括患者姓名、性别、年龄等。
4. 义齿加工的内容：包括义齿结构要求、所用材料要求（复选标志）、义齿示意图等。
5. 义齿设计单的开出日期（企业收货日期）和义齿完成日期。
6. 特殊说明：对一些特殊结构或要求可用文字的形式注明。
7. 医生或诊所负责人签名。

制作设计单需清晰、简明、易懂，便于执行。

（二）义齿设计单的功能

1. 指导作用

义齿制作设计单以较少的文字来提供大量的义齿要求说明，如铸造支架可有金合金、钴铬合金和钛及钛合金等区别；对于人工牙的大小、数目及制作材料的要求信息；设计单中的特殊要求对技工操作有指导作用。

2. 提高义齿制作质量

通过设计单，技工能加强对医生设计要求的理解，临床患者的资料也为技工的制作提供了必要的信息，对提高义齿制作质量有很大促进作用；设计单也是医生对技工的监督，一定程度上起到控制修复体质量的作用。

有的企业在义齿设计单背面附有义齿制作流程质量监控表，将义齿质量跟踪到具体制作部门的具体技工和负责人，加强了企业对义齿质量的管理。

3. 明确医生与技工的责任

国外如美国、日本等都有关于医生和技工方面的相关法律，明确了医生对于患者与技工之间的责任。我国虽然制定有《医师法》，但尚没有技工行业的法律，技工只对医生负责，不对患者负责。义齿设计单将对技工在医疗纠纷中自身权利的维护、责任的认定具有一定的法律证明效果，义齿设计单的完整保存对技工有很重要的法律意义。

技工是口腔医疗队伍中重要的一员，优秀的技工和口腔医师是一个紧密合作的团队，团队的合作程度和义齿质量，是通过义齿设计单紧密联系在一起的，技工应充分认识义齿设计单的重要性。

义齿设计单一般要求用复写纸制作，可以是三联或四联单，由医生、企业（或技工）分别保存。双方开具义齿设计单后需将副本保留一段时间，以作为医疗纠纷中举证、抗诉和反诉的文件。

4. 保护患者的公共利益

患者对提供服务的医生的能力和修复体质量方面有一定的知情权，义齿设计单从另一个方面也是保护患者的重要文件。

（三）义齿设计单的填写方法与要求

1. 义齿设计示意图

义齿设计示意图是在印制好的标准牙弓上描绘，需要有一定的形态描绘能力。示意图要简单明了，最好用不同颜色的油性笔绘制，通常用蓝色或红色笔描绘铸造金属支架，用黑色笔标记树脂基托和锻制金属丝，用绿色绘制修整外形的部分（图 1 - 5）。

2. 文字描述

文字部分是加工单中很关键的信息，详细的文字描述是医生与技工之间有效的沟通，是义齿质量的保证，具体内容包括：

（1）金属支架的材料：如某一品牌的钴铬钼合金、纯钛或钛合金等。

（2）基牙牙位、卡环类型、固位力大小（倒凹深度）等。

（3）大连接体的类型、具体要求等。

（4）导平面、间接固位体的位置等。

（5）特殊要求：如基托的伸展部位；人工牙的品牌、大小、数目；舌杆缓冲程度；支架或预排的人工牙是否试戴等细节问题。

义齿设计单

牙科技工室

承接者：

患者：

日期：

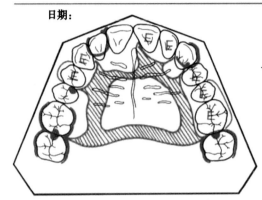

义齿结构概要

上颌： 钴铬钼模铸义齿

E型卡环 23号和 27号牙

Bonwill卡环 16号和 17号牙

殆支托 15号牙

嵌体卡环 12号牙

牙间支托 11和 12号牙之间

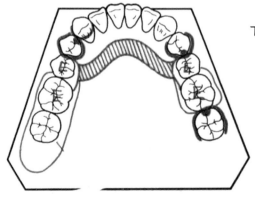

下颌： 钴铬钼模铸义齿

E型卡环 44号和 47号牙

带有近中殆支托的E型卡环 34号牙

牙间支托 33号和 34号牙之间

舌侧臂 33号牙

请对模型进行观测，并画出需预备性制备的部位

诊所医师 （签字）

图 1-5 义齿设计单

第三节 可摘局部义齿工艺技术的特点与要求

一、可摘局部义齿工艺技术的特点

可摘局部义齿工艺技术具有以下两大特点：

1. 学科交叉性

可摘局部义齿工艺技术是口腔医学与工程技术相融合的一门技术学科。从业者在掌握口腔医学相关知识的同时，还需要学习材料（金属材料、高分子材料等）、力学（机械力学、生物力学、材料力学）、铸造工艺、数字化工艺以及美学方面的知识。只有将各相关知识充分理解并融会贯通，才能理解口腔医生的设计意图，制作出符合临床要求的义齿。

2. 实践性

可摘局部义齿工艺技术是一门以手工操作为主的学科。从业者要求掌握模型与复模、弯制支架、支架熔模、金属铸造打磨、排牙、塑胶成形等工艺技术，只有经过长时间的专门训练方可熟练掌握。

二、对从业者的学习要求

可摘局部义齿工艺技术的特点决定了它是科学理论与工艺实践的结合，要学好这门技术应注意以下几点：

1. 注重理论与实践相结合

牙列缺损的类型有两亿六千八百万种不同变化，且每个患者的口腔状况又有差异，即使是同一个牙列缺损类型，不同的设计方案，可摘局部义齿的结构、形态不同。只有对可摘局部义齿的理论有深刻理解，才能搞清楚医生的设计思路，使制作的义齿达到临床要求。目前，大量的从业者存在注重实践、轻视理论的匠人思想，一部分技工由于理论的缺乏限制了个人的长期发展。而真正的行业人才一定是理论与实践并重的优秀者。

2. 有吃苦耐劳的精神

可摘局部义齿的基本功训练是很枯燥的，各项技术只有长时间的反复练习才能熟练掌握，从业者只有具备吃苦耐劳的精神，才能实现从量变到质变的飞跃。

3. 有一定的美学素养

义齿制作实际是一个造型的过程，需要有一定的空间思维能力和审美能力。牙科技师应努力学习一些绘画和雕塑技能，这对培养审美情趣、提高审美能力是很有帮助的。一个好的技师，应该是工程师与艺术家的结合。

（杨亚茹）

第二章 可摘局部义齿的修复学基础

📖 知识要点

1. 了解牙列缺损的分类。
2. 掌握可摘局部义齿的分类和肯氏分类法。
3. 熟悉与可摘局部义齿设计有关的力学知识及应用。

第一节 牙列缺损的分类

牙列缺损从个别牙齿的缺失到复杂的、大范围的只残存个别牙齿的缺损可有数万种、样式复杂的类型（图 2 – 1）。由于缺损的部位及缺牙数目不同，设计出的可摘局部义齿也就多种多样。为了便于修复体的设计和制作，有必要进行归纳、分类，寻找规律，使之条理化、简便化，也利于临床记录、病历书写、统计分析。

牙列缺损的分类应满足以下要求：能直观反映牙列缺损的类型；易于了解义齿的支持、固位形式；易于被广泛接受和长期有效使用。

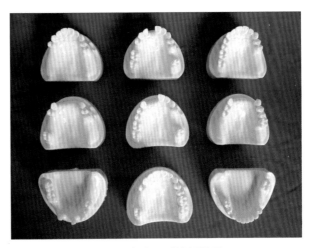

图 2 – 1 各类牙列缺损模型

国内外学者从不同的角度提出了各种分类方法。Kennedy（1925）根据牙列缺损在牙弓上的位置提出了 Kennedy 牙列缺损分类法。Cummer（1942）按照固位体在牙弓上的位置，即按照支承线（𬌗支托间连线）和牙弓的关系提出了 Cummer 分类法。本节仅就目前国内临床常用的分类方法，重点介绍 Kennedy 分类法。

一、Kennedy 分类法

Kennedy 牙列缺损分类法又称肯氏分类法，其将所有牙列缺损分为以下四个基本类型：

1. 肯氏 I 类

双侧游离端牙列缺损，即牙弓两侧后部牙缺失，远中为游离端，无自然牙存在（图2-2）。

2. 肯氏 II 类

单侧游离端牙列缺损，即牙弓一侧后部牙缺失，远中为游离端，无自然牙存在（图2-3）。

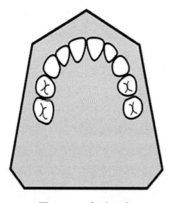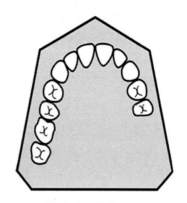

图2-2　肯氏 I 类　　　　　　　图2-3　肯氏 II 类

3. 肯氏 III 类

前后均有自然牙的单侧中间缺损，即牙弓一侧后牙缺失，且缺隙两侧均有自然牙存在（图2-4）。

4. 肯氏 IV 类

前部缺牙，余留牙齿在缺隙的远中，即缺牙区累及中线（图2-5）。

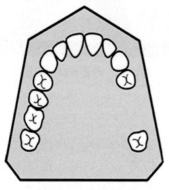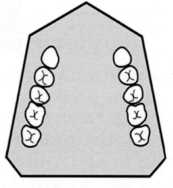

图2-4　肯氏 III 类　　　　　　　图2-5　肯氏 IV 类

除肯氏 IV 类外，其他三类均有亚类。决定基本类型的缺牙区以外的缺隙被称作亚类缺隙，即除主要缺隙外，还有一个缺隙为第一亚类，有两个缺隙为第二亚类，依次类推

（图 2 - 6、图 2 - 7）。值得注意的是，缺隙的数目不等同于缺牙的数目，亚类的级数以缺隙的数目为准。若前后均有缺牙，分类时则以最后的缺隙为准。若第三磨牙缺失但不修复，则分类时不考虑在内；若第三磨牙存在并将其用做基牙，则应考虑在内。

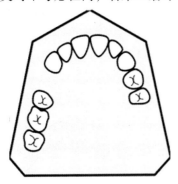 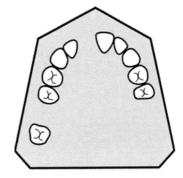

图 2 - 6　肯氏Ⅱ类第一亚类　　　　图 2 - 7　肯氏Ⅱ类第二亚类

肯氏牙列缺损分类法表明了缺牙间隙所在的部位，直观反映了牙列缺损情况，体现了可摘局部义齿鞍基与基牙的关系，易于区分牙支持式与混合支持式可摘局部义齿。此分类法容易将牙列缺损的形态与义齿基本设计联系起来，为解决可摘局部义齿设计问题提供合乎逻辑的方法，能正确应用可摘局部义齿的设计原则，是一种比较合理的分类法。与其他分类法一样，肯氏牙列缺损分类法也存在一定的局限性。

①该分类法虽然表明了缺牙部位、后牙缺牙间隙的数目，但不能直观反映缺牙的个数。

②亚类无法表明部位，因此不能反映缺牙对不同口腔生理、患者心理、功能的影响。

③此分类法不能反映义齿的支持、固位、大体结构等方式。

尽管存在以上弊端，此分类法仍然是目前国内外普遍应用的一种方法。

记忆小窍门

肯氏Ⅰ类　双游离	肯氏Ⅱ类　单游离
肯氏Ⅲ类　中间缺	肯氏Ⅳ类　前部缺
涉及亚类　要谨慎	分类确定　逐筛选
从一到三　排好队	确定亚类　数缺隙

二、Cummer 分类法

Cummer 分类法又称库姆分类法，是库姆按照固位体在牙弓上的位置，即按照支承线（𬌗支托间连线）和牙弓的关系提出的分类。所谓支承线是可摘局部义齿直接固位体的连线，又称卡环线、支点线，可分为四类（图 2 - 8）。

第一类：斜线式或对角线式，即支点线与牙弓呈斜切关系。

第二类：横线式，即支点线横割牙弓。

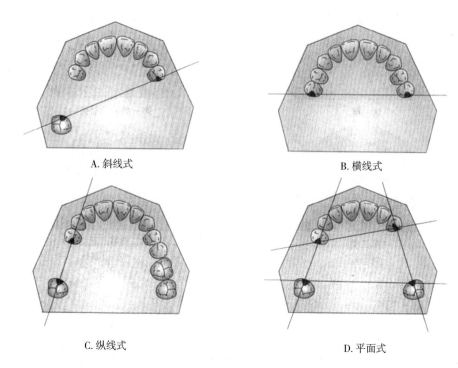

A. 斜线式   B. 横线式

C. 纵线式   D. 平面式

图 2 - 8　库姆分类法

第三类：纵线式，即支点线位于牙弓一侧，呈纵切关系。

第四类：平面式，即各支点线相互交叉，呈多边形。

库姆分类法便于指导可摘局部义齿的固位和稳定设计，指导固位体的放置，在功能状态下对义齿提供合理、有效的支持和稳定作用。该分类法无亚类，不能反映多缺隙牙列缺损的情况。

第二节　可摘局部义齿的类型

一、根据可摘局部义齿的材料结构分类

根据可摘局部义齿的材料结构可分为塑料基托义齿、金属支架式义齿和塑料－金属混合式义齿三类。

1. 塑料基托义齿

塑料基托可摘局部义齿多以锻丝卡环固位，靠塑料基托将义齿的各部分连接在一起，基托面积可适当加大，𬌗力分散好，但体积较大，义齿强度较低，适用于各种类型的可摘局部义齿，尤其是缺牙较多、基牙条件较差的患者，多用作暂时性、过渡性修复（图 2 - 9）。

2. 金属支架式义齿

铸造金属支架式可摘局部义齿采用金属大连接体取代部分塑料基托，在后牙缺牙间

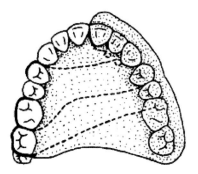

图 2 - 9　塑料基托义齿

隙小、殆龈距离过低时也可将基托、人工牙及固位体全部整铸完成（图 2 - 10）。相对塑料基托义齿而言，义齿体积明显缩小，坚固耐用，稳定性较好，舒适性和美观性增加，但工艺复杂，修改与加补困难，费用较高，适应证相对较严格，如基牙条件差，软、硬组织倒凹较大者不宜选用整铸式可摘局部义齿，多用于牙支持式义齿。

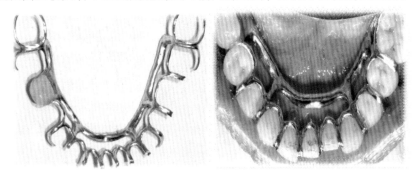

图 2 - 10　金属支架式义齿

3. 塑料 - 金属混合式义齿

兼具塑料基托义齿和金属支架义齿的优点，在缺牙区牙槽嵴顶上设计金属网、固位钉等辅助固位形，以利于人工牙与基托附着；在上颌腭侧和下颌舌侧设计金属板或金属杆，不仅增加了义齿的强度，缩小了体积，又具备了塑料基托的美观等优点（图 2 - 11）。

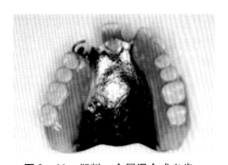

图 2 - 11　塑料 - 金属混合式义齿

二、根据可摘局部义齿的支持形式分类

根据可摘局部义齿的支持形式可分为牙支持式、黏膜支持式和混合支持式三类。

1. 牙支持式

牙支持式指缺隙两端均有余留自然牙，两端基牙上均设有殆支托，义齿所承受的殆力主要由自然牙承担。适用于缺牙数目少、基牙健康、缺牙间隙小、缺隙两端均有健康基牙者，咀嚼效率较高，修复效果较好（图 2 - 12）。

2. 黏膜支持式

黏膜支持式指义齿所承受的𬌗力主要由通过基托传递到黏膜及其下方的牙槽骨承担。适用于多数牙缺失、余留牙条件差，或咬合条件差者。虽然缺隙的一侧或双侧均有余留自然牙存在，但是余留牙松动或因咬合过紧无法设置𬌗支托。义齿由人工牙、基托和无𬌗支托的固位体组成。此类设计的义齿，咀嚼效能差，患者常存在基托下组织压痛等问题（图 2 – 13）。

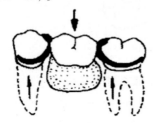 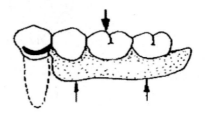

图 2 – 12　牙支持式可摘局部义齿　　　图 2 – 13　黏膜支持式可摘局部义齿

3. 混合支持式

混合支持式指义齿承受的𬌗力由自然牙和黏膜、牙槽骨共同承担。其修复效果介于牙支持式和黏膜支持式之间，咀嚼效率较高。适用于各类牙列缺损，尤其是游离端缺失者，为临床上最常用的义齿支持形式（图 2 – 14）。

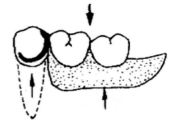

图 2 – 14　混合支持式可摘局部义齿

三、根据可摘局部义齿的修复目的分类

根据可摘局部义齿的修复目的可分为即刻义齿、临时义齿和治疗性义齿。

1. 即刻义齿

目的是为了避免因牙列缺损所导致的美观或发音功能障碍，拔牙前先制取印模，预测牙列缺损的情况，制作义齿，是在临床拔除牙齿后即刻戴入的可摘局部义齿。

2. 临时义齿

旧义齿因残留牙的治疗、拔除等，为等待拔牙创面愈合，对旧义齿采取加人工牙予以修补，或重新制作的，可以维持部分功能的过渡性可摘局部义齿。待 3 个月后，重新制作新义齿，在最终修复完成之前，临时义齿起到美观和恢复部分咀嚼功能的作用。

3. 治疗性义齿

在最终修复治疗完成前，为了调整颌间距离、改善咬合关系、治疗牙周组织疾病等制作的可摘局部义齿，如后面介绍的可摘牙周夹板、𬌗垫等。

第三节　与可摘局部义齿有关的力学基础

可摘局部义齿主要依靠卡环等装置卡抱在口腔内余留的自然牙齿上，在发挥咀嚼功能时，上下颌相对应的自然牙与人工牙、人工牙与人工牙产生的咬合力量会传递给受力的自然牙、牙槽骨等相关组织，可摘局部义齿在行使功能时的运动方式、力量大小、传导方向等对相应的组织产生很大的影响。临床修复后出现的基牙的龋坏、松动、牙周组织炎症、黏膜病变、颌骨的快速吸收、义齿折断等都与义齿的受力变化密切相关。因此，分析可摘局部义齿与相关组织的力学关系，对学习义齿的修复设计理论、提高义齿的制作质量和临床应用效果有重要的现实意义。

一、自然牙及牙周组织的受力分析

牙齿呈空心厚壁管形，既具有良好的强度和刚度，又具有良好的稳定性和吸收能量的能力。牙齿通过牙周膜纤维使牙龈、牙骨质、牙槽骨紧密地结合在一起，牙周膜以韧带悬吊的方式将牙齿固定在牙槽窝中（图 2 - 15）。

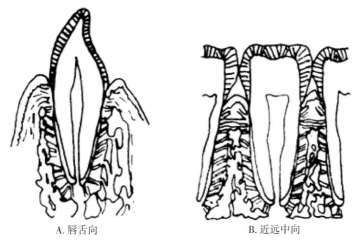

A. 唇舌向　　　　　　　　　　　　　B. 近远中向

图 2 - 15　牙周膜主纤维分布状况

当咀嚼食物时，处于食团中心的牙齿可出现一定程度的下沉，使相邻牙齿也承担一定的咬合负荷。当牙齿动度超过生理动度时，可使相关牙齿的牙周支持组织发生病变。

（一）自然牙及牙周组织的生物力学特点

1. 自然牙的力学分析

（1）力的来源　咀嚼食物时，上下牙之间产生的方向相反的作用力称作咬合力。其大小与咀嚼肌收缩的程度有关，受大脑神经系统支配。在牙列缺损戴用可摘局部义齿后，义齿的一部分咬合力通过卡环坚硬部位及支托传导到基牙上，对基牙也会产生一定的压力（图 2 - 16）。

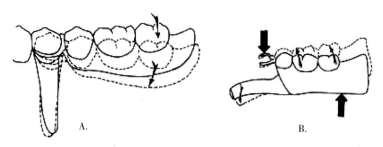

图 2 – 16　义齿受力与自然牙的相互关系

（2）力的方向　当咀嚼食物时，由于牙尖的斜面形态，使咬合力分解为垂直向力和侧向力，侧向力的大小与牙尖的斜度有关，因此自然牙会随着生理性磨耗而降低牙尖斜度，减小侧向力。

修复体的支托对基牙产生接近垂直向的力。卡环对基牙产生的作用力比较复杂，对基牙的保护成为卡环设计的重要部分。

（3）力的传导　作用在自然牙（或基牙）上的力首先传导给牙周膜，再传导给牙槽骨乃至颌骨。牙周膜有减缓牙齿受力的作用，但过大的力依然会造成牙周病变。

2. 自然牙与牙周膜的力学特点

（1）牙周膜有良好的缓冲作用，对垂直向力耐受能力大，对侧向力的耐受能力差。

（2）牙周膜的耐受力受牙周膜面积、冠形、根形、冠根比例、牙槽骨高度的影响很大，因此选择不同牙位和牙周条件的基牙很重要。

（3）牙周的耐受力与外力作用点的位置关系很大，非轴向力作用位置越接近于基牙颈部，基牙对其耐受力越强。

（4）牙齿在受到侧向力时，会产生一定的转动现象，其转动的中心位置一般在根端的 1/3 与根中的 1/3 交界处，或根尖与牙槽骨顶距离的中点上（图 2 – 17）。

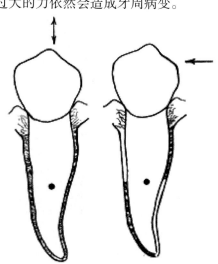

图 2 – 17　牙周膜纤维在不同方向作用下的耐受情况

（二）可摘局部义齿对自然牙的影响

自然牙通过对抗功能性外力并能长期保持稳定的功能是通过其复杂的牙周支持系统实现的。自然牙受力后发生移位、复位的情况要远优于口腔黏膜。因此，在可摘修复体中正确利用牙齿帮助对抗功能性外力，是控制可摘局部义齿移位、获得功能稳定性的一个非常重要的方法。

由于牙齿承受垂直向力要大于非垂直向力（如水平向力或扭力），因此可摘局部义齿的设计和制作都要尽量减少非垂直向力的产生。支托的位置、形状及支托凹底部的角度、固位体与基托的固位力、人工牙的形态与排列等都应遵循这一原则。例如卡环的位置过高，义齿产生的侧向力对基牙影响大，可调整基牙的轴面外形，使卡环的放置位置更接近基牙颈部；人工牙排列时功能尖应尽量排列在牙槽嵴顶，并减小人工牙牙尖斜度等。这些都有利于咬合力尽量垂直传导到基牙。

二、剩余牙槽嵴的受力分析

牙齿缺失后，原牙槽骨结构改变，形成嵴状突起，称为牙槽嵴。一般由黏膜层（结缔组织）、牙槽骨（皮质骨与松质骨）构成。

（一）牙槽嵴的生物力学特点

1. 剩余牙槽嵴的力学分析

（1）力的产生与传导　以黏膜支持为主的可摘局部义齿、人工牙产生的咬合力通过基托传导给黏膜层与牙槽骨。

（2）力的大小　力的大小与义齿恢复的咬合力的大小有关。

（3）力的方向　一般是垂直向，在人工牙牙尖斜度较大时有一定程度的侧向力。

2. 牙槽嵴的力学特点

（1）黏膜层在垂直力作用下会有一定的下沉，其下沉幅度很大，在 $20 \sim 500 \mu m$ 之间，与黏膜的结构和致密程度有关；黏膜越致密，下沉越小（图 2 - 18）。

（2）牙槽骨承担了基本的咬合力，在其承受范围内不会变化，当咬合力过大时会引起牙槽骨吸收变形。

（3）黏膜层的变形与下沉会引起固位体产生大于基托四倍的变形趋势，对基牙产生较大的扭力。

（4）牙槽骨承受的力的大小与恢复的咬合功能（人工牙）有关，也与牙槽骨的承受范围（基

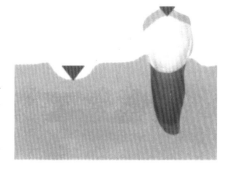

图 2 - 18　黏膜与自然牙受力后的表现（三角形体积为受力后变形的相对程度）

托的伸展范围）有关；基托的范围越小，单位面积的受力越大，即"高跟鞋"效应。

（5）黏膜层夹在义齿基托与牙槽骨之间，如果受力不均，会引起黏膜局部疼痛，甚至溃疡。

（二）可摘局部义齿对剩余牙槽嵴的影响

1. 对牙槽嵴区域颌骨的影响

可摘局部义齿在行使咀嚼功能时，咬合力如果负荷过大，则有可能导致覆盖区黏膜溃疡、加速牙槽骨的吸收等。这就要求可摘局部义齿的基托要与其下方的颌骨及黏膜组织均匀接触，使咬合力能平均地分散到各个部位。对于黏膜较薄的区域，应事先做缓冲处理；对于黏膜较厚的区域应适当施加压力，使颌骨吸收能够均匀进行（图

2 – 19)。

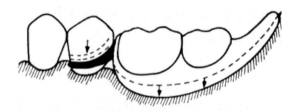

图 2 – 19　黏膜支持可摘局部义齿受力情况

另一方面，如果可摘局部义齿对其下方的剩余牙槽嵴的压力大小在合适的情况下有功能性刺激作用，可维护牙槽嵴的健康。

2. 对黏膜的影响

以牙齿和黏膜共同支持的可摘局部义齿和黏膜支持的义齿基托与牙齿支持的义齿相比，表现出更多的位移。如果采用解剖式印模，制作的义齿在咀嚼时，比较大的黏膜退让程度会使基牙的负担加重，而采用压力性印模则可使基牙和黏膜的受力更加均匀。

三、制作材料对可摘局部义齿的影响

义齿在行使功能时，制作材料在外力作用下可能出现变形或断裂，从而影响修复体的长期使用。金属（合金）和树脂是制作可摘局部义齿的重要材料，通过合理的设计和制作，可以为修复体提供足够的强度、刚度和稳定性。

（一）金属材料的机械性能与应用

1. 金属材料的机械性能

研究金属材料机械性能常用的方法是测定某一金属材料的应力 – 应变曲线（图2 – 20）。

（1）图 2 – 20 中，从 O 到 E 点之间称为材料弹性变形阶段。其中在应力不超过 E 点时应力与应变呈正比例关系，E 点对应的应力值称比例极限；EA 阶段应力与应变呈非线性关系，A 点对应的应力值称弹性极限。在弹性变形阶段，材料卸载后变形可完全恢复而不会发生永久变形。

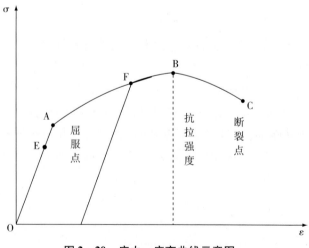

图 2 – 20　应力 – 应变曲线示意图

（2）刚度是表示材料抵抗弹性变形的能力，一般用弹性模量来量度。弹性模量是指在弹性状态下应力与应变的比值。

（3）图 2-20 中，当应力超过 A 点后，材料开始发生塑性变形，即材料卸载后变形不能恢复而发生永久变形。材料的塑性变形一般用屈服强度来表示。材料在曲线终点即 C 点发生断裂，其应力值称为断裂强度。

2. 金属材料性能对可摘局部义齿的意义

（1）义齿卡环断裂是临床常见的问题。固位卡环尖部是通过弹性变形而产生固位力的，其变形程度应设计在弹性极限范围内，否则卡环会发生塑性变形，甚至断裂。在卡环设计与制作中，控制卡环变形程度是一个重要原则。

（2）不同的金属材料刚性不同，制作出的可摘局部义齿的性能也不同（表 2-1）。材料的弹性模量越大，刚性越大，材料越不易发生弹性变形。在义齿的设计要求中，卡环要有一定的弹性，其他结构特别是连接体要有一定的刚性，制作时必须根据不同材料的性能考虑义齿的设计要求。

（3）义齿的刚度。义齿的刚度除与材料的弹性模量有关外，还与义齿的断面形状和义齿的体积有关。例如，同一种材料的两个金属支架，弹性模量 E 虽然相同，但横截面尺寸大的支架不易发生弹性变形，横断面小的支架则易发生弹性变形。这也是义齿设计时为什么连接体需要一定的宽度与厚度的原因所在。

表 2-1 常用铸造支架的金属材料性能

金属材料类型	弹性模量（GPa）	屈服强度（MPa）	拉伸强度（MPa）
Vitallium 钴铬合金	218	644	870
硬化处理的局部义齿金合金	90~100	480~510	807
Ti-6AL-4V 钛合金	110	850~900	960~970
cpTi 纯钛	105	692	785

（二）树脂材料的疲劳与断裂

在可摘局部义齿修复体构成中，树脂是制作和连接人工牙与基托的主要材料。树脂具有较高的机械强度，能够承受一定的咀嚼压力，而且质韧，不易脆裂折断，但其强度受到力学因素的影响，在临床常出现断裂，因此在义齿设计与制作中应注意以下几个方面：

1. 疲劳的定义与表现

疲劳是指材料在循环应力作用下发生的破坏。材料在疲劳后受到远小于其极限强度甚至小于其弹性极限的应力，就可能发生断裂。可摘局部义齿的长期疲劳主要表现为承受重复咬合力而产生的冲击疲劳、树脂在口腔环境下产生的循环热应力疲劳和唾液腐蚀疲劳等。义齿在制作过程中，提高义齿树脂材料的加工工艺，改善树脂的防腐和耐老化性能；改善基托的结构，提高塑料与金属的合理结合是防止树脂疲劳折断的有效方法。

2. 疲劳断裂产生的部位

疲劳断裂常产生在材料应力高度集中的部位或强度较低的部位。可摘局部义齿结构中，容易产生断裂的义齿部位具有一定的规律性，表现如图 2-21。义齿制作过程中，应注意这些部位的加强。

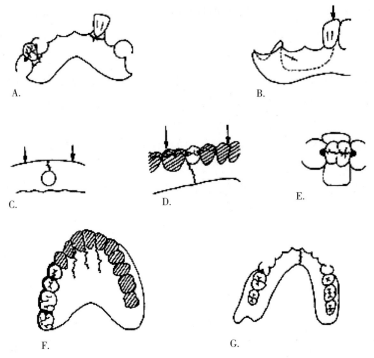

图 2 - 21 义齿容易折裂的部位

四、杠杆与斜面

(一) 可摘局部义齿与杠杆原理

1. 杠杆的分类与可摘局部义齿的受力类型

最简单的杠杆是在力的作用下，能围绕固定点转动的硬棒。杠杆上的固定点称为支点，杠杆可以绕支点转动。杠杆常用的有三种类型。杠杆原理在日常生活与可摘局部义齿中的类型如图 2 - 22，可摘局部义齿受力时，大多数属于一类杠杆作用。

2. 游离端缺失义齿的杠杆原理应用

游离端牙列缺损，可以被看做以基牙上的𬌗支托为支点，产生一类杠杆作用。游离端缺失牙数目越多，缺隙越大，放置在基牙上的𬌗支托与游离端基托间距离越远。义齿游离端基托，即使所受𬌗力很小，且黏膜的下沉位移也很小，但由于一类杠杆的机械效应会对基牙产生𬌗向及远中向的扭力，造成基牙的受力过大和邻牙分离，这对基牙的保护是非常不利的（图 2 - 23）。因此，游离端缺失义齿采用远中𬌗支托应特别注意。

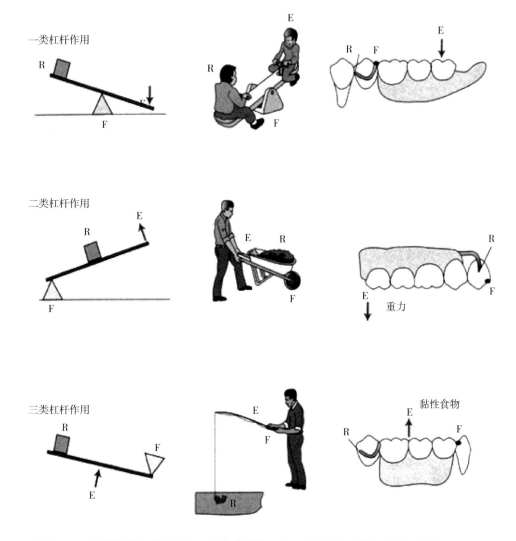

一类杠杆作用

二类杠杆作用

重力

三类杠杆作用

黏性食物

图 2 – 22 杠杆类型与可摘局部义齿的受力情况（支点 F 多为支托，R 是固位力）

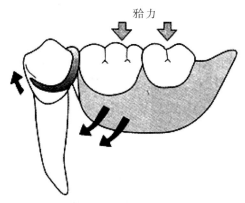

殆 力

图 2 – 23 游离端可摘局部义齿常用设计

如果设计为近中𬌗支托，就会前移支点位置，将一类杠杆转变为二类杠杆，使基牙上的卡环臂与游离端基托位于支点的同侧，在𬌗力的作用下，卡环臂与基托同时下沉，卡环与基牙脱离接触，从而消除对基牙的扭力。同时，由于支点前移加大了转动，在相同𬌗力下，基牙受力减小，基托与黏膜下牙槽骨受力方向接近垂直，并且受力均匀。例如，使用 RPI 卡环组将铸造圆环形卡改为杆形固位臂，设计近中𬌗支托和远中邻面板，可以减小义齿龈向旋转时的一类杠杆力（图 2 – 24）。

对于常见的单侧后牙缺失，采用双侧设计，加长阻力臂以对抗动力臂，可以减少一类杠杆对末端基牙的破坏（图 2 – 25）。

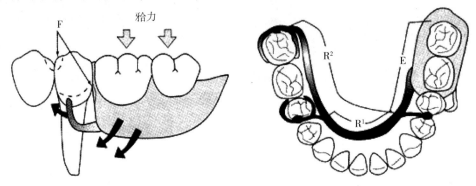

图 2 – 24　RPI 卡环组　　　　　图 2 – 25　后牙单侧缺失的双侧设计

另外，在人工牙的排列中也要注意防止产生杠杆效应。比如在排列前牙时，应尽量排在牙槽嵴顶上，不要过分偏向唇侧或舌侧，以避免形成不利的杠杆作用；对于后牙多个缺失的游离端义齿，人工牙可采取减径或减数的方法，减小𬌗力臂的长度，进而降低对基牙和牙槽嵴的影响。

（二）斜面原理与人工牙

1. 斜面的力学分析

斜面是日常生活中能够将物体不费力地从低处提升至高处的方法。在口腔的力学分析里，主要考虑的有斜面形的物体表面受到垂直向的压力时力的方向问题。由图2 – 26的斜

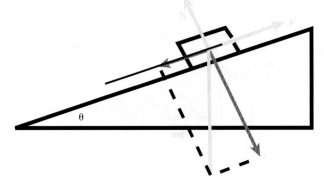

图 2 – 26　斜面模型

面模型图我们得出，物体对斜面的垂直作用力分解为对斜面的正压力（N）和摩擦力（f），当斜面角度（θ）越小时，则物体对斜面的正压力方向趋向垂直。随着斜面角度（θ）的增大，物体对斜面的正压力方向趋向侧方。在可摘局部义齿设计与制作中，应注意斜面原理对口腔余留组织产生的影响。

2. 斜面对人工牙的选择与排列的意义

在可摘局部义齿设计中，人工牙的牙尖斜度和排牙位置与斜面角度密切相关。有效的咀嚼和满意的咬合是义齿人工牙的主要功能之一，其要求人工后牙要有广泛的牙尖接触，尖窝关系要稳定。如果牙槽嵴与基牙的条件尚可，要尽量选择牙尖斜度大的解剖式人工牙（图2-27），以便增加切割便利，扩大接触面积，提高咀嚼效能。但要注意的是，如果食物对人工牙的压力不是沿着垂直方向传导，则下方牙槽骨受侧向力可导致牙槽骨吸收加快。如果牙槽嵴或基牙条件差，要考虑选用牙尖斜度小的半解剖式牙，以减小侧向力，使压力沿垂直方向传导，从而保护剩余牙槽嵴，增强义齿的稳定性。

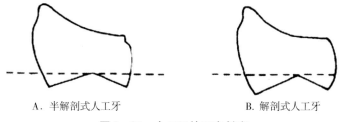

A. 半解剖式人工牙　　　　　　　　B. 解剖式人工牙

图2-27　人工牙的牙尖斜度

后牙的功能尖要尽量排在牙槽嵴顶上，使𬌗力沿垂直方向传至牙槽嵴（图2-28）。如果牙槽嵴吸收较多，要根据牙槽嵴斜坡倾斜方向调整后牙的倾斜度，使𬌗力尽可能以垂直方向传至牙槽嵴。如果上颌牙槽骨吸收较多，牙槽嵴顶腭向移位，应排成反𬌗关系，否则，会加速牙槽嵴的吸收，并影响义齿固位，且容易造成基托折断。如果牙槽嵴严重吸收，则要注意将𬌗力最大处放在牙槽嵴最低处，以减少义齿在功能状态下的翘动。

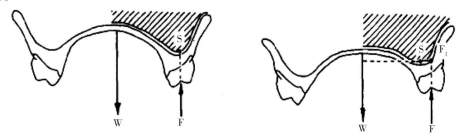

图2-28　人工牙与牙槽嵴的关系

（郭艳玲）

第三章 铸造支架的结构与义齿设计

 知识要点

1. 了解支托、卡环、大小连接体的基本作用。
2. 熟悉支托的类型及𬌗支托的要求。
3. 掌握铸造支架的基本结构、设计原则和类型。
4. 熟悉铸造支架式义齿的基本设计。

铸造支架式义齿也称整体铸造义齿，是目前可摘局部义齿最常见的形式。铸造支架的制作工艺与临床的结合非常紧密，技师不仅需要与医生有良好的沟通，还需要有一定的义齿设计理论，这样方能制作出符合要求的铸造支架，达到良好的临床效果。

第一节 铸造支架的结构、作用和类型

铸造支架一般由支托、固位体和连接体组成。固位体包括卡环、附着体、双套冠等多种形式，有的支托具有间接固位的作用，称作间接固位体，本章只介绍临床常见的类型——卡环。连接体包括大连接体、小连接体等（图3-1）。

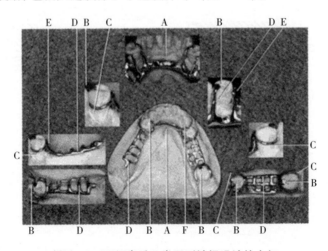

图3-1 下颌肯氏Ⅱ类牙列缺损设计的支架

A. 大连接体；B. 支托；C. 卡环；D. 小连接体；E. 导平面；F. 间接固位体

一、支托

支托是由金属制作的放置在自然牙上用来防止义齿龈向移动和传递殆力的可摘局部义齿的重要部件。一般将放置在自然牙殆面的叫殆支托；放在前牙舌面或舌隆突上的叫舌支托；放在前牙切缘的叫切支托。

（一）支托的作用

1. 支持、传导殆力

支托将义齿的功能性压力垂直的传导到自然牙上；基牙对义齿的支持作用也是通过支托来实现的（图3-2）。通过支托，义齿在受到咬合力时不会向根方下沉。同时将义齿各部件特别是卡环维持在预定的位置，可加强卡环的固位，减小义齿的功能状态下对基牙的影响。

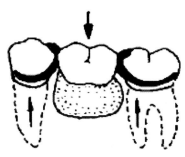

图3-2　支托的支持作用

2. 稳定义齿

通过支托与基牙上预备好的支托凹紧密接触，可阻止义齿行使功能时游离端翘起或摆动，起到稳定义齿的作用。

3. 防止食物嵌塞，恢复咬合关系

将支托设计在有间隙的相邻余留牙之间可防止食物嵌塞，适当的支托也可恢复部分缺损或低位的后牙殆面形态，建立正常的咬合关系。

（二）殆支托的要求

1. 材料

（1）一般采用牙科铸造合金制作，其密合性、刚性、支持和传力性能良好；可根据临床设计要求有一定的形态变化。

（2）也可用扁的不锈钢丝弯制，常见于塑料基托式可摘局部义齿。相对于铸造支托，弯制支托性能差，应用范围小，且易使基牙发生龋坏，临床已少用。

2. 位置

一般位于后牙殆面近远中边缘嵴上，尤其是靠近缺隙侧的殆面边缘嵴上（图3-3）；对于近缺隙侧边缘嵴处如果存在咬合过紧、有充填材料、磨耗大、牙本质过敏等情况，不能获得支托间隙者，可与卡环对抗臂连接，放置在该基牙的远缺隙侧殆边缘嵴上；偶尔有放在磨牙的颊（舌）沟处。

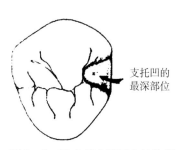

支托凹的最深部位

图3-3　殆支托在基牙上的位置

支托连接体不应进入基牙倒凹区，以免影响就位；连接体应与黏膜间保持一定的距离，以有足够的塑料包绕，使之与基托牢固连接（图3-4）。

3. 铸造𬌗支托的基本形态

（1）𬌗面观呈圆三角形，边缘嵴处最宽，顶点朝向𬌗面中央。

（2）近远中面观呈半勺形，近𬌗缘处变宽变厚，向𬌗面中央移行渐薄。

（3）其长度约为磨牙近远中径的1/4或前磨牙的1/3，宽度约为磨牙颊舌径的1/3或前磨牙的1/2。

（4）𬌗支托形态要符合临床制备的支托凹要求，既不能太大影响咬合，也不能太小影响功能。

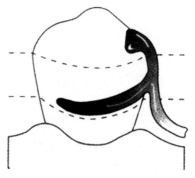

图3-4　支托连接体与基牙关系

4. 后牙𬌗支托的变形形式

（1）延伸𬌗支托　对于倾斜的基牙，可将𬌗支托伸长，称为延伸𬌗支托，以减少基牙进一步倾斜，并保证𬌗力沿基牙长轴方向传导。支托长度应超过基牙近远中径的1/2，宽度接近颊舌径的1/2，厚度不小于1mm（图3-5）。

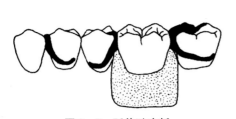

图3-5　延伸𬌗支托

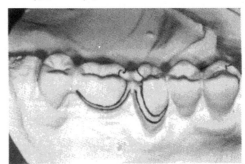

图3-6　联合𬌗支托设计模型

（2）邻间联合𬌗支托　在固位体设计为联合卡环时，可在两基牙的邻接位置设置邻间联合𬌗支托（图3-6）。其支托凹除了可向舌侧适当延伸，与单个支托凹的形态相同。该支托既可增加联合卡环的强度，也可防止该部位可能出现的食物嵌塞。

（3）冠内𬌗支托　其是附着体义齿修复时，在固定义齿部件上放置的一种特殊设计形式，形态、厚度等与普通𬌗支托有一定的区别。

（三）𬌗支托与基牙的关系

𬌗支托将义齿产生的咬合力传导至基牙时，作用在基牙上的作用力与牙长轴方向基本一致或接近，这样义齿在长期使用中，才不会对基牙及其牙周组织产生损伤。目前，大量的生物力学研究证明，要达到上述目标，支托形态与基牙之间应符合以下3种关系：

1. 𬌗支托与相连接的垂直小连接体之间形成的角度应小于90°，即支托凹底面与基牙长轴的垂直线呈负的15°。𬌗支托主要设置于肯氏三类缺失的前后基牙上，其产生的面向缺隙的侧向力会因义齿的对抗（义齿近远中与基牙是接触的）而抵消，从而减小对基牙的损伤（图 3 - 7A）。

2. 𬌗支托底（或𬌗支托凹面）与基牙长轴的垂线呈 20°（磨牙）或 10°（前磨牙）左右夹角为宜。这样咬合时会使咬合力方向通过基牙转动中心（牙根下 1/3 交界），而达到保护基牙的目的（图 3 - 7B）。

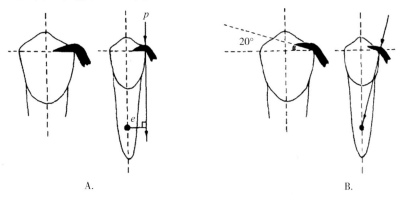

A.   B.

图 3 - 7 牙𬌗支托与基牙的关系

3. 𬌗支托凹底面与基牙长轴垂直，且𬌗支托长度应伸至基牙𬌗面中心。

（四）舌支托和切支托

1. 舌支托和切支托的设置条件

（1）游离端多个后牙连续缺失，只有前牙能提供支持时。

（2）游离端缺失义齿，必须在前牙设置间接固位体或辅助支托时。

（3）前牙相应部位必须存在或可预备出足够的空间，不影响正常咬合接触或造成咬合干扰。

2. 舌支托和切支托的位置与形态

（1）舌支托 一般在基牙舌面的龈 1/3 与中 1/3 结合处，以舌隆突为中心，在周边形成稍圆钝的倒"V"字形（图 3 - 8）。可设置在患者基牙上，也可放置在提前设计好的金属烤瓷冠的金属舌支托凹上。

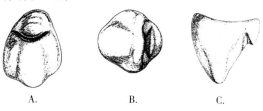

A.   B.   C.

图 3 - 8 舌支托的位置

（2）切支托 放置在经过预备的前牙切角处。为减小对美观的影响，结合上下颌义齿的差异，多用于下颌尖牙或多个切牙；尖牙上的切支托凹宽约 2.5mm，深约 1.5mm（图 3 - 9），切牙根据条件适当减小。

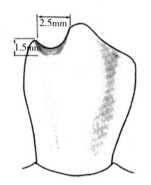

图 3 - 9　切支托凹的要求

二、卡环

固位体是可摘局部义齿用以抵抗脱位力作用，获得固位、支持与稳定的重要部件。卡环是最常见的固位体形式。

（一）卡环的结构、作用和要求

1. 卡环的基本结构和作用

以典型三臂卡环为例，卡环通常由卡环臂、卡环体、殆支托和小连接体组成（图 3 - 10A）。

（1）卡环臂　是卡环的游离部分，富于弹性。卡环臂尖位于基牙的倒凹区，是卡环产生固位作用的主要部分（图 3 - 10B）。义齿戴入时，因为弹性作用，从基牙的非倒凹区适度变形至外形凸点，进入倒凹区后恢复原位（会听到"咔嗒"声），静止地贴合在基牙上。义齿有脱位力时，其会起到阻止义齿向殆向脱位的作用。

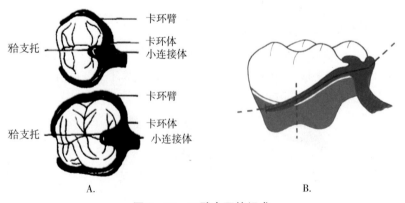

图 3 - 10　三臂卡环的组成

（2）卡环体　是前连卡环臂，从颊（舌）面绕过轴面角进入邻面与殆支托、小连接体连接成整体的坚硬部分，位于基牙的非倒凹区，卡抱基牙，起到一定的支持和稳定作用。

（3）小连接体　是卡环包埋在基托内或与大连接体相连接的部分，主要起连接作用，使卡环与义齿其他部分连成整体。为机械性结合，连接体不能进入基牙或软组织倒凹区，以免影响义齿就位。

（4）殆支托 放置在自然牙上，常与卡环整体铸造而成。殆支托的作用及要求在前面已经详述。

2. 卡环组

在临床上经常是卡环臂与（或）几个不同的结构一起共同完成固位体的功能，此称作卡环组。如卡环臂与高基托，或固位臂与邻面板和支托组成的 RPI 卡环组等。根据其作用和位置的不同，习惯性将卡环臂分为固位臂和对抗臂（图 3 – 11）。

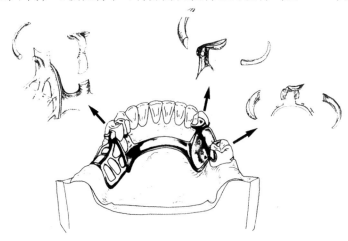

图 3 – 11 不同类型的卡环组

（1）固位臂 多位于基牙的颊侧（也可在舌侧），固位臂的体部 2/3 在观测线以上，起到支持和稳定作用，尖部 1/3 进入倒凹区的一定位置。固位臂是产生固位作用的主要部分。

（2）对抗臂 一般在固位臂的对侧，是与固位臂形成对抗作用的卡环臂，目的是加强卡环组的固位。对抗臂大多位于基牙观测线附近，可以比固位臂稍粗大，具有刚性，对义齿起着很好的支持和稳定作用。

（二）卡环与观测线的关系

1. 倒凹与观测线

（1）倒凹 一束光线从不规则物体的正上方平行投照时，物体下部照不到的阴暗区域称倒凹（或倒凹区），物体上部的明亮区称为非倒凹。物体放置的角度不同，则阴影的分布不同，即倒凹区的范围不同（图 3 – 12）。

在临床上，由于每个牙齿的倾斜度和倾斜方向各不相同，因而会形成无数条外形高点线。

（2）观测线 以共同就位道方向为标准，在基牙

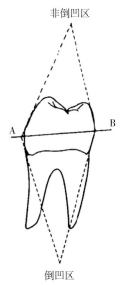

图 3 – 12 牙齿的倒凹区分布

及组织区描画的用以区分硬、软组织的倒凹区与非倒凹区的分界线称为观测线，又称导线。导线用以指导卡环的设计，指明义齿基托边缘伸展的范围，根据导线制作的义齿在共同就位道上能顺利取戴。

导线区别于解剖外形高点线，该高点线是当牙齿长轴与水平面垂直时各轴面外形凸点的连线，只有一条；导线则是随观察方向改变而改变的外形高点线，在共同就位道没确定以前，基牙上可描画出无数条外形高点线（图 3－13）。

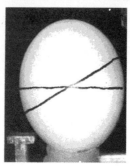 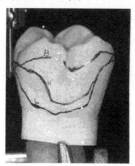

A.导线   B.外形高点线

图 3－13　导线与外形高点线

2. 模型观测仪

模型观测仪也叫平行观测仪，是用于确定义齿就位道和导线的精密仪器。观测仪一般由主体仪器和应用工具两部分组成。主体仪器包括观测台、分析杆和支架台；应用工具包括倒凹测量尺、分析杆、碳标记杆（铅芯夹持杆）、成形刮刀（铲）和锥度杆等。

（1）主体仪器

①观测台：用以放置和固定模型，有可动型和固定型两种。可动型（如 Ney 观测仪，简单耐用）观测台可在支架台平面上水平移动，固定型观测台（如 Jelenko 观测仪）是固定在支架台平面上。两种观测台都可进行各个方向的倾斜，并通过底部的球形铰链控制（图 3－14）。

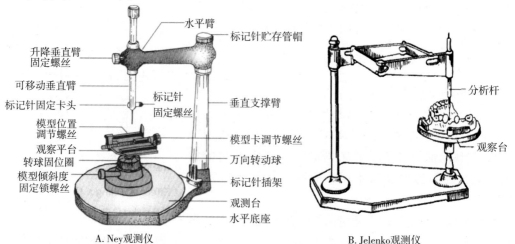

A. Ney观测仪   B. Jelenko观测仪

图 3－14　观测仪

②分析杆：与支架台平面（或水平面）垂直，通过横臂与支架连接。分析杆通过关节结构能向各个方向水平转动；可由多个螺丝固定，能垂直升降，夹持工具。要求有一定强度，不变形。

③支架台：是垂直臂与观测台的连接部分，连接部结实不易变形。支架台有一定重量，操作时不易倾斜。

（2）应用工具

①分析杆、碳标记杆、成形刮刀（铲）、锥度杆：这些均为模型分析与制备的工具，锥度杆可分为2°和6°两种（具体应用操作见第五章铸造支架的制作）。

②倒凹测量尺：是确定卡环固位部分在基牙上水平倒凹深度的工具。Ney 倒凹测量尺是三杆三用型，Jelenko 测量尺是一杆三用型，两种观测仪均将倒凹深度规定为 0.25mm、0.5mm 和 0.75mm 三种规格（图 3 - 15A）。随着工艺精密程度的提高，国外已应用电磁式倒凹测量仪，将其固定在观测仪上，可准确测出倒凹数值（图 3 - 15B）。

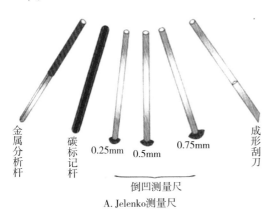

金属分析杆　碳标记杆　0.25mm　0.5mm　0.75mm　成形刮刀

倒凹测量尺

A. Jelenko测量尺

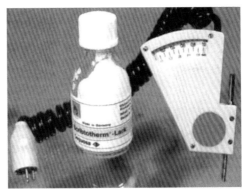

B. 电磁式倒凹测量仪

图 3 - 15　倒凹测量工具

3. 导线的类型

由于义齿的就位道方向设计和各个基牙倾斜的方向以及程度不同，在基牙上所画出的导线也不同，一般有 3 种类型，相应地可设计 3 种卡环类型（图 3 - 16）。

（1）Ⅰ型导线　基牙向缺隙的相反方向倾斜所画出的导线，倒凹主要分布在基牙颊舌面的远缺隙侧。

（2）Ⅱ型导线　基牙向缺隙方向倾斜所画出的导线，倒凹主要分布在基牙颊舌面的近缺隙侧。

（3）Ⅲ型导线　基牙的外形高点接近𬌗面，或基牙向颊舌侧倾斜时所画的导线，导线整体接近𬌗缘，倒凹区广泛分布。

4. 卡环与导线的关系

导线是卡环设计和制作的依据，卡环类型是依据导线确定的。但导线的类型不是一成不变的，通过调整就位道或适当的基牙磨改修整可改变导线类型，达到优化设计的目的。导线是卡环各部分在基牙位置设计的分界线，卡环的弹性部分进入倒凹区产生固位

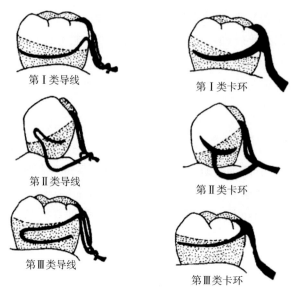

第Ⅰ类导线 第Ⅰ类卡环

第Ⅱ类导线 第Ⅱ类卡环

第Ⅲ类导线 第Ⅲ类卡环

图 3 – 16 导线与卡环的类型

作用，非弹性部分不能进入导线以下的倒凹区，否则义齿将无法就位（图 3 – 17）。

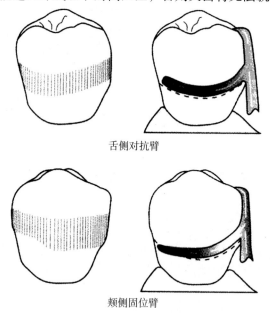

舌侧对抗臂

颊侧固位臂

图 3 – 17 卡环固位臂、对抗臂与导线的关系

（三）卡环对基牙的保护原则

卡环通过作用在基牙而产生对义齿的固位、稳定和支持功能，不合理的卡环或义齿设计会使基牙发生各种损伤，甚至松动、脱落。卡环不应成为一种"慢性拔牙器"，基牙在口腔内的存留时间在某种意义上成为一副可摘局部义齿戴用时间长短的标准。因此，卡环对基牙的保护特别重要，在设计与制作卡环时，要符合以下原则。

1. 被动性

当卡环完全就位于基牙时应是静止的，只有当脱位力作用到义齿时，卡环才对基牙产生作用力而起固位作用。如果支架未完全就位，卡环臂因其弹性变形，就不是静止被动状态，此时卡环会对基牙产生持续作用力，严重时会导致基牙支持组织的损伤。

2. 对抗性

当可摘局部义齿戴入或摘出时，对抗臂应在固位臂通过基牙最大周径之前接触牙齿，这将抵消固位臂通过基牙最大周径时对基牙所施加的压力。这种侧向压力虽然是瞬时发生的，但如果力量过大，加上长期的取戴会对基牙产生影响（图 3 – 18）。

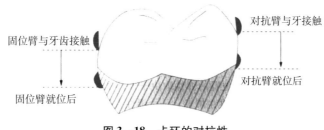

固位臂与牙齿接触
固位臂就位后
对抗臂与牙接触
对抗臂就位后

图 3 – 18　卡环的对抗性

3. 卡抱原则

要求卡环（组）整个结构围绕基牙牙冠半周以上（大于 180°）。环形卡环以连续接触的形式作用于基牙。如果卡环臂过短，固位臂与对抗臂不能形成相互作用，则固位效果欠佳，并会对基牙产生不良的侧向力。杆形卡环以𬌗支托、对抗臂、固位臂三个不同面的接触区包绕基牙周径一半以上，同样也符合卡抱原则（图 3 – 19）。

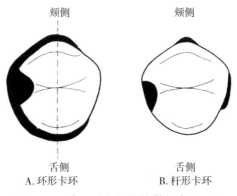

颊侧　　　　　颊侧

舌侧　　　　　舌侧
A. 环形卡环　　B. 杆形卡环

图 3 – 19　卡环（组）围绕基牙大于 180°

4. 位置合理

义齿在行使功能时，会对基牙产生不同程度的扭力，有可能损伤基牙牙周组织，甚至造成基牙折断。卡环作用于基牙的位置是决定基牙扭力大小的一个因素（图 3 – 20）。通常要求固位臂位于牙冠颊面的龈 1/3 处，对抗臂在舌面龈 1/3 和中 1/3 交界处为合理。

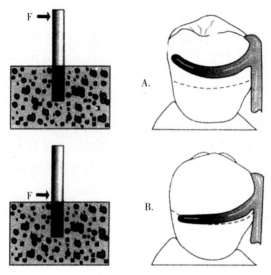

图 3 – 20　不同卡环位置对基牙的影响

5. 密合性

卡环与基牙的大面积接触影响了基牙的自洁作用，特别是放置在基牙𬌗面的𬌗支托部位，是龋病的好发部位。适当减小卡环与基牙的接触面积、加强卡环各部件与基牙的密合性可防止或减少基牙龋坏的发生。

（四）影响卡环臂弹性（固位）的因素

卡环的固位目的要求义齿脱位力小于卡环臂弹性扩张变形力，卡环臂的弹性性能是影响卡环固位以及其对基牙影响的重要因素，了解卡环臂的弹性影响因素对临床设计与技工制作有重要的指导意义。

1. 影响卡环臂弹性（固位）的因素

（1）制作卡环材料的弹性（E）　材料的弹性用弹性模量或弹性系数表示，同一金属材料的弹性是不变量，不同的金属材料弹性模量不同（见第二章表 2 – 1）。临床制作卡环的金属材料包括铬镍不锈钢丝、金合金和钴铬合金三类。钴铬合金是制作铸造卡环最常用的合金，其弹性模量最高而弹性最低，不锈钢丝弹性模量最小而弹性最高，金合金性能居于两者之间。

（2）卡环臂所在基牙位置的水平倒凹深度（T）　水平倒凹深度代表卡环弹性变形（位移）的大小，根据虎克定律，水平倒凹深度越深，卡环变形的位移越大，反作用于基牙的力就越大。水平倒凹深度一般使用观测仪的倒凹测量尺或专用的倒凹计来测量（图3 – 21）。

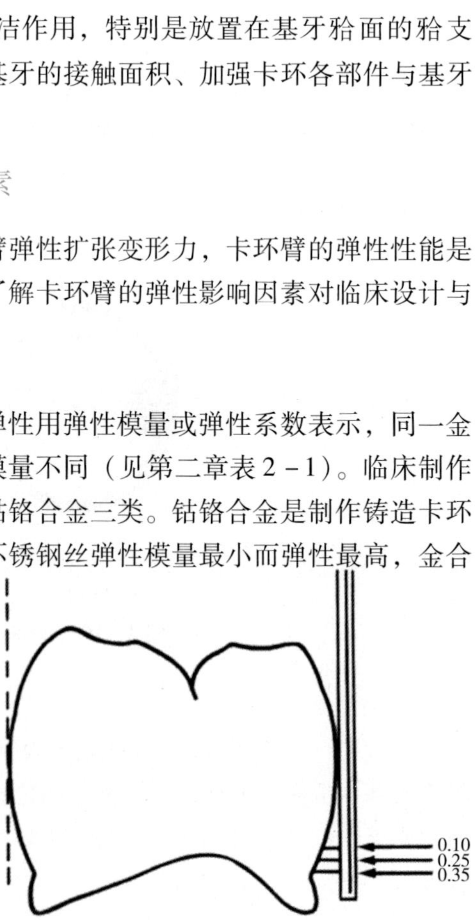

0.10
0.25
0.35

图 3 – 21　水平倒凹深度

（3）卡环臂的绝对长度（L） 材料力学认为，相同粗细和形状的金属材料，弹性与材料长度的立方呈正比，即卡环的长度越大，卡环尖部的弹性越大。操作时，一般测量卡环起始部到卡环尖端之间的绝对长度可计算出卡环的长度，国外一般采用专用的卡环测长仪进行测量，国内采用细的金属丝测长法（图 3 – 22）。

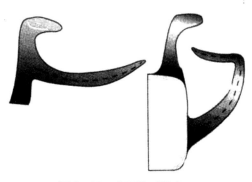

图 3 – 22 卡环绝对长度

（4）卡环臂的形状和截面（Q） 一般铸造卡环从卡环体部到尖端逐渐均匀变细，截面呈半圆形，其高度与宽度之比为 8∶10（图 3 – 23）。形态均匀的卡环越粗，则弹性越小。卡环臂不能太细，否则易折断。

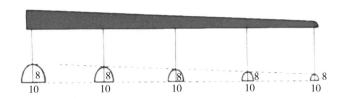

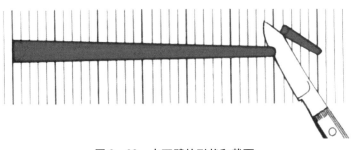

图 3 – 23 卡环臂的形状和截面

2. 各因素之间的关系

影响卡环固位力的各个因素的相互关系可以用如下公式表示：

$$卡环固位力（K）= \frac{弹性模量（E）\times 截面积（Q）\times 水平倒凹深度（T）}{长度（L）}$$

（1）材料的弹性模量在使用相同金属时是不变的，基本是个固定量。只有选择不同金属加工工艺时才考虑弯制金属丝卡环和铸造卡环弹性的差别。

（2）在材料、形态与长度不变的条件下，水平倒凹深度越深，卡环弹性扩张移位的力就越大（固位力就越大）。但并不是固位力越大越好，因为固位力越大，义齿在就位或摘取时引起基牙损伤的危险性就越大；如果水平倒凹深度过深，超过材料的弹性极限，就会使卡环臂发生永久性变形，甚至因疲劳而折断。

水平倒凹深度在临床上可采取调整就位道、基牙调磨而适当改变，在共同就位道已确定的情况下一般不变，而且铸造卡环的臂尖在基牙上的水平倒凹深度要限制在卡环弹性极限范围内（表3-1），因此水平倒凹深度可以是个相对固定量。

（3）在其他因素不变时，卡环臂的长度越长，卡环臂弹性越大，作用于基牙的作用力越小，固位力就越小（反比关系，图3-24）。磨牙相对于前磨牙做基牙，卡环长度加长，一般采用加大倒凹深度的方式增强固位力。反之，对于倒凹深度大的前磨牙，可以通过改变卡环臂形态（尽量采用弧形）的方法来增加长度，使其处于弹性极限范围内。

（4）在其他因素不变时，卡环臂的截面变大，弹性变小，作用于基牙的作用力变大，固位力就变大（图3-25）。临床一般在卡环长度与倒凹深度的数值固定不变时通过改变截面积的大小来提高固位力。如果可以改变卡环长度和倒凹深度的话，一般不先改变截面积。

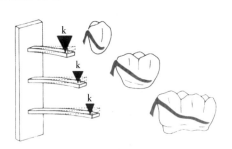

图3-24　长度对卡环固位力的影响　　　图3-25　截面对卡环固位力的影响

表3-1　卡环尖部在不同材料、不同基牙上的水平倒凹深度

项目	前磨牙（mm）	磨牙（mm）
钴铬合金	+/-0.25（0.01英寸）	+/-0.50（0.02英寸）
金合金	+/-0.50（0.02英寸）	+/-0.750（0.03英寸）
奥氏体钢丝	+/-0.750	+/-0.750

影响卡环固位的其他因素还有正压力、倒凹坡度、材料的摩擦系数等（参见本章义齿设计部分）。

（五）卡环的种类

1. 根据制作方法的不同分类

（1）钢丝弯制卡环　采用铬镍不锈钢丝通过手工弯制（冷加工）而成的卡环。钢丝弹性好，可进入较深的水平倒凹深度增强固位效果；可调改而不易断裂；对基牙及牙周组织影响小；直径较小，适合于前牙或前磨牙做基牙、美观程度高的可摘局部义齿。

但弯制卡环的支持和稳定性能差。

弯制卡环良好的弹性可以将固位臂的卡环臂尖2/3放在倒凹区，对抗臂的臂尖2/3部分放置在观测线稍偏倒凹区。卡环体的 1/3 部分必须放在非倒凹区，以增强稳定性。

（2）铸造卡环　采用精密铸造工艺制作的卡环。卡环臂刚性大但弹性差，进入基牙的倒凹深度需严格控制；不能调改，易折断；对基牙及牙周组织影响大；支持和稳定性好；设计灵活，类型多样，是目前临床应用最多的卡环类型。铸造卡环要求固位臂的卡环臂尖 1/3 在倒凹区，卡环后 2/3 位于非倒凹区，对抗臂设置在观测线上。目前临床常用的铸造卡环材料有钴铬合金、纯钛和含钛医学合金等。

（3）铸造－弯制卡环　对于牙周条件差、颊舌向倾斜过大的基牙，可将对抗臂与支托采用铸造工艺，固位臂采用弯制卡环。此卡环类型综合上述两种卡环的优点，在临床也比较常用。

2. 根据卡环臂的数目分类

（1）单臂卡环　只有一个弹性卡环臂，位于基牙颊侧，舌侧采用高基托，起对抗臂的作用。临床以间隙卡环最常见；对于多个后牙游离端缺失，口腔内只存留前牙而采用黏膜支持式为主的义齿，其末端基牙可设计为单臂卡环。

（2）双臂卡环　有颊、舌两个卡环臂，无支托。

（3）三臂卡环　由颊、舌两臂和𬌗支托组成（图 3 - 26）。

3. 根据卡环的形态结构分类

（1）圆环形卡环　即拉式卡环，包绕基牙三个面和四个轴面角，卡环尖部从基牙𬌗向进入倒凹，固位与稳定作用皆佳，适用于健康和牙冠外形较好的基牙

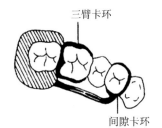

图 3 - 26　根据卡环数目分类

和牙支持式可摘局部义齿。其对基牙倒凹类型和牙周健康要求高，对于二型导线应慎重设计。三臂卡环是该类中最常见的卡环形式，其他常见的有以下几种类型：

①圈形卡环：也叫环形卡环，多用于远中孤立的磨牙上，基牙向近中舌侧（下颌多见）或近中颊侧（上颌多见）倾斜，卡环臂用常规方法无法放在合理的位置时。

铸造圈形卡环可分别或同时放置近远中𬌗支托，对抗臂可以加宽或设计并行的双臂。其卡环尖部的倒凹深度为 0.25～0.50mm。上颌基牙多向颊侧倾斜，卡环尖部需放在颊侧，下颌相反。弯制的圈形卡环稳定性差，非倒凹区需采用高基托，以加强对抗和稳定作用。临床设计时要注意基牙远中面的牙冠高度是否足够，以免影响咬合或卡环位距离龈缘太近，造成牙周创伤（图 3 - 27）。

②联合卡环：适用于无亚类缺隙的肯氏第Ⅱ或第Ⅲ类局部义齿，放置在牙弓对侧两基牙上的两个卡环通过共同的卡环体相连而成。联合卡环有四个卡环臂与两个基牙接触，使固位性和稳定性大大增强。由于与人工牙之间的力臂加长，义齿在行使功能时的

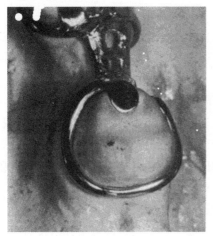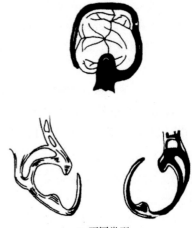

A. 常见类型   B. 不同类型

图 3 – 27　圈形卡环

反作用力很大，因此，采用联合卡环要求基牙牙冠健康稳固，并有适宜的倒凹，相邻两基牙之间需备出足够的𬌗支托间隙或本来有一定间隙，这样对易嵌塞食物者，可达到恢复咬合与邻接关系、防止食物嵌塞的作用（图 3 – 28）。

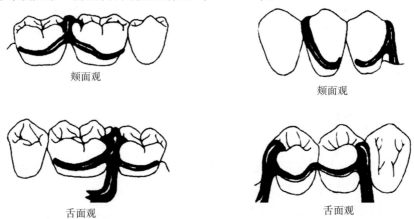

颊面观　　　　　　　　　　　　颊面观

舌面观　　　　　　　　　　　　舌面观

图 3 – 28　联合卡环

③对半卡环：由颊、舌侧两个相对的卡环臂和近、远中两个𬌗支托所组成，以各自的小连接体分别连接于基托或铸造支架。主要用于前后都有缺隙、孤立的前磨牙或磨牙上。此卡环使基牙近、远中受力均匀，但负担加大，要求基牙牙周健康稳固（图3 – 29）。

④连续卡环：多用于牙周夹板，放置在两个以上基牙上。弯制连续卡环详见第六章相关部分。铸造连续卡环位于两个或两个以上相邻基牙上，具有不相连的固位臂和各自独立的小连接体，舌侧对抗臂在末端相连，并与导线平齐不进入倒凹区（图 3 – 30）。

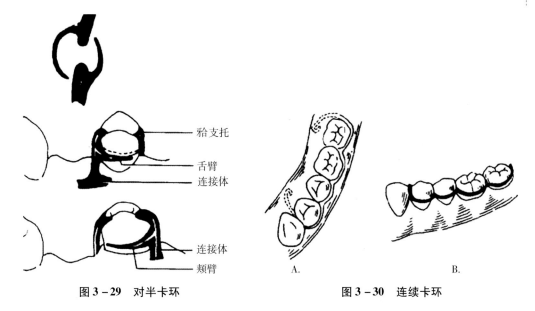

图 3 - 29 对半卡环   图 3 - 30 连续卡环

⑤回力卡环：常用于后牙游离端缺失，基牙为前磨牙或尖牙，牙冠较短或呈锥形。卡环臂尖位于基牙唇（颊）侧倒凹区，绕过基牙远中面与𬌗支托相连，再转向基牙舌侧的非倒凹区，在基牙近中舌侧通过连接体与连接杆或基托相连接。回力卡环可减轻基牙承受的力，起到应力中断作用（图 3 - 31）。

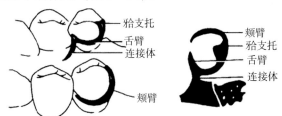

图 3 - 31 回力卡环

⑥长臂卡环：又称延伸卡环，用于近缺隙基牙松动或无法获得足够固位力，将卡环臂延伸至相邻牙的倒凹区以获得固位，并对松动基牙有夹板固定的保护作用。该卡环任何部件不应进入近缺隙松动基牙的倒凹区（图 3 - 32）。

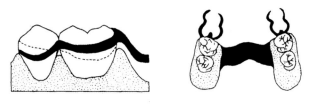

图 3 - 32 长臂卡环

⑦倒钩卡环：又称下返卡环，适用于二类导线而有软组织倒凹无法设计杆形卡环时（图 3 - 33）。

⑧尖牙卡环：专用于尖牙，设置近中切支托和唇面固位臂，其支持、固位作用较好

（图 3 - 34）。

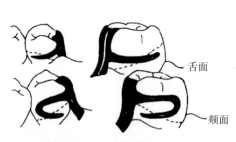

图 3 - 33　倒钩卡环

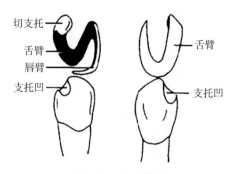

图 3 - 34　尖牙卡环

（2）杆形卡环　即推式卡环。卡环从缺牙区唇侧义齿基托中伸出，沿牙龈缘下方 3mm 的位置平行向前延伸至基牙根端适当位置，转向𬌗方，越过牙龈进入基牙颊侧龈 1/3 倒凹区。杆形卡环均为铸造，与基板、支托、卡臂等组成卡环组而行使功能。

杆形卡环可根据基牙的外形、倒凹位置与大小设计不同形状，如 T 型、L 型、U 型、C 型和 I 型（图 3 - 35）。卡环设计多样、美观，固位作用强，但稳定作用差，易嵌塞食物。以 R. P. I. 卡环组和 R. P. A. 卡环组为例。

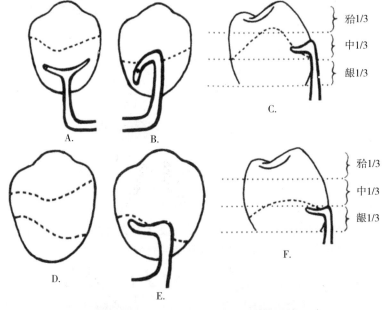

图 3 - 35　不同类型的杆形卡环固位臂

1）R. P. I. 卡环组：由近中𬌗支托、远中邻面板和颊侧 I 型杆卡三部分组成，常用于远中游离端缺失、以黏膜支持式为主的义齿的最末端基牙（图 3 - 36）。

近中𬌗支托（R.）：位于末端基牙的近中𬌗缘，支托窝呈圆形，底面光滑，支托相连的小连接体进入近中舌侧外展隙与在基牙上预备 2～3mm 高的导平面相接触，小连接体不能与基牙近中的邻牙接触。近中𬌗支托在义齿咀嚼时有一定程度的旋转运动。

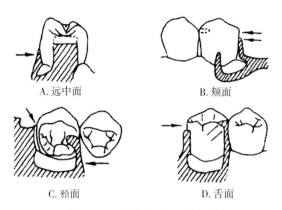

A. 远中面　　　　　　　　　　B. 颊面

C. 𬌗面　　　　　　　　　　D. 舌面

图 3 – 36　R. P. I. 卡环的组成

远中邻面板（P.）：位于基牙的近中邻面，呈板形。其颊舌径与预备的导平面一致，𬌗龈径与远中面的𬌗 2/3 或 1/2 相接触，1 ~ 1.5mm 厚，近龈部位有 0.3mm 的缓冲并高度抛光，连接体以钝角与之相连，目的是减少对牙龈的覆盖，内终止线应在牙龈缘 3mm 以外。

颊面 I 型杆卡（I.）：从𬌗面观 I 杆应位于颊面最凸点或最凸点的近中；从颊面观 I 杆顶端 2mm 均与牙面接触，仅在接触点的龈端进入 0.25mm 的倒凹。此卡环与基牙接触面积小，对基牙损伤小，美观。

R. P. I. 卡环的优点：①在𬌗力作用下，游离端邻面缺隙基牙受力小；②游离端基托下组织承担主要咬合力，通过基托的伸展而分散牙槽嵴的受力；③I 杆与基牙接触面积小，美观且患龋率小。

R. P. I. 卡环的禁忌证：①口腔前庭深度不足 5mm；②基牙根方组织倒凹过大时易造成食物嵌塞，感觉不适或软组织创伤；③基牙颊面的倒凹不够时，不能获得固位；④当基牙近中倾斜，导平面下方无倒凹，义齿受力时邻面板不脱离卡抱（P. I. 皆应脱离），易损伤基牙（图 3 – 37）。

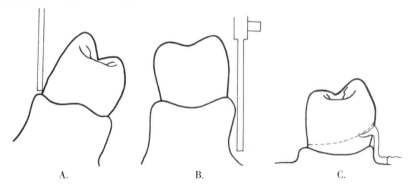

A.　　　　　　　　　　B.　　　　　　　　　　C.

图 3 – 37　R. P. I. 卡环的禁忌

2）R. P. A. 卡环组：由近中𬌗支托、远中邻面板和颊侧圆环形卡环固位臂三部分组成，是针对以混合支持式为主的义齿或不能设计 R. P. I. 卡环时的改变类型（图

3 – 38）。

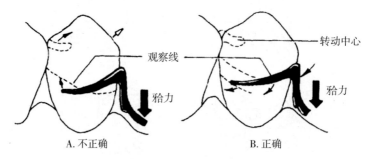

A. 不正确　　　　　　　B. 正确

图 3 – 38　R. P. A. 卡环

三、连接体

连接体是将义齿各部分连成整体，具有传导和分散𬌗力、增强义齿基托强度的作用。根据形态、结构和作用的不同分为大连接体和小连接体。

（一）大连接体

大连接体也称主连接体或称连接杆，是可摘局部义齿中连接牙弓两侧的义齿结构。大连接体连接义齿各主要部件，传导外力至选定区域的牙和组织，减小牙齿所受扭力。根据所在位置分别称为腭杆、腭板、舌杆、舌板等。

1. 大连接体的基本要求

（1）具有一定的刚度。大连接体足够的强度既可为义齿咬合提供必要的支持，也可避免行使功能时发生弯曲变形。如果连接杆在功能时出现弹性变形，𬌗力会集中于个别牙或牙槽嵴上，易造成基牙牙周损伤或加大牙槽嵴的局部受力，导致牙槽骨吸收。

（2）杆状连接体边缘应离开自然牙龈缘有一定的距离，避免戴取时压迫或碰撞牙龈，或造成局部食物嵌塞而损伤牙龈组织（参见图 3 – 41、图 3 – 46）。

（3）上颌连接杆的前后缘应呈直角通过中线，切勿斜线横过。它的形态变化与弯曲部分应位于中线一侧，这样有利于义齿的稳定性，减小舌的异物感。

（4）为增强上颌连接杆与黏膜的密合性，其周缘应做加压封闭线，宽度与深度以不超过 0.5mm 为宜。但腭隆突区要缓冲。封闭线可增强连接杆的强度。下颌连接杆不能做加压封闭线，需给予不同程度的缓冲。

（5）连接体磨光面有皱面和光面两种形式。皱面可增强连接体的强度和义齿表面的含水性（一部分患者戴义齿后会出现不同程度的口干）。由于下颌口底唾液腺开口位置的原因，连接体以光面形式多见。其可减少连接体表面结石的附着。

（6）连接杆边缘应弯曲连续，不要形成过小的夹角而造成食物嵌塞，或加大患者的异物感。

2. 上颌大连接体的类型与要求

上颌大连接体包括腭杆和腭板两大类，腭杆又分为前腭杆、后腭杆和侧腭杆 3 种。

腭板也有多种变化，可联合使用也可单独使用，临床常见以下形式。

（1）单腭杆　位于上颌硬区后部颤动线之前，杆的中央部位于第二磨牙的后缘，两端微向前弯曲至第一、二磨牙之间。适当厚而窄，厚度为 1.5 ~ 2.0mm，宽约 3.5mm，腭中缝区组织面适当缓冲，两端密合。适用于非游离端缺失或缺牙较少时，主要起连接和稳定作用（图 3 – 39）。

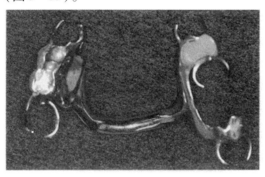

图 3 – 39　单腭杆

（2）单宽腭杆　对于多个牙缺失的牙支持式义齿和单、双侧两个后牙缺失的游离端义齿，可设计单宽腭杆，宽度在 8mm 以上，厚度减小，杆的中部轻度隆起增加刚性。整个厚度不会明显改变上腭的形态，还可适当增加义齿的受力面积，增强稳定性，降低腭杆厚度带来的异物感（图 3 – 40）。

（3）前后联合腭杆　由前、后和侧腭杆联合组成。前腭杆位于腭隆突之前腭皱襞之后，大约在双侧第一前磨牙之间的位置，宽而薄，厚 0.5 ~ 0.8mm，宽 6 ~ 8mm，离开龈缘 4 ~ 6mm，与黏膜密合但无压力。后腭杆宽而薄，位置尽量靠后。侧腭杆位于腭隆突的两侧，上缘离开龈缘 4 ~ 6mm，宽度 3 ~ 3.5mm，用于连接前、后腭杆。注意前、后腭杆之间的距离不能小于 15mm。前后联合腭杆刚性好，几乎可用于任何上颌局部义齿设计（图 3 – 41）。

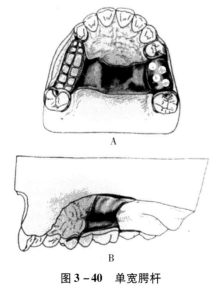

图 3 – 40　单宽腭杆

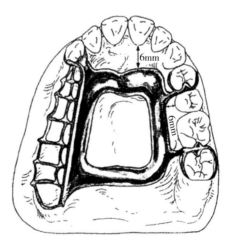

图 3 – 41　前后联合腭杆

（4）腭板　是指薄而宽、覆盖硬腭一半以上的上颌大连接体。厚度均匀，在0.5mm左右，与上腭解剖形态基本一致，作用是尽量减小异物感。腭板与黏膜的贴合性可增强义齿的固位。根据覆盖的范围不同，腭板常见以下几种类型：

①覆盖上腭后2/3面积的腭板：腭板前缘顺延在腭皱间的谷底，伸展不超过第一前磨牙，后缘位于软硬腭交界处。适用于肯氏Ⅰ类多个后牙缺失，可增强义齿的支持和稳定性（图3-42）。

②全腭板：覆盖整个上腭，适用于肯氏Ⅰ类后牙缺失或整个牙列余留数个牙的情况。腭板后缘位于软硬腭交界处，前缘可延伸至余留牙的舌隆突以上，全腭板的要求与全口义齿的腭侧基托相同（图3-43）。

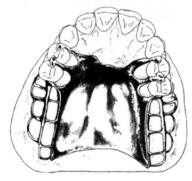　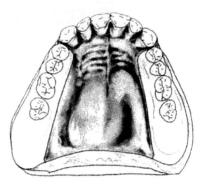

图3-42　后腭板　　　　　　　图3-43　全腭板

③带有腭部塑料基托结构的前牙区腭板：对于肯氏Ⅰ类后牙缺失、前牙全部或部分余留、剩余牙槽嵴严重垂直吸收或牙槽骨组织比较疏松的情况，可在前牙区设计铸造薄的金属腭板，后部连接全覆盖的塑料基托。这种连接体既可保证前牙区的支持作用和舒适感，也有利于塑料基托的垫底修理（图3-44）。

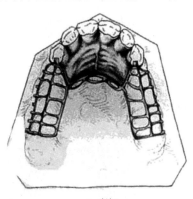　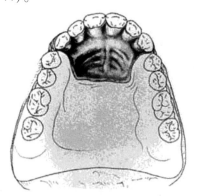

A. 支架　　　　　　　　　　B. 完成后的义齿

图3-44　带有塑料基托的前腭板

④U型腭板：在腭隆突过分隆起时设计的一种上颌大连接体。如果腭板过厚，异物感加大不被患者接受；过薄则缺乏刚性，对基牙扭力或侧向力大。该腭板是目前认为最不好的，临床较少使用（图3-45A）。

（5）前板后杆联合连接体　是前后联合腭杆的变换形式，将前腭杆改变成前牙区的腭板。适用于含亚类的多个后牙缺失，或前牙有一定松动，前腭板起夹板固定作用（图3－45B）。

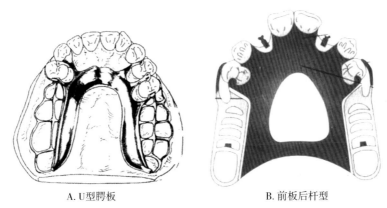

A. U型腭板　　　　　　　　　　　　　B. 前板后杆型

图3－45　腭板

3. 下颌大连接体的类型与要求

由于下颌口底位置的限制，下颌大连接体以舌杆和舌板使用最多，其他的还有双舌杆、舌隆突杆和唇颊杆等类。

（1）舌杆　宽度约4mm，截面呈半梨状或条索状。杆的上端离开余留牙牙龈缘3mm以上，边缘呈移形状；杆的下缘部位最厚，位于口底黏膜转折以上不影响正常活动的位置，在非游离端缺失或单侧游离端缺失时，最厚部可为1.4mm（图3－46）。

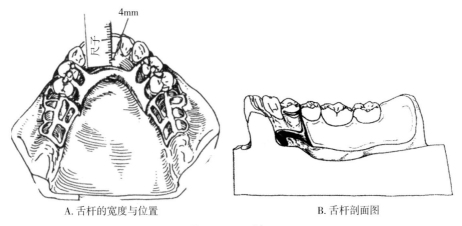

A. 舌杆的宽度与位置　　　　　　　　　B. 舌杆剖面图

图3－46　舌杆

舌杆接触的黏膜组织需要一定的缓冲，其缓冲量与下列因素有关。

①舌侧牙槽骨的形态。其有垂直型、斜坡型和倒凹型三种。垂直型缓冲量最小；斜坡型在舌杆与黏膜之间有0.3～0.5mm的缓冲；倒凹型舌杆在倒凹区充分缓冲。

②受义齿支持形式的影响，义齿如果以牙支持式为主，缓冲量可稍小；如果为黏膜支持式，则要有足够的缓冲，以防止义齿在咬合时下沉而压迫黏膜。

③舌杆如果覆盖下颌舌骨嵴（舌隆突）区域，缓冲程度由骨突的位置和程度确定。

④义齿如果为黏膜支持式，剩余牙槽嵴提供支持的程度对缓冲量有影响。

（2）双舌杆　双舌杆由两部分组成，上杆位于前牙舌隆突上，为义齿提供一定的支持与稳定作用；下舌杆稍窄。双舌杆在口底高度（功能下的黏膜转折到牙龈缘之间的距离）达不到舌杆的要求或前牙有一定松动为起夹板固定作用时选择。双舌杆容易造成异物感增大及食物嵌塞，故应用不多（图3-47A）。

（3）舌隆突杆　将舌杆上移至下前牙舌隆突上的连接体形式。舌隆突杆可为义齿提供一定的支持与稳定作用，但加大了前牙的负担，且强度可能不足，故应用不多（图3-47B）。

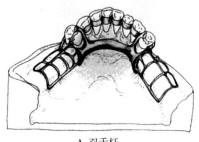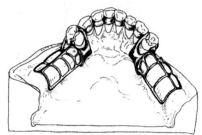

A. 双舌杆　　　　　　　　　　　B. 舌隆突杆

图3-47　其他类型舌杆

（4）舌板　是连续覆盖于下颌口底与前牙舌隆突之间的板状连接体。上缘在舌隆突外形高点上，下缘止于适当抬高的口底黏膜转折。舌板上2/3需尽量薄，并与牙齿及外展隙形态相一致。最厚处在下边缘，可提供足够的强度。舌板组织面在牙龈缘的位置需要适度的缓冲（图3-48）。

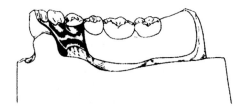

图3-48　舌板剖面

就舒适度而言，舌板要比舌杆差，临床设计舌板的原因有以下方面：

①舌系带过高，或舌杆应用空间有限，从游离龈缘到适当抬高的口底的距离小于8mm时，应该用舌板代替舌杆（图3-49）。

②剩余牙槽嵴有广泛吸收的肯氏Ⅰ类缺损，这时需利用余留牙提供对抗义齿的水平向旋转时设计舌板。

③舌板对牙周状况不佳的余留牙有夹板作用。

④在有松动的余留前牙而患者暂时不想拔除的情况下，舌板有利于以后的加牙修理。

（5）唇、颊杆　当前牙或前磨牙过于向舌腭侧倾斜，舌侧倒凹太大时，在无法设计舌侧连接体的情况下，可选用唇、颊杆形式。但因其影响美观，并有不适感而极少应用。

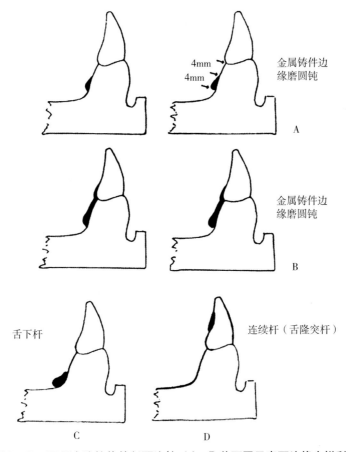

金属铸件边缘磨圆钝 (A)

金属铸件边缘磨圆钝 (B)

舌下杆 (C) 连续杆（舌隆突杆）(D)

4mm
4mm

图 3 - 49 下颌大连接体的剖面比较（A、B 前两图示意下边缘太锐利）

（二）小连接体

小连接体是指大连接体与卡环组以及邻面板、支托等其他部件之间起连接作用的部分。

1. 小连接体的功能

（1）将功能性负荷传导到基牙，即修复体作用于基牙。

（2）将固位体、支托和稳定部件的作用传导到整个修复体，即基牙作用于修复体。

2. 小连接体的要求

（1）必须有足够的厚度以保证强度，但也不能过厚。独立连接支托的小连接体可窄而稍厚（截面呈扁圆形，像手指，称指状连接体），在𬌗支托或邻面板与网状连接体连接的小连接体可稍宽而薄。

（2）尽量位于外展隙内不易被舌感觉到的区域，但不能进入倒凹区影响就位。

（3）尽量少覆盖牙龈组织，与牙龈接触区应注意缓冲，与龈缘接触的部位组织面应高度抛光。

（三）连接体的其他结构

连接体对整个义齿起连接作用，为增加铸造支架与义齿其他部件的连接强度，在支架制作过程中会设置一些其他结构。

1. 网状连接体

在义齿基托覆盖的区域，为保证塑料基托与连接体的连接，铸造支架在该部位设置成网状的小连接体一般称作网状连接体，分别与大连接体和其他小连接体相连（图 3 - 50）。在设计时注意以下几点：

（1）网状连接体被塑料基托所包裹，组织面应形成离开黏膜组织 0.5 ~ 1.0mm 的间隙。

（2）与大连接体连接的位置称为塑料终止线，也叫金塑交界线，是塑料基托伸展的终止端。终止线的位置以排列的人工牙的位置来确定，并形成内外台阶状（见第五章的内外终止线的制作）。

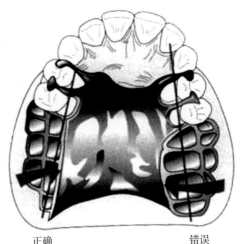

正确　　　　　　　　　错误

图 3 - 50　网状连接体的形态与位置

（3）在保证强度的前提下，网状连接体形态可不同。对于游离端缺失或咬合过紧的义齿，与大连接体要呈板状连接，目的是增加其强度，被称作网状加强带。

2. 支架支点

有的称支持钉或组织停靠，是在网状连接体组织面伸出的与模型黏膜组织接触的 1 ~ 4 个金属凸起部分。支架支点用于游离端或口内多个牙缺失的金属支架，对铸造支架的模型就位确定、口腔内试戴有辅助作用；在塑胶充填时可保证连接体的位置不改变。

3. 固位加强钉

有前牙局部缺失的义齿，特别是前牙深覆𬌗的患者，易产生过大的水平向力量而使人工牙从支架上折断。制作支架时，在前牙区网状连接体上垂直向设置金属钉状凸起，称为固位加强钉（具体制作详见本书第五章的支架蜡型制作）。

（张　斌）

第二节　铸造支架义齿的设计

一、固位与固位体设计

可摘局部义齿在口内就位后，由于食物的黏着、唇颊舌肌的生理运动以及重力作用，义齿向牙列的𬌗向或就位道相反方向脱位或有脱位趋势，义齿脱位的方向称为脱位道。义齿用来抵抗脱位的力称固位力，由义齿的固位体提供。因此，固位体的固位性能是义齿行使功能的重要因素。

（一）固位体的类型

根据固位体的作用不同可分为直接固位体和间接固位体两大类。

1. 直接固位体

直接固位体是防止义齿殆向脱位，起主要固位作用的固位部件。根据固位形式的不同，又可分为冠外固位体和冠内固位体。

（1）冠外固位体　包括卡环型固位体、套筒冠固位体和冠外附着体等。

（2）冠内固位体　主要是指栓体－栓道式冠内附着体。

其中卡环型固位体是目前广泛应用的类型。套筒冠固位体和冠内、冠外附着体详见第十章固定－可摘联合义齿。

2. 间接固位体

间接固位体是指通过增强义齿的稳定，防止义齿翘起、摆动、旋转及下沉，用以辅助直接固位体固位的义齿部件。

（二）固位力的组成

固位力由摩擦力和贴合力组成。

1. 摩擦力

摩擦力是义齿各部件与自然牙之间接触摩擦形成的作用力。

2. 贴合力

贴合力是利用义齿基托与黏膜之间的贴合性而产生的固位力，包括吸附力、表面张力和大气压力等，适用于口腔缺牙较多、可利用的基牙较少的情况，通过基托的伸展可增强义齿固位。详细内容参见教材《全口义齿工艺技术》的相关部分。

（三）摩擦固位力及其影响因素

摩擦固位力是指义齿各部件与自然牙摩擦而产生的力，包括卡环臂的弹性卡抱力，部分基托、邻面板等与基牙接触产生的摩擦力，以及义齿与基牙之间的制锁摩擦力等。

1. 弹性卡抱力

弹性卡抱力是在有脱位力作用的情况下，卡环臂对基牙产生的卡抱作用力。进入基牙倒凹区的卡环臂，在受脱位力作用而向脱位方向移动或有移动趋势时，脱位力 F 会分解为沿牙面方向的脱位作用力 F_1 和垂直作用于牙面的正压力 F_2（图3–51）。

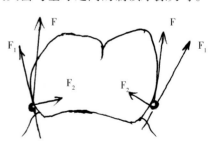

图3–51　卡环对基牙的作用力分解

摩擦力 = 正压力 × 摩擦系数

由于金属卡环与牙齿的表面多很光滑，摩擦系数相对较小（在考虑固位时甚至可忽略不计），因此正压力成为影响弹性卡抱力进而影响固位力的主要因素。正压力对固位力的影响与以下因素有关：

（1）卡环臂的弹性　作用于基牙的正压力 F_2，其反作用力是使弹性卡环臂撑开的力。因此，卡环臂对基牙的弹性作用力越大，则正压力越大。

（2）正压力的方向　由于牙齿的表面为曲面，卡环臂在牙面的作用点可以理解为圆上的一段截弧（如果卡环臂作用点位置变了，圆心和弧形也变），正压力的方向与这段截弧的切线垂直。正压力的方向与基牙的倒凹坡度有关。倒凹坡度是指倒凹区牙面与共同就位道方向之间构成的角度。倒凹深度相同时，坡度越大，正压力的反作用力与脱位力的方向越一致，脱位分力 F_1 越小，固位力越大（图 3-52A）。由于受到水平倒凹深度的限制，倒凹坡度一般控制在20°为宜。

（3）卡环系统的对抗设计　卡环固位臂和对抗臂（包括高基托、小连接体等）形成相对的作用于基牙的两个正压力（F_2），两个 F_2 构成的夹角越小，固位力越大（图 3-52B）。

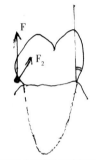 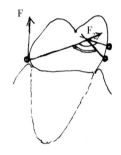

A. 正压力的方向和倒凹坡度　　　　B. 卡环固位臂和对抗臂正压力
方向的夹角

图 3-52　影响弹性卡抱力的因素

比如，在下颌向舌侧倾斜的后磨牙作为基牙时，颊侧固位臂因倒凹过小产生的正压力方向趋于水平向，如果舌侧对抗臂的位置过高，两卡环臂压力方向产生的夹角过大，卡环的整个固位力会降低，义齿戴入时会产生弹跳现象。反之，如果两卡环臂的夹角过小，固位力大于脱位力太多，义齿摘出时会对基牙产生拔出力，从而影响基牙的健康。

（4）脱位力的方向与角度　在脱位力相等的情况下，脱位力的方向与牙面间构成的角度越大，对牙面的正压力越大，固位力越大。因此，调整义齿就位道与脱位道的方向可改变卡环的固位性能。

2. 其他摩擦力

其他摩擦力是指义齿的导平面板、基托、小连接体等部件的相应接触面与基牙的紧密接触，在脱位时产生的摩擦力。其大小主要由导平面的数量、面积、相互间的平行度等决定。

3. 制锁状态、制锁摩擦力

制锁状态是指义齿由于设计的就位道与功能状态下义齿的实际脱位力方向不一致而造成的约束状态。就位道与脱位方向形成的夹角称为制锁角。制锁摩擦力的大小取决于脱位力的大小，以及进入角内的义齿部件的强度（图 3-53）。

（四）调节固位力的具体措施

义齿的固位力并不是越大越好，过大的固位力会造成义齿戴取困难，甚至造成对个别基牙的损伤，因此，义齿固位力的设计需根据口腔内具体的缺失情况和基牙的选择而定。

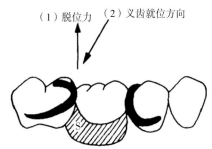

图3 – 53　制锁原理

1. 增减卡环的数目

固位力的大小与固位体的数目呈正比，在正常情况下，2～4个固位体即可达到固位要求。只有牙列上存留少数牙的情况下才设计多个固位体。

2. 调整基牙间的分散程度

基牙越分散，各固位体间的相互制约作用越强，合理选择基牙可使各固位体合理分散，也可增强义齿的固位作用（图3 – 54）。

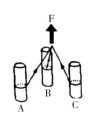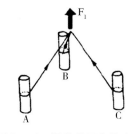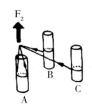

图3 – 54　调节基牙分散度

3. 调整义齿就位道

改变义齿就位道的方向，从而改变基牙倒凹的深度、坡度与合适的固位体，即可达到增强义齿固位的目的。

二、义齿稳定性设计

（一）义齿稳定的概念

义齿在行使功能过程中，可能出现的一定程度的翘动、摆动及旋转等现象或趋势，称为义齿的不稳定性。防止或减小义齿不稳定的设计称为义齿稳定性设计。义齿的稳定与固位是义齿发挥功能的两个重要因素，但二者又有区别，稳定对义齿的固位有一定的促进作用。

（二）义齿不稳定的表现

1. 下沉

对于游离端义齿，由于黏膜的可让性使义齿末端产生向黏膜方向的移动，称之为下沉（图3 – 55A）。

2. 翘动

由于基牙和牙槽嵴黏膜组织的可让性不同，导致义齿以基牙上的卡环、支托或口腔组织硬区形成支点而产生翘动（图3-55）。

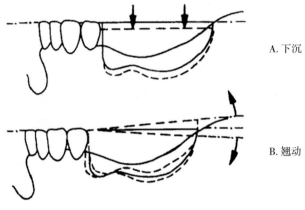

A.下沉

B.翘动

图 3-55　义齿的下沉与翘动

3. 翘起

后牙多个缺失、余留牙少的游离端局部义齿，咀嚼时产生的黏着力和上颌义齿的重力会使义齿向上翘，称为翘起（图3-56）。

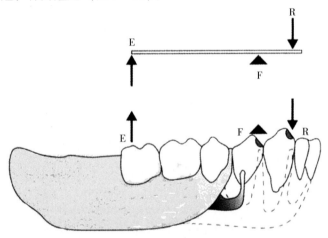

图 3-56　义齿翘起

4. 旋转

由于缺失部位不同，义齿形成的绕一定方向的转动轴转动，并形成旋转中心，称之为义齿旋转。

义齿在功能运动中表现出的翘起、翘动、旋转和下沉等会对基牙和其他软组织造成不同程度的损伤，甚至会引起牙槽骨的吸收；而牙槽骨的吸收会进一步加剧义齿不稳定程度。因此，只有掌握了结构设计原理，才能设计出优良的局部义齿。

（三）义齿不稳定的原因

1. 支点线与支持面

连接义齿所设置的固位体（卡环）的坚硬支持部分或支托形成的连线称为支点线。如果把一个局部义齿的所有支点都用直线连接，则构成一个几何面，这个几何面称为支持面。

义齿位于支持面以内的部分基本是稳定的，如以牙支持式为主的肯氏Ⅲ类义齿稳定性就好，而肯氏Ⅰ类、肯氏Ⅱ类和肯氏Ⅳ类义齿就存在不同程度的不稳定状态，肯氏Ⅰ类的不稳定状态更为复杂（图 3－57B）。

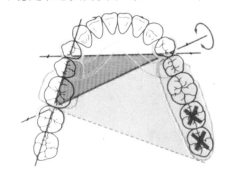
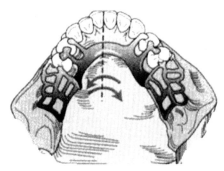

A. 肯氏Ⅱ类的支点线旋转　　　　　　B. 肯氏Ⅰ类沿中线旋转

图 3－57　旋转

2. 杠杆作用

杠杆原理是进行铸造支架式义齿设计的基础。当义齿的一部分位于支持面之外时，在咀嚼力和拉力作用下会出现力矩，杠杆的产生与基牙和黏膜组织承载能力的差异有关。

豁力 × 豁力臂（K）＝平衡力 × 平衡臂（L）

其对肯氏Ⅰ、Ⅱ类义齿有很大的指导作用。

3. 脱位力的大小

脱位力与固位力是相抗衡的两个因素，除了考虑固位力的大小外，脱位力的大小与缺牙的多少或人工牙恢复的多少有关。对于肯氏Ⅰ类只剩前牙余留的患者，脱位力对义齿的稳定也有很大影响。

（四）增强义齿稳定的设计

1. 设置平衡力

这是在义齿的支点或支点线对侧设置直接或间接固位体来增加平衡力，获得平衡力矩。当平衡臂（L）大于豁力臂（K）时，义齿保持

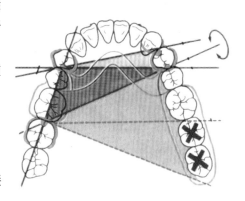

图 3－58　增加平衡装置

平衡，不发生不稳定现象（图3-58）。

2. 所有的支点线必须尽可能靠近义齿的中心线

义齿的咀嚼中心必须靠近支点线或趋近牙槽嵴的中部，如咀嚼中心偏向颊侧则引起围绕支点线的旋转；当义齿位于支持面之外时，则应合理地设置支点，以减小倾斜力和扭转力（图3-59）。

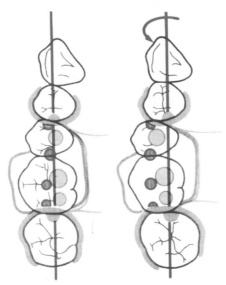

图3-59 人工牙靠近支点线

3. 增加支持力，减小殆力臂

对于肯氏Ⅰ、Ⅱ、Ⅳ类义齿，在支点线的对侧过远的基牙上放置固位体，以增强固位和支持。同时，对游离端人工牙可采用减小近远中径或减少数量的方式增强义齿的稳定。

4. 加强间接固位体的作用

间接固位体可增强义齿的稳定性和平衡，在一定程度上防止义齿的翘动、摆动、旋转和下沉等，从而达到辅助直接固位体固位的目的。

间接固位体的类型：

（1）辅助殆支托：多见于第一前磨牙近中边缘嵴。

（2）尖牙支托：当第一前磨牙不合适时选取尖牙支托。

（3）殆支托向尖牙的延伸。

（4）腭板、舌板同时设有支托时。

（5）双舌杆（舌支托）。

三、义齿就位道的设计与确定

义齿就位道是义齿在口腔内戴入并就位的方向。义齿的戴入是从修复体的坚硬部分最初与基牙接触的位点到支托就位、基托与组织面接触的终末静止位置的过程。义齿从口腔内摘出时的方向称为摘出道，其方向与就位道相反，但角度相同。义齿的摘出道与脱位道是两个不同的概念，二者的方向可以不同，也可以相同。

（一）决定共同就位道的因素

1. 导平面

导平面是指多个在基牙邻面预备出的与义齿就位道一致的彼此平行的竖向平面。导平面可引导义齿顺利取戴，也是保证卡环固位作用的必要条件。

导平面位于基牙邻面的𬌗（切）中 1/3 ~ 1/2 的位置，约 3mm 高；颊舌向外形宽度与基牙外形相协调，后牙 3 ~ 4mm 宽，前牙区从减少自然牙齿的磨改和美观程度考虑要适当窄小（图 3 - 60）。

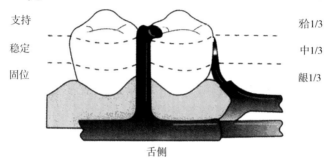

图 3 - 60 导平面

2. 基牙的固位区（倒凹区）

基牙的位置和倾斜方向在不同的缺失类型中有很大差异，基牙的倒凹大小与分布也不同，临床一方面通过调整就位道的方向来增加或减小某基牙的倒凹，另一方面通过改变卡环臂的设计类型、形态或材料来适应倒凹的分布特点。

3. 干扰因素

过度倾斜的余留牙和软组织倒凹有时会干扰就位道的确定。干扰因素必须通过修复前的处理（手术、拔牙）、磨改牙面或模型适度填补倒凹的方法进行去除。

4. 美观因素

选择就位道时，需考虑使人工牙处于最美观的位置，尽量使卡环金属和基托材料暴露最少。

（二）确定共同就位道的方法

当基牙或义齿固位体超过两个时，义齿必须按一个就位方向戴入，此就位道称为义齿的共同就位道。确定义齿共同就位道的方法主要有平均倒凹法和调节倒凹法两种。

1. 平均倒凹法

该方法是将各个基牙的倒凹做近似的平均分配，此时义齿的共同就位道就是基牙长轴交角的平分线。平均倒凹法使各个基牙的固位力相对均衡，适用于缺牙间隙多，或基牙倒凹大的情况。该方法与牙列的整个倾斜特征基本一致，技师相对容易控制，临床易就位，是目前应用比较广泛的方法（图 3 - 61）。

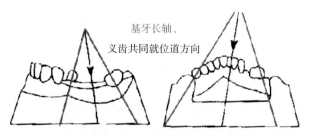

图 3 - 61　确定共同就位道

2. 调节倒凹法

该方法是使倒凹适当地集中在某些基牙或基牙的某个侧面上，义齿采用斜向就位，以利于义齿固位和美观。该方法适用于缺牙间隙少、个别基牙倒凹分布不利于卡环固位及义齿稳定、或前牙组织倒凹过大不利于义齿美观修复等情况。

（三）不同缺失类型的就位道确定

就位道的确定方法是将模型固定在观测台上后，根据缺牙部位、牙倾斜度、牙槽嵴的丰满程度及基牙颊舌侧倒凹区的分布特点，将观测台朝不同方向倾斜，经过观测工具的仔细观测、分析后，确定最终的义齿就位道（图 3 - 62）。

1. 若前牙缺失，牙槽嵴丰满，唇侧有较大的倒凹，应将模型向后倾斜，以减小牙槽嵴唇侧的倒凹，使余留前牙外展隙的倒凹也减小。义齿由前向后斜向就位，美观性好。若牙槽嵴与基牙唇侧倒凹不大，可将模型向前倾斜，使倒凹集中在基牙的远中侧，固位好（图 3 - 63）。

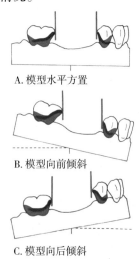

A. 模型水平方置

B. 模型向前倾斜

C. 模型向后倾斜

图 3 - 62　确定共同就位道与模型倾斜

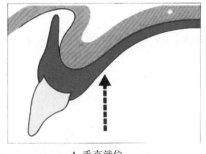

A. 垂直就位

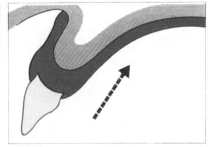

B. 倾斜就位

图 3 - 63　前牙缺失的义齿就位方向调整

2. 若后牙缺失，缺隙前后都有基牙，需将模型向后倾斜，将固位、稳定和支持效果好的Ⅰ型和Ⅲ型卡环放在缺隙后端的基牙上（后牙整体上有牙冠向前倾斜的趋势），使基牙的倒凹减小，形成导平面，将义齿从前向后就位。若后端基牙健康状况不佳，应将模型向前倾斜或采用平均倒凹法。

3. 若后牙游离端缺失，设计为以黏膜支持式为主的义齿，应将模型向后倾斜，增加基牙的远中倒凹，利用杆型卡环固位，以减轻基牙负担，义齿从前向后就位。如果牙槽嵴支持能力差而基牙条件好，可采用牙支持式为主的义齿设计，将模型向前倾斜，增强三臂卡环的作用，义齿从后向前就位。

四、可摘局部义齿的系统设计思路

牙列缺损的类型有两亿六千八百万种，每个患者的口腔状况都是个体化的，这是设计者面对义齿时往往无从入手的原因。可摘局部义齿的设计是一个优化与弱化的选择过程，即在众多的可选择方案中选出最有利于义齿要求的，弱化修复体对口腔软、硬组织的不利因素。

根据可摘局部义齿的基本理论，对任何一个缺失类型可以按一定的思路采取对号选择的方法，表 3 - 2 是可摘局部义齿的设计思路。

表 3 - 2 可摘局部义齿的设计思路

层次	项目	内容
一级	缺失类型	肯氏分类。确定游离端与非游离端的概念
	支持形式	支持形式指导印模的制取方法、卡环设计的类型和基托的伸展范围
二级	固位体选择	基牙选择、卡环类型优化、卡环数量以及就位道选择等
	稳定设计	可能的不稳定因素与原因、支点线类型、间接固位体
三级	大连接体与基托	连接体类型、伸展范围
	其他因素	人工牙、义齿维护与修理

保护口腔软、硬组织健康是义齿设计的前提，特别是对基牙的保护。肯氏 Ⅰ、Ⅱ、Ⅳ类的游离端缺失和前牙缺失对基牙的影响很大，如何采取合理的支持形式与缺失类型密切相关。因此，缺失类型和支持形式是义齿设计的出发点，也为印模的制取方法、卡环设计和基托的伸展提供指导。

义齿的基本框架建立后，再根据口腔的条件，如基牙条件、倒凹类型、牙槽嵴条件等进行固位体和稳定结构的设计，最后考虑义齿结构的细节，如大连接体的类型、基托的伸展和义齿制作时的注意事项。

需要注意的是，有的义齿美观比咀嚼功能更重要，此为特殊因素，应特别考虑。

（杨亚茹）

第四章　可摘局部义齿的模型与颌位关系转移

 知识要点

1. 了解可摘局部义齿印模的类型和制取方法。
2. 熟悉颌位关系的确定方法。
3. 掌握模型的灌注和上𬌗架的基本操作。

第一节　印模与模型

可摘局部义齿必须在口外模型上制作，一般都要制取反映口腔内软、硬组织情况的印模，翻制成与口腔形态完全一致的模型。模型是可摘局部义齿工艺技术流程的第一环节，其准确度决定了修复体的精密度，印模和模型质量的好坏是制作优良修复体的前提。

一、制取印模前的牙体制备要求

为保证可摘局部义齿的制作质量和修复效果，按照义齿的设计要求，在制取印模前需对基牙进行必要的调磨和修改。牙体制备一般包括支托凹、隙卡沟和对伸长或倾斜基牙的预备等。

（一）基牙预备的要求

1. 支托凹

（1）按照支托的设计要求预备支托凹。不同类型的支托要求不同，支托凹的位置、形态也不同（详见第三章第一节支托部分）。

（2）𬌗支托凹应有足够的外形和深度，一般在近𬌗边缘嵴处变宽变深，其深度为1.2~1.5mm，向𬌗面中央移行渐浅。

（3）支托凹边缘清晰，线角圆钝，表面光滑。

2. 隙卡沟

（1）隙卡沟位于相邻牙的𬌗外展隙区，是间隙卡环水平段放置的部位。

（2）隙卡沟的深度和宽度应符合卡环的要求。弯制卡环隙卡沟不少于1mm；铸造卡环的隙卡沟应预备稍宽和稍深，一般不少于 1.5mm，以解决铸造合金易断裂的问题；对于设计为联合卡环的基牙，要在两邻牙的𬌗面同时做𬌗支托凹，以便加强支持。

（3）隙卡沟底呈 U 字形，不要预备成 V 形，以免使相邻牙遭受侧向力而移位。

（4）在颊、舌外展隙转角处应将基牙磨圆钝，使小连接体的位置更合适，保证其强度。

（5）隙卡沟不能破坏两邻牙间的接触点，以免形成楔力使基牙移动。必要时可调磨对颌牙牙尖，以获得足够的间隙。

（二）基牙和余留牙调改

（1）调磨伸长及有尖锐牙尖的牙，使之形成正常的𬌗平面和𬌗曲线。低𬌗牙应采用人造冠恢复牙冠高度。

（2）调磨基牙轴面过大倒凹，调整基牙倒凹的坡度和深度，必要时调磨基牙的外形，改变基牙导线的类型，以利于义齿固位体的安放。

（3）适当调磨基牙的邻颊或邻舌线角，以避免卡环体部的位置过高而影响咬合。

（4）上前牙缺失有深覆𬌗者，可调改下前牙切缘，以留出适当间隙。一般塑料基托需要 1mm 以上间隙，金属基托需要 0.5mm 以上间隙。

二、可摘局部义齿的印模

（一）托盘的选择

托盘是承载印模材料在口内制取印模的一种工具。要制取一个高质量的印模，选取一副适合患者口腔情况的托盘非常重要。

1. 托盘的类型

按托盘的材质可分为金属托盘、塑料托盘和金属 – 塑料联合托盘；按托盘的结构和使用目的可分为全牙列托盘和部分牙列托盘（图 4 – 1）。

2. 托盘的要求

部分牙列托盘与全牙列托盘有较大区别。前者托盘底为一平面，边缘伸展较长而深；后者托盘底呈椭圆形，边缘伸展较短。托盘的形状和大小应根据牙弓的形状和大小来选择，托盘与牙弓内外侧应有 3～4mm 间隙，

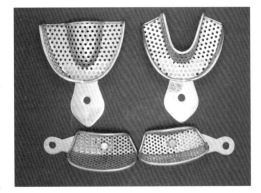

图 4 – 1　牙列缺损用的印模托盘

以容纳印模材料；其翼缘应距黏膜皱襞 2～3mm，不能妨碍唇、颊侧组织及舌的活动；上颌托盘后缘应盖过上颌结节和颤动线，下颌托盘后缘应盖过磨牙后垫。若成品托盘不合适，可用技工钳将成品托盘进行适当调改，或添加蜡、印模膏，使之符合所需要的形状和大小。必要时，还可制作个别托盘。

（二）印模材料的选择

用于可摘局部义齿取模的印模材料有印模膏、藻酸盐、硅橡胶、聚醚等。

1. 印模膏

印模膏是一种非弹性、可逆性印模材料，加热至70℃左右软化，用手捏成适宜的形状后放入托盘取印模。印模膏在50℃左右时流动性和可塑性较好，一般用于个别托盘初印模的制取。

2. 藻酸盐

这是目前临床上最常用的印模材料，为粉剂，内含胶凝剂，需与水调和。此种材料的优点是操作简便，弹性好，从倒凹取出时不易变形。缺点是失水收缩，吸水膨胀，凝结时间受环境温度影响大，体积不太稳定。因此，印模从口中取出后，应及时灌注。

3. 硅橡胶

这是目前质量最好的一种印模材料，由硅橡胶和交联催化剂两部分构成，混合后5~6分钟凝固（20℃~25℃）。所制取的印模清晰度高，尺寸稳定性佳，弹性好，但价格较高。

（三）印模的种类

1. 解剖式印模

此种印模是在义齿承托区的软、硬组织处于静止状态下制取的印模，是一种无压力的印模。适用于牙支持式和黏膜支持式义齿印模。

2. 功能性印模

此种印模是在功能状态下即基托下组织受力时制取的印模。此种印模灌制的模型可反映患者在𬌗力作用下黏膜的位置和形态，适用于基牙和黏膜混合支持式义齿，如远中游离缺失的义齿修复。

（四）印模的制取方法

1. 解剖式印模的制取

制取印模前先要调整患者体位，使患者处于舒适而自然的体位。取上颌印模时，头部保持直立状态。取下颌印模时头稍后仰，使下颌𬌗平面与地面平行。

选好托盘后，按比例调拌适量的印模材料，并置于托盘内准备取模。

制取上颌印模时，应站在患者的右后方，用左手持口镜将患者左侧口角牵开，先在倒凹区、较高的颊间隙区、上颌结节区、高穹隆的硬腭上及余留牙𬌗面放置适量的印模材料（下颌放在舌间隙区），再用右手持托盘较快地从左侧口角旋转放入口内，使托盘后部先就位，前部后就位，这样可使多余的印模材料由前部排出。在印模材料未硬固前应保持托盘稳定不动，做肌功能修整。注意取模时压力不宜过大，以保持印模材料在切端有足够的厚度。待印模材料凝固后先脱位后部，再沿牙长轴方向取下印模。

制取下颌印模的方法与上颌基本相同，要站在患者的右前方。但在肌功能修整时切勿过分抬高舌尖，以保证舌侧口底部肌功能修整完好及印模边缘的准确性。

2. 功能性印模的制取

功能性印模技术的目的是利用牙槽嵴，为可摘局部义齿基托提供最大的支持力。

首先在初模型上制作暂基托，在暂基托上制作𬌗堤或排列人工牙，使之与对颌牙有咬合接触，并在口内检查咬合关系。将暂基托组织面均匀磨除 1mm，基托边缘磨短 1 ~ 2mm，再将硅橡胶或氧化锌丁香油糊剂印模材料置于暂基托组织面，口内就位后让患者咬合，并做肌功能修整，制取缺牙区功能印模。修去基托边缘和余留牙上多余的印模材料，然后复位于口内。

另取一合适的成品托盘，置入弹性印模材料，按制取解剖式印模的步骤制取整个牙弓及相关组织的印模，同时做肌功能修整。

由于功能性印模是在义齿行使功能状态时制取的，消除了黏膜组织的下沉程度，使基托和基牙可均匀地承受𬌗力，基牙所受扭力亦相应减小，因此它是符合生理功能的。另外，义齿基托的形态与口腔功能运动状态相协调，增强了义齿的舒适程度。

（五）个别托盘的制作

由于患者的个体差异，在成品托盘无法制取到满意的口腔印模时，单独针对某患者制作的一次性应用托盘，称作个别托盘。

1. 个别托盘的优点

（1）用个别托盘制取的印模，托盘内各部分印模材料的厚度均匀，印模的精度高。

（2）可以准确体现每个患者口腔内不同的组织解剖特点。

（3）容易进行肌功能修整，正确记录在口腔功能状态下修复体边缘的伸展范围。

（4）托盘与患者口腔相吻合，可以节约印模材料。

2. 个别托盘的制作方法

先制取初印模，并灌注出初模型，用铅笔在模型上画出托盘的伸展范围（图 4 - 2）。模型观测仪分析并标记出余留牙及牙槽嵴的倒凹区（图 4 - 3），用蜡或印模膏填充此倒凹（图 4 - 4）。在所有余留牙上用一层基托蜡覆盖（图 4 - 5），从龈缘处将多余的蜡片切掉。

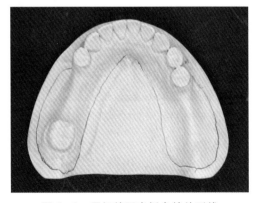

图 4 - 2　用铅笔画出托盘的外形线

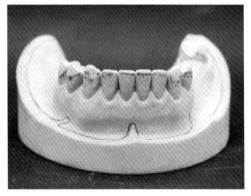

图 4 - 3　模型观测仪标记出倒凹区

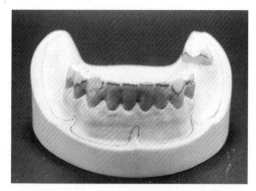

图4-4 用蜡填充倒凹

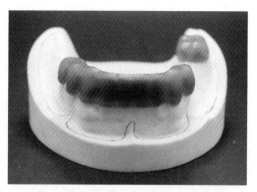

图4-5 余留牙上用一层基托蜡覆盖

然后再铺一层蜡片，按托盘边缘线进行修整（图4-6）。最后用热的蜡刀将边缘封闭。

　　模型准备好之后，在表面涂一层分离剂，以使固化后的托盘很容易从模型上取下。用雕刻刀将光固化树脂托盘修整成所需的长度，放在模型上，上颌从腭穹隆开始向四周压，下颌从牙槽嵴顶开始。按压时切勿压力过大，以免压薄，要求个别托盘厚度均匀、稳定，不形成皱折。用雕刻刀切除超过边缘线的部分（图4-7）。托盘制作完成后，将多余的材料制成手柄形，粘到托盘前端（图4-8）。此时应注意，托盘柄不得干扰和妨碍患者口或唇的运动。

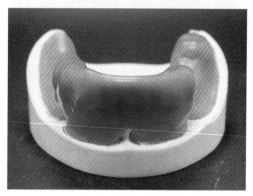

图4-6 按托盘边缘线再铺一层蜡片

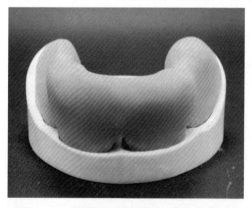

图4-7 用雕刻刀切除超过边缘线的部分

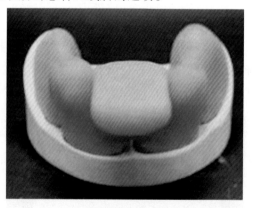

图4-8 将剩余的材料制作成托盘手柄

　　将修整后覆盖在初模型上的个别托盘放入光固化仪器内（图4-9），按材料要求控制光固化时间。固化完成后，从模型上取下个别托盘重新放入固化仪器中，组织面朝上再进行光固化。

　　固化完成后，将托盘从固化仪器中取出，用砂轮或硬质合金铣头修整托盘边缘（图4-10）。注意系带部位的形态和方向。将托盘表面的菲边等不平处磨平，并进行简单的抛光。再在托盘牙槽嵴顶以外的区域每间隔5mm钻一个孔（图4-11）。

最后将最终完成的托盘消毒（图4-12）。

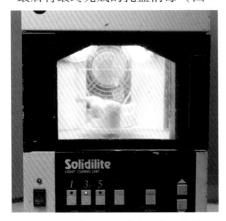

图4-9 光固化仪器内固化1分钟

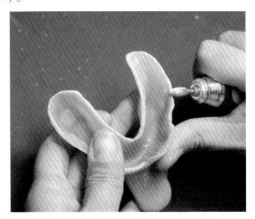

图4-10 用铣头或砂轮修整托盘边缘

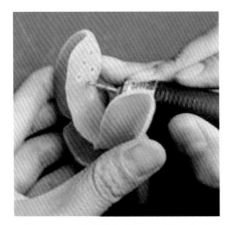

图4-11 用球钻每隔5mm钻一个孔

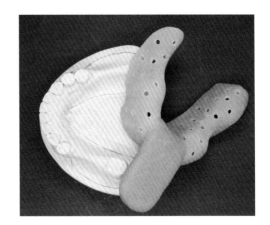

图4-12 消毒完成的托盘

三、可摘局部义齿的模型

目前，修复体制作除了在口内直接修复、计算机辅助设计与计算机辅助制作（CAD/CAM）和预成修复体以外，其他各类修复体都要在模型上制作完成。因此，牙科技师在制作模型时必须十分精细，进行此项工作的人员必须具有高度的责任意识和相应的材料学知识。

（一）模型材料

灌制模型所用的材料称为模型材料。常用的模型材料有熟石膏、硬质石膏（人造石）和超硬石膏（超硬人造石）等。

1. 熟石膏

口腔临床所用的石膏是 β - 半水石膏（$CaSO_4 \cdot 1/2H_2O$）。与硬质石膏相比，其材料结构疏松，硬度和强度也较低，常用于树脂类基托可摘局部义齿的模型制作。

熟石膏的粉水比例为熟石膏粉∶水 = 100g∶40 ~ 50mL。用石膏调拌刀按一个方向均匀搅拌，用振荡器或手振荡后注入印模内完成模型制作。调和时间控制在 1 分钟左右为宜。石膏模型在 15 分钟内产生初凝，1 小时基本凝固，24 小时完全凝固，其强度达到最高。

2. 硬质石膏

硬质石膏是熟石膏的一种，主要成分是 α - 半水石膏。其结晶致密，纯度高，调和时需水量小，强度高。

硬质石膏的粉水比例为硬质石膏粉∶水 = 100g∶30mL。常用于铸造修复体的模型制作。

3. 超硬石膏

超硬石膏又称超硬人造石，是一种改良的人造石，其化学成分与硬质石膏相同，但其晶体排列更加规则。

超硬石膏在使用时要严格控制调和比，调拌最好在真空搅拌机内进行，调拌时间不宜超过 50 秒。超硬石膏粉容易吸潮，吸潮后强度和硬度降低，并会影响凝固时间，因此必须贮存在封闭良好的容器中。临床多用于精密铸造模型的制作。

（二）模型的分类

1. 工作模型

工作模型是口腔颌面部和口腔软、硬组织解剖形态的复制物，是制作各类义齿、夹板、矫治器的基础。模型是口腔修复工作成败的关键，必须完全符合口腔工艺的要求。可摘局部义齿的工作模型必须符合以下要求：

（1）模型应有一定的硬度，制作时不易磨损。

（2）模型底部最薄应有 10mm 的厚度。

（3）模型能够正确反映唇、颊沟、系带等软组织形态，边缘整齐连续。

（4）上颌模型应包括上颌结节和翼上颌切迹；下颌游离端缺失的工作模型应包括磨牙后垫。

（5）工作模型上的牙冠形态、牙槽嵴形态清晰、完整，无缺损、气泡或瘤状物。

2. 研究模型

对于口腔情况较复杂的患者，为更好地了解口腔条件和咬合关系，在临床制取的分析性模型称为研究模型。通过对研究模型进行观测分析，确定合理的基牙导平面和义齿就位道，也可分析基牙的固位条件和牙体预备的部位及磨改多少，以确定义齿设计的最终方案。

确定好的义齿设计方案记录在研究模型上，再用观测仪的刀具削除将在临床上需磨改的部位，如伸长牙、倾斜牙、基牙过大的倒凹区、支托位置等，可用不同颜色的铅笔记录口内磨改的部位和程度，以供临床牙体预备时参考。

另外，研究模型还可用于制作个别托盘的初模型。

3. 记存模型

记存模型是正畸矫治过程中不可缺少的记录资料，用于确定矫治计划、矫治前的原始记录以及治疗过程中的疗效观察、对照、评估。对于口腔修复学，记存模型可作为咬合治疗与分析、颌位关系记录和牙列缺失后的参考应用等，也可作为研究资料保存。

（三）模型灌注

取得准确印模后，应及时用石膏或人造石等模型材料灌注印模。

1. 印模处理

在印模中会残留唾液和血，有时甚至有食物残渣，这些东西会影响模型的凝固和精度。先用自来水把印模冲洗干净，然后用压缩空气把印模吹干。

由于印模不耐受高温和高压，国内外常采用化学消毒法，主要包括浸泡法、喷雾法等。目前用于印模消毒的消毒剂主要有戊二醛、次氯酸钠、碘伏等，其中戊二醛使用较多。

不同种类的印模需采用与之相匹配的消毒方法，以保证印模消毒后的精确性和稳定性。以下是几种印模的消毒方法：

（1）藻酸盐印模　用蒸馏水冲洗，在2%戊二醛中浸泡10分钟；或用10%次氯酸钠喷雾后用蒸馏水冲洗，再用10%次氯酸钠喷雾，之后再用浸湿的纱布包裹放置10分钟。

（2）加成型硅橡胶印模　用蒸馏水冲洗后，浸泡于2%戊二醛或10%次氯酸钠中10～15分钟。

（3）缩聚型硅橡胶印模　用2%戊二醛或10%次氯酸钠浸泡10～15分钟，注意不应超过1小时。

2. 石膏调拌

灌注印模时，要求石膏的调拌严格按操作程序进行（图4－13）。不正确的操作将导致石膏的性能下降，并影响最终修复体的质量。

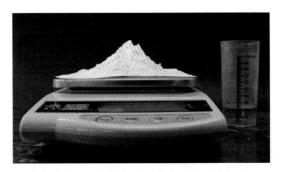

图4－13　严格按石膏的水粉比例进行调拌

先用量杯量取所需的水倒入橡皮碗中，然后把称量好的石膏粉撒入水中（图4－14）。可以手工调拌，也可用机器调拌石膏。以手工方式用石膏调刀在橡皮碗内调拌，需要1分钟左右。搅拌时只能沿一个方向。如果用真空搅拌机进行搅拌，应先把量

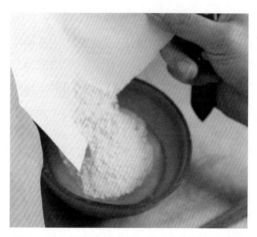

图 4 – 14　先将水倒入橡皮碗，再撒入石膏粉

好的水倒入专用搅拌杯中，然后把粉慢慢地撒入液体中，用调拌刀初步搅拌后使石膏静置约 10 秒，然后再进行真空搅拌，时间 30 ~ 60 秒，使其呈酸奶状。搅拌时间太短，真空度不够；搅拌时间太长，可破坏石膏的结晶核，影响石膏的性能。搅拌好的石膏不能再放到振荡器上震动，以免把外界的空气带入。

3. 灌注

将调拌好的石膏从印模的高处注入，使其向印模的低处流动。上颌从腭顶处灌入（图4 – 15），下颌从舌侧缘灌入（图4 – 16）。灌注时借助振荡器使调好的石膏一小份一小份地流入印模中。此时应注意，石膏必须充满印模的各个角落（图 4 – 17）。灌满整个印模后，把剩余石膏堆放在玻璃板上，将印模倒置其上，要求托盘底与玻璃板平行，并保持一定厚度，修去印模边缘过多的石膏（图 4 – 18）。对于孤立的余留牙，灌注时在该牙处插一小竹签以增强其强度，以免在分离模型时石膏牙折断。灌注模型时不要对印模托盘施加压力，以免印模变形，影响模型的准确性。

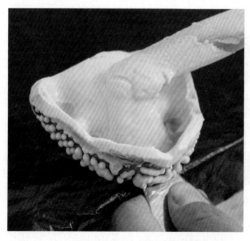

图 4 – 15　灌注石膏时，从印模的高处注入

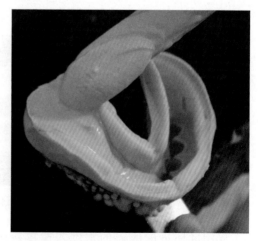

图 4 – 16　下颌从舌侧缘灌入

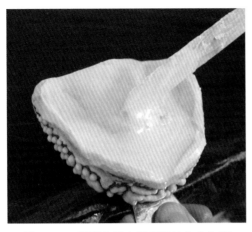

图 4-17　石膏必须充满印模的各个角落

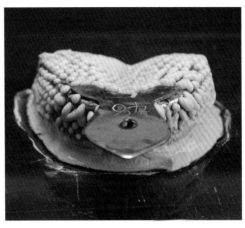

图 4-18　托盘与玻璃板平行，并保持一定厚度

4. 脱模

灌注后的模型放置 30 分钟，待模型材料凝固后，把模型从印模中取出。模型在脱模时应特别注意防止模型损坏及单个孤立牙的折断。先用石膏刀把托盘周围多余的印模材料切掉，然后将托盘与印模分开。再用石膏刀把印模撬松，最后小心地把印模从模型上取下来。

（四）模型修整

模型取出后需对其进行修整。要求模型的基底应平行于𬌗平面，侧壁应与底座平面呈直角。底座厚度为 10mm。上颌模型底座呈七边形，下颌模型底座呈六边形（图 4-19）。

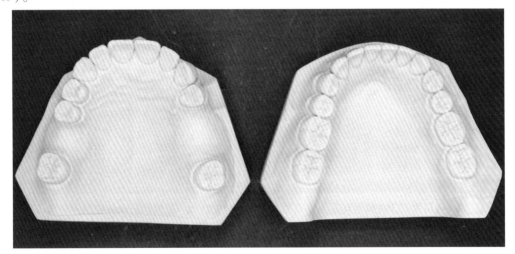

图 4-19　修整完成的上下颌模型

修整时必须握紧模型，以防伤到自己，或因抖动而使模型损坏。修整完之后用雕刻刀将模型边缘的锐棱去掉，最后将模型表面的石膏残渣清理干净。

第二节　可摘局部义齿的颌位关系转移

为了恢复患者的咬合，需要将牙科医生确定的颌位关系准确地转移到𬌗架上。颌位关系记录着牙科技师操作时所需的重要信息，如上下颌关系、𬌗平面、中线、覆𬌗覆盖的程度等。颌位关系的精确转移是可摘局部义齿成功制作的重要步骤。

一、颌位关系确定

可摘局部义齿的颌位关系需根据牙列缺损类型、缺失牙数目、余留牙的咬合状况等确定。

（一）利用余留牙确定颌位关系

缺失牙较少的牙列中，余留牙可保持正常的咬合接触关系，特别是余留牙的后牙区至少有三点以上的𬌗接触，并构成较稳定的牙尖交错位，此时只需将上下颌模型直接对合至牙尖交错位，用粘蜡黏接固定上下颌模型，直接转移至𬌗架即可（图4-20）。

（二）利用蜡𬌗记录确定颌位关系

如果患者的余留牙在正中咬合时能保持咬合接触关系，但上下颌模型对应时则牙尖交错位不稳定，可采取蜡𬌗记录进行确定（图4-21）。

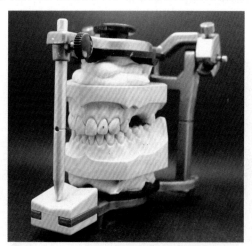
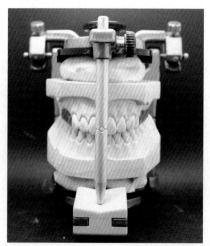

图4-20　利用余留牙将模型转移至𬌗架上　　图4-21　利用蜡𬌗记录将模型转移至𬌗架上

将红蜡片烤软，折叠成两层宽约10mm的蜡条，放置于上下颌牙齿咬合面之间，引导患者做正中颌位咬合。待蜡条冷却硬固后，从口内取出即为蜡𬌗记录。稍加修整后放回模型上，根据咬合印迹，对合上下颌模型，核对无误后，即可获得正确的颌位关系。此方法易受蜡变形和软组织的影响。

（三）利用蜡堤记录确定颌位关系

患者单侧或双侧后牙游离缺失，或缺牙间隙较大，或上下颌模型无法确定正中𬌗位以及咬合关系时，可采用蜡堤记录进行确定（图4-22）。

先在模型上制作蜡基托和𬌗堤，放入患者口内，趁蜡𬌗堤尚软时嘱其做正中咬合，并反复核对𬌗关系的准确性。待蜡堤冷却硬固后取出，放回模型上，根据𬌗堤的咬合印迹，对准上下颌模型，建立正确的上下颌关系。

当上下颌无对颌牙咬合接触导致垂直距离过低、正常的垂直高度得不到维持，无法确定𬌗关系时，参考垂直距离的高低来确定𬌗关系。

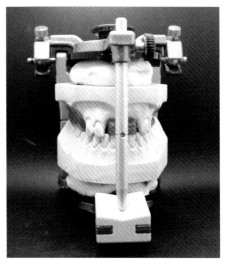

图4-22　利用蜡堤记录将模型转移至𬌗架上

二、上𬌗架

在颌位关系确定后，需将模型的颌位关系转移到𬌗架上，称为上𬌗架。𬌗架是一种模拟人的口颌关系，并能将确定好颌位关系的模型固定其上，进行义齿制作的仪器。它具备与人体口颌器官相对应的部件和结构，能在一定程度上模拟下颌的运动。

（一）𬌗架的选择

𬌗架的种类较多，大体可分为简单𬌗架、平均值𬌗架和可调式𬌗架三大类。

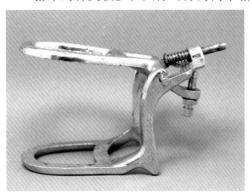

图4-23　简单𬌗架

1. 简单𬌗架

简单𬌗架仅能保持上下颌模型的位置关系及上下牙列的咬合接触，并以穿钉为轴模拟人的开闭口运动（图4-23）。不能模拟下颌的前伸及侧方运动，因而在实际工作中应用较少。

简单𬌗架只能用于桩核、嵌体、单冠、简单固定桥、简单活动桥、观察模型、临时冠和正畸治疗简易𬌗垫、保持器等的制作。

2. 平均值𬌗架

平均值𬌗架具有固定的平均值作为髁导斜度，可在一定程度上模拟下颌的前伸及侧方运动（图4-24），操作简便易行，是技工室中应用最多的𬌗架。

3. 可调式𬌗架

可调式𬌗架包括半可调𬌗架和全可调𬌗架（图4-25）。半可调𬌗架可根据患者的实际情况调节前伸髁导斜度和侧方髁导斜度，能在很大程度上模拟患者的下颌前伸及侧方运动。全可调𬌗架可将患者所有颌面部的参数转移至𬌗架，但必须运用面弓及其他仪器再采集相关数据，因此在技工室中应用较少。

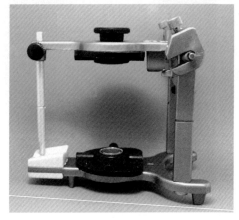 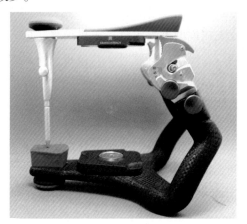

图4-24　平均值𬌗架　　　　　　　　　图4-25　可调式𬌗架

根据牙列缺损和可摘义齿制作要求的不同，要选用不同的𬌗架。可调式𬌗架在全口义齿和其他教材里有详细描述，本章只介绍简单𬌗架和平均值𬌗架的具体操作。

（二）上𬌗架的方法

上𬌗架前要准备好各种应用工具和材料（图4-26、图4-27），特别是石膏，以低膨胀的白色石膏为宜，以免升高咬合。

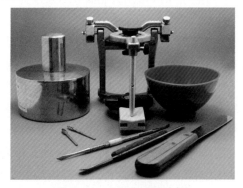 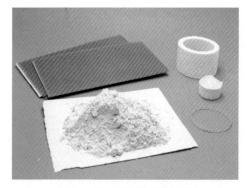

图4-26　上𬌗架用的工具　　　　　　　图4-27　上𬌗架用的材料

1. 简单𬌗架的操作步骤

（1）借助废旧的砂石柄、牙签将上下颌模型在牙尖交错位用蜡固定（图4-28）。

（2）模型底面浸湿后，放置于上下颌体间，旋转螺钉，调整好合适的𬌗架垂直高度（图4-29），然后取下备用。

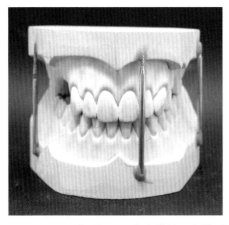

图4-28 用砂石柄以牙尖交错位固定模型

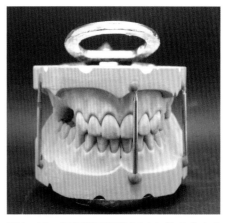

图4-29 根据模型调整好𬌗架的垂直高度

（3）将𬌗架放置于准备好的玻璃板上，打开上颌体，调拌适量略稠的石膏，并用调刀将石膏涂抹在下颌体架环上面，将模型放置在下颌体上居中的位置。闭合𬌗架，双手抓住模型，一边略向下加压，一边调整垂直向位置，使𬌗平面置于上下颌体间居中的位置（图4-30）。位置确定后，抹去多余石膏，等待石膏凝固。

（4）待下颌体石膏凝固后，调拌适量的石膏，用调刀将石膏涂抹在上颌模型底面，闭合上颌体，使石膏从上颌体架环中溢出，修整石膏，包埋住上颌体架环，并使其光滑（图4-31）。石膏凝固后，完成上𬌗架。

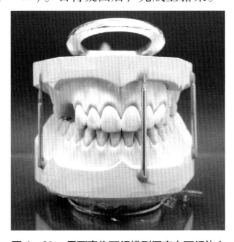

图4-30 用石膏将下颌模型固定在下颌体上

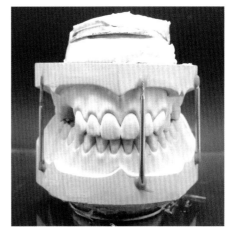

图4-31 固定上颌模型

2. 上平均值𬌗架的操作步骤

平均值𬌗架在技工室的种类较多，以 ArtexNK 型𬌗架为例介绍其操作的方法。

（1）𬌗架准备

①上𬌗架前将𬌗架清洁干净，尤其是切导针固定槽内、髁球表面、髁槽内等部位，不能有石膏残渣、污物等，以免影响模拟精度。

②确认𬌗架部件完整，以及准确性良好后，将𬌗架切导针刻度归到零位，锁定𬌗架各螺钉，使其只能做开闭口运动。

③在𬌗架的切导针和侧柱凹槽内放置一橡皮筋形成假想𬌗平面，同时将切点针插入切点针孔内（图4-32）。

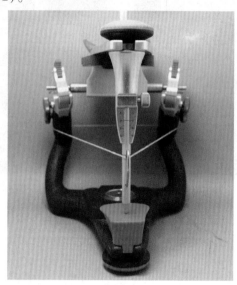

图4-32 以橡皮筋形成假想𬌗平面，将切点针插入切点针孔内

（2）模型准备

①检查咬合关系：用手术刀去除咬合面的瘤子，并用咬合纸检查正中𬌗的咬合，调整咬合高点，确保紧密的对位关系（图4-33）。用手术刀修整咬合蜡对应于基牙及余留牙的轴面部分，使𬌗记录能完全复位于模型上（图4-34）。最后，转移上颌模型的中线至下颌模型上（图4-35），并延伸到模型后部（图4-36），确保模型在𬌗架中的左右位置准确。

②在模型底部磨出固位沟，保证模型与石膏的结合强度（图4-37）。

（3）下颌模型的安装

①首先在下颌体架环底面涂布凡士林，以利于后期石膏的拆除清洁（图4-38）。

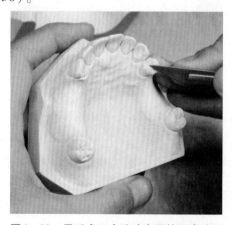

图4-33 用手术刀去除咬合面的石膏瘤子

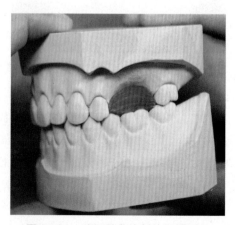

图4-34 𬌗记录准确复位于模型上

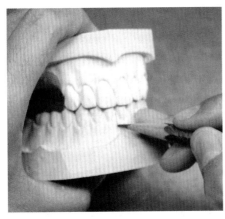

图 4-35　上颌模型的中线至下颌模型上

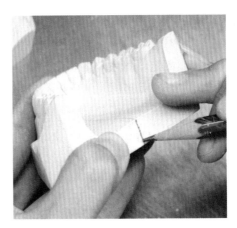

图 4-36　下颌中线延伸到模型后部

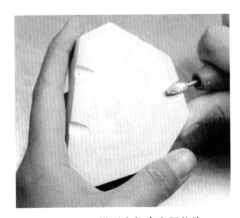

图 4-37　模型底部磨出固位沟

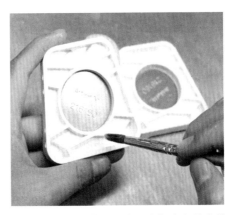

图 4-38　下颌体架环底面均匀涂布凡士林

②按比例调好石膏，放置于下颌体架环上，将下颌模型固定其上，然后调整下颌模型，使其处于适当位置。模型位置要求下颌𬌗平面与橡皮筋形成的平面重合。切点指针尖端指向中线与切缘相交处，并与后部中线一致（图 4-39）。

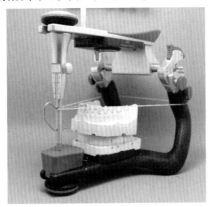

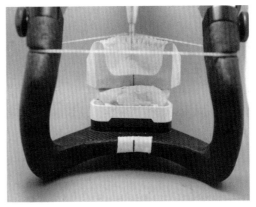

图 4-39　下颌模型固定于𬌗架下颌体上，并与后部中线一致

如果下颌模型与底片之间的距离超过 1.5cm，则需分次安装；估计好石膏的用量，

放置模型后石膏以形成自然的"云朵状"为宜。

（4）上颌模型安装

①待下颌固定石膏完全凝固后，从𬌗架上取下下颌模型，把上下模型用熔化的粘胶或蜡固定在一起，保证准确的咬合关系（图4-40）。

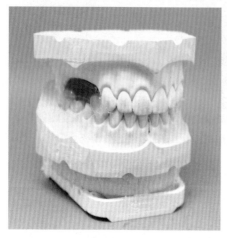 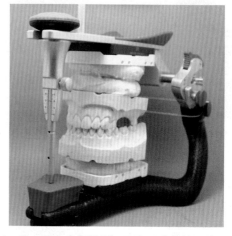

图4-40　上下颌模型用粘胶固定　　图4-41　固定上颌模型，石膏形成自然"云朵状"

②按比例调适量石膏（呈奶油状）放入上颌模型底面和上颌体架环之间，然后轻轻关闭𬌗架，直至切导针接触切导盘，使石膏形成自然"云朵状"（图4-41）。如果上颌模型与底片之间的距离超过1.5cm，也需分次安装。

（5）模型安装后的检查　检查模型上下颌牙弓间及基牙与𬌗记录对位是否紧密、准确，𬌗架有无晃动，切导针有无升高等。如有问题则应该重新上𬌗架，以免影响修复体制作质量。

（张京峰）

第五章　铸造支架的制作

 知识要点

1. 掌握模型观测与设计的基本方法。
2. 熟悉复制耐火材料模型的基本操作。
3. 掌握支架蜡型的基本操作。
4. 熟悉金属支架的打磨成形工艺。
5. 了解金属支架的铸造程序。

铸造支架在可摘局部义齿修复中的应用越来越广泛。铸造支架的优点体现在强度高，不易变形或折断；体积小巧而薄，舒适度好；精密铸造工艺使义齿在结构上更丰富、更合理，在设计上更灵活；对口腔软硬组织有很好的保护作用，并可极大地改善可摘局部义齿的咀嚼功能。本章按照铸造支架的制作流程，详细介绍铸造支架的制作过程。

第一节　模型观测设计

模型的观测及蜡型制作是可摘局部义齿工艺技术流程的第二环节。由于观察角度的局限，我们很难通过眼睛同时确定多个牙齿的倾斜方向和牙列的咬合情况，更不可能在患者的口腔中进行义齿设计。因此，对工作模型进行系统的观测，确定和验证医生的义齿设计方案是进行义齿后续制作的基础。

一、模型观测的基本内容

（一）模型观测的工具

1. 模型观测仪和各种配套的应用工具。
2. 常用工具：各色记号笔、铅芯、尺子等。
3. 特殊工具：卡环长度测量仪、倒凹计、钴铬合金卡环设计计算卡尺等。

（二）模型观测的目的

1. 确定义齿的共同就位道。
2. 指导义齿各个结构的位置、形状设计。
3. 确定基托的伸展范围。
4. 提高义齿的美观要求。

（三）模型观测的操作过程

1. 工作模型的准备

在模型观测前，要根据义齿加工单的要求仔细核对模型的编号、缺失情况和随模型带回的其他附件（如咬合蜡堤），并做好必要的前期工作。

（1）模型处理　在金属支架的制作过程中难免对工作模型有一定程度的损伤而影响临床试戴与戴牙，许多技师会用硅橡胶准确复制一副模型（称为工作二模），在复制的模型上完成支架的制作。

（2）初步模型观察　如果缺失牙齿数量少，可通过上下颌模型直接检查咬合关系、基牙制备的足够程度等。

对于缺牙齿数量多，必须利用蜡堤确定咬合关系的患者，可将蜡堤用蜡固定在模型上确定正中咬合关系（此时模型不宜上𬤊架，以免影响后续工作），从各个方向观察前后牙的咬合特点，以及缺失区𬤊龈高度等情况。

实践技能链接

对于复杂的铸造支架义齿何时上𬤊架一直是有争议的，有人认为模型在观测以前应将咬合关系准确转移到𬤊架上，才能清晰地观测到咬合状况和临床预备程度，有利于义齿结构图的设计与描画，也有人认为如先上𬤊架，在模型观察与制备时又要取下，操作繁复，而且模型处于潮湿状态，给模型观察、制备等后续工作增加了难度和操作时间。

2. 上观测仪

将工作模型牢固地锁定在观测仪基台上，不能晃动或移位。如果模型底座形态不良，则应增加石膏座，也可用木楔等夹紧，使模型固定牢靠（图 5 - 1）。

3. 确定义齿共同就位道

利用分析杆确定义齿共同就位道（图 5 - 2），需参考以下因素。

（1）医生在临床上已设计好共同就位道，并作了标记或制备出相应的导平面（参考本书第三章导平面的概念），此方法快捷而准确。

（2）采用牙列𬤊平面与水平面平行的方向为共同就位道，用平均倒凹法确定。

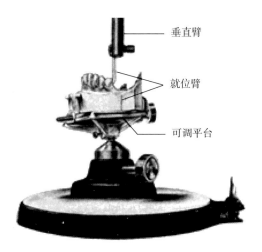

图 5 - 1 固定模型

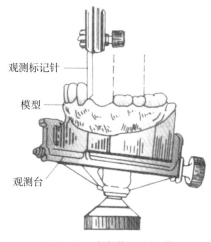

图 5 - 2 确定共同就位道

（3）用分析工具观察基牙的倒凹分布与倒凹深度，调整模型，使导线位置与倒凹深度符合临床设计的卡环类型。只有卡环形状与位置合适，才能使基牙上的倒凹得到充分利用（图 5 - 3）。

（4）考虑基牙的倾斜程度，将支托尽量确定在基牙承受轴向压力的方向，以免基牙牙周因受力不当而受到损伤。

（5）不允许产生结构性死角。如果模型倾斜过大，必然在基牙与义齿之间留下较大的空间，造成食物嵌塞乃至牙周受损。

（6）考虑软组织的形态结构特点，既不能因软组织倒凹影响义齿就位，也不能影响舌、黏膜组织的功能运动，更要避免对牙龈等部位的损伤。

（7）有时义齿的美观比功能更重要，在模型观察时应当特别注意美学要求。

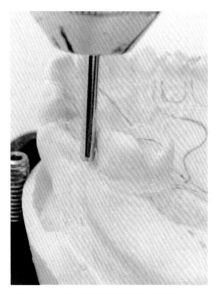

图 5 - 3 用分析杆作基牙倒凹分析

确定好共同就位道后，锁定模型台的球形铰链，以确保在以后的操作中不发生改变。

共同就位道通常要求医生在研究模型的观察与义齿设计时就确定好，如果医生没有明确设计义齿的共同就位道，技师可根据模型和义齿的结构来设计，在操作前有必要与医生进行有效沟通。如果是技师独立设计共同就位道，应在模型上标示出来，否则医生如果不清楚，在临床戴牙时会出现义齿就位困难。

4. 模型与观测仪的位置关系记录

在日常工作中，往往同时观察多副模型，有时在后续的操作中对于有疑问的模型可能二次重上观测仪，甚至复制的耐火材料模型也应该在观测仪上能够重复原模型的位置关系。这就要求模型与观测仪的位置关系能记录下来。其方法有以下两种：

（1）在已确定好就位道的模型上用描记铅笔在模型组织面上标记三个尽量分散的

点，并用有色铅笔圈起来以易于辨认。这些点最好不要位于支架的位置。当模型再次上观测仪后，调整模型观测台的方向，使观测仪的分析杆尖端与三个点能同时接触，以获得模型的原始位置（图 5-4，将三个点刻成小坑状会更好）。

（2）将分析杆分别抵住模型的侧壁和后壁上，用一个尖锐工具顺着分析杆的方向刻三条标记竖线。二次观测时倾斜模型，直至三条短线同时与分析杆再次平行，这样就可重现模型的原始位置（图 5-5）。

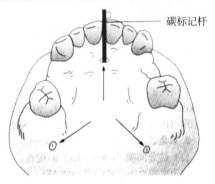

图 5-4　共同就位道的模型标记

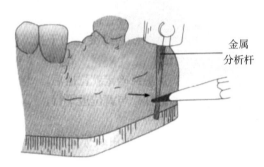

图 5-5　就位道的模型侧面标记

5. 画导线

在所有放置卡环的基牙上用铅芯画出导线。铅芯必须与就位道方向垂直，已磨损的铅芯必须及时更换，否则会影响导线的准确度。另外，对于外展隙等位置可将铅芯一边修细进入，用圆弧面画出导线（图 5-6），操作时用力不要太大，以免铅芯折断（此时铅芯可能没金属壳保护）。

一种简易的画观测线的方法是在基牙观测面放置一小块红色或蓝色复写纸，用细的分析杆沿基牙轻轻压过，这样在石膏基牙上会形成复印出的观测线。

在与腭板、舌板和高基托接触的相关自然牙的腭、舌面也应画出观测线，作为填补倒凹和连接体边缘伸展的参考，特别是上前牙舌侧不能将连接体边缘放在咬合接触点上。

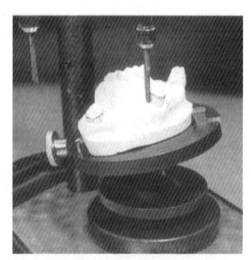

图 5-6　基牙画观测线

二、确定铸造卡环臂的形态

这是模型观测很重要的步骤，目前有三种不同的方法。

（一）方法一

这是一个中值表式的操作方法，相对简便，目前多用。

1. 确定倒凹深度

根据所用合金材料的性能、基牙的位置（前磨牙或磨牙）将卡环臂尖的倒凹深度取一个中间值（参见第三章卡环部分的"卡环尖部在不同材料不同基牙上的水平倒凹深度"表）。

2. 确定卡环臂尖位置

根据基牙的位置，在 Ney 或 Jelenko 倒凹测量尺的三个倒凹规中选一个配套的（如 0.25mm）倒凹规固定在观测仪垂直臂上，将倒凹规的杆部贴在基牙的卡环臂尖部所在的牙面高点上，提拉垂直臂，使倒凹规的水平部接触牙面，接触部位就是卡环臂尖所在位置（图 5 - 7），用红色铅笔清楚地描记出该位置（图 5 - 8）。

3. 完成卡环臂的形态描记

将卡环体起始部到卡环臂尖的卡环臂准确形状用铅笔画出来（图 5 - 9）。要用稍硬的 HB 型红色铅笔的细尖部（直径为 0.5 ~ 0.7mm）精确描记。铅芯不能太软，否则容易画线模糊，太硬又难以辨认。卡环臂与基牙导线的交叉点应位于卡环臂长度的最后 1/3 或 1/4 的位置，即卡环臂尖在倒凹区的长度基本占整个卡环臂的 1/3 或 1/4。

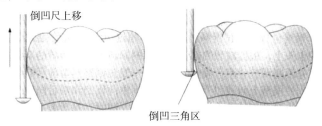

图 5 - 7 确定卡环尖端的倒凹深度

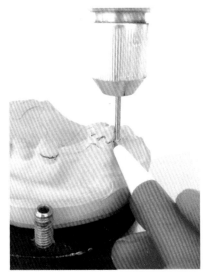

图 5 - 8 描记卡环臂尖的位置

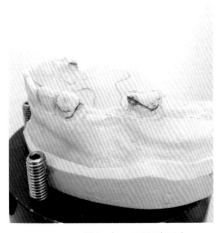

图 5 - 9 描记卡环固位臂形态

4. 卡环对抗臂的形态确定

由于对抗臂是刚性的，其形状与固位臂不同，平均直径应稍大于相对应的固位臂。

以导线为对抗臂下缘即可描记出卡环形态（图
5-10）。

（二）方法二

这种方法是严谨的德国人建立的，应用精确
的测量工具和计算来确定卡环臂的形态，科学而
灵活多变。

1. 先测量卡环臂的长度

卡环臂长度的测量方法有以下三种：

（1）用专业的卡环长度测量仪。这个仪器的
工作端有一个带齿轮的转轴，另一端是个长度显
示计。操作时，将转轴放在基牙颊面沿卡环起始
部，在一定力量按压下使转轴转动，顺卡环的形
态路线移至卡环尖端的位置，显示计会自动显示
出卡环臂的长度（图5-11A）。

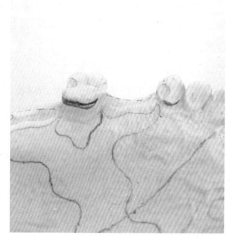

图5-10　描记卡环对抗臂形态

仪器的使用需要经过一定的训练，如果按压力量太小，转轴出现滑动，测量就不准
确；按压力量太大，可能损伤模型。初用时可多测几次，取平均值会相对准确。

（2）采用细铜丝顺着预计卡环臂的形态在基牙上弯曲，取下后拉直，用尺子测量
其长度。此法简单，但相对第一种方法准确度会低一些。

（3）卡环臂长度是一个参考数值，有经验的技师可直接估算出所需要的长度。

2. 计算卡环臂尖部的倒凹深度

测量卡环臂的长度后，将钴铬钼合金计算卡尺（简称算尺）的移动卡对应到卡环
长度数据部分的相对应的数值，算尺移动卡会自动显示出标准卡环形状尺寸下对应的卡
环尖的水平倒凹深度（图5-11B）。

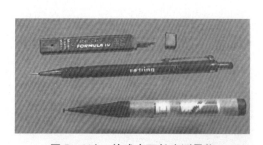

图5-11A　笔式卡环长度测量仪

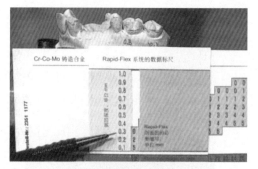

图5-11B　卡环计算尺

如果基牙达不到所要求的倒凹深度，为了不改变卡环的固位要求，只有通过加粗卡
环臂的形态来加大卡环的固位力，这个问题在实际操作中有很好的解决方案。首先，根
据钴铬钼合金的材料性能确定卡环臂的具体尺寸，制作出相应的卡环臂蜡型条，该尺寸
包含支架打磨的消耗量。如果需要加粗卡环臂，可将卡环蜡条尖部切短。算尺上还标有

卡环臂长度，如果要减小卡环臂尖部的倒凹深度，可缩短标准卡环臂尖端的尺寸值（参考图 3 – 23）。

3. 确定卡环臂尖部的位置

将倒凹计固定在观测仪的垂直臂上，在基牙的卡环臂尖部所在的倒凹区测出符合倒凹深度的位置（该倒凹计可精确测定深度为 0.1 ~ 1.0mm 的倒凹，与算尺配套使用），用红色铅笔清楚地描记出该位置（参考图 3 – 15B）。

注意：如果卡环臂尖部的倒凹深度不标准，应在石膏模型上每个基牙的黏膜位置标出所测得的倒凹深度，以免制作蜡型时忘记卡环蜡条是否截短及截短的长度。

4. 完成卡环臂的形态描记

与第一种方法的操作基本一致。有人提出将导线画成红色，将卡环线画成黑色，实际操作中重要的是一定要将二者区分开来，并建立一套系统化的颜色分配方案，以使工作变得简单，避免出现错误。

5. 对抗臂的卡环形态确定

与第一种方法的操作基本一致。需要指出的是，当固位臂达不到临床所要求的固位力时，可将对抗臂改为第二固位臂，要求卡环臂尖进入倒凹区，此时以二者的倒凹深度之和计算所需的固位力大小。如果固位力过大，在义齿取戴时会对基牙造成不必要的损伤。

（三）方法三

虽然铸造卡环可选择的类型较多，但并不是固位力越大越好。医生会根据具体的缺牙部位、基牙的健康程度和义齿功能恢复的预期提出细致的要求。一般情况下，一个卡环组的固位力应控制在前磨牙 359 ~ 450g，磨牙 500 ~ 600g；一副义齿的固位力总量应在 800 ~ 1500g。这样不同条件的基牙，医生会提出具体的固位力大小要求，该方法以贺利氏公司生产的 Heraenium CE、EH 等钴铬钼合金的性能为例，围绕固位力表（详见附一）建立的卡环设计方法。

1. 明确临床设计要求

若医生对某患者的可摘局部义齿设计为基牙6上三臂卡环固位力为 500g，进入倒凹的水平深度为 0.2mm，则技师在明确后便可将模型上观测台，确定义齿的共同就位道。

2. 卡环的形状确定与描记

对基牙6做导线绘制，用倒凹计（同方法二所用仪器）确定卡环末端进入 0.2mm 倒凹区的精确位置，并标记。用红色铅笔画出卡环臂的形状，并测量该卡环臂的绝对长度。

3. 卡环蜡型尺寸的确定

查固位力表获知，要获得 500g 左右的固位力需将成品卡环蜡尖端 3mm 切掉，将此数据标记在模型上或加工单上，为后面的蜡型制作提供依据。

这三种方法提示，只靠眼睛和经验来确定铸造卡环的形态很难达到临床要求，这往往也是临床出现铸造卡环折断的原因之一。

三、铸造支架其他结构的设计与画线

(一) 上颌铸造支架的画线

1. 确定主承托区的范围

主承托区是指被义齿基托覆盖的范围。该范围也是网状连接体的范围。

（1）首先确定终止线的位置。简便的操作方法是将上下颌工作模型以正中关系咬合相对，判断上颌牙齿特别是后牙人工牙排列的位置，确定腭侧的位置（一般在正常牙槽嵴的水平向与垂直向交界处，距后牙腭侧2mm），用细的蓝色铅笔画出与大连接体的终止线，此线最好是与后牙舌侧形态相协调的曲线。比较准确的方法是先将人工牙正确地预排在模型上（上下颌都需要修复的患者更需要采取此法），用蜡基托在颊侧暂时固定，画出舌侧终止线的形状。

（2）游离端缺失者，终止线在连接体后缘及翼上颌切迹的部位，有颊侧外展和腭侧内收两种方式。目前以后者多见，因为该处义齿很容易造成软组织压痛而需要缓冲，塑料基托更易调改（图5-12）。

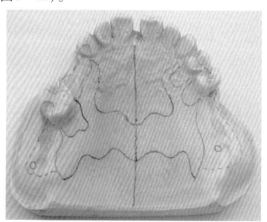

图5-12　连接体后缘终止线内收

2. 确定非承托区的范围

非承托区是指余留牙舌侧4~6mm范围的牙龈组织、上腭隆突以及颤动线前后的上腭组织。前后颤动线之间是义齿后缘边界，连接体不能过分伸展，其他非承托区尽量不要有连接体覆盖，如一定要设计像全腭板这样的大连接体，应注意在该区做必要的缓冲（图5-13C）。

3. 确定大连接体的形状

主承托区和非承托区确定后也就确定了大连接体的区域。此区内，根据医生提供的草图及结构性描述，遵照结构设计、牙周卫生和发音方面的基本原则，结合模型画出大连接体的形态（图5-13）。

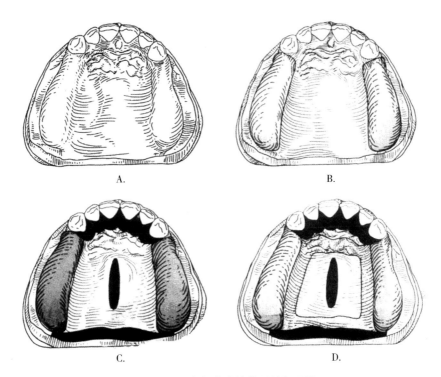

A.   B.

C.   D.

图 5 – 13   上颌大连接体设计与画线

实践技能链接

> 舌头是发音的关键器官，上腭不同部位对舌的敏感程度是不同的。舌的前部尤其是舌尖接触的部位如前腭区最敏感。该区域任何形态的改变都会影响患者的发音。上颌第一、二磨牙之间的区域无论对舌还是异物感，相对敏感度最低，是放置较厚腭杆的理想位置。另外，受腭后神经的影响，连接体位置或边缘过于伸向上腭后部，患者会有明显的恶心感。

4. 连接

卡环与大连接体形态画好后，用蓝色细铅笔画出支托的形态，然后将卡环、支托等通过小连接体与大连接体相连，完成上颌支架的画线。

（二）下颌铸造支架的画线（图 5 – 14）

1. 画出承托区的范围，即义齿基托覆盖的范围。

2. 画出大连接体下缘的位置。下边缘位于适当抬高的口底黏膜转折，要特别注意舌系带的位置。

3. 画出大连接体上缘的位置。

4. 画出支托的范围，然后通过小连接体将卡环、支托等与大连接体相连，完成画线。

铸造金属支架的画线完成以后，应与义齿加工单上的草图及结构性描述对照一下，以免有疏漏的地方。

小巧精致的铸造支架往往使医生和患者感到赏心悦目，但支架，特别是大连接体的形状一定是以临床设计目的为指导，义齿的功能恢复与组织健康更重要，流线型的美丽造型只能是锦上添花，切忌本末倒置。

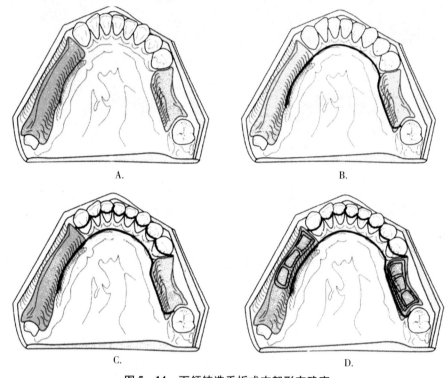

A.　　　　　　　　　　　　　B.

C.　　　　　　　　　　　　　D.

图 5 – 14　下颌铸造舌板式支架形态确定

（张　斌）

第二节　复制耐火材料模型

目前的铸造支架采用整体铸造工艺，也叫带模铸造（又称连模铸造）的制作方法，就是先复制一个耐火材料的工作模型，在该模型上制作各种复杂的支架蜡型，再包埋铸造出金属支架的方法。该方法使复杂的铸造支架结构得以精确制作。复制耐火材料模型是比较关键的一个步骤。

一、模型制备

为保证将来的铸造支架准确就位，使支架的设计结构蜡型很好地反映在耐火材料模型上，在复制模型前必须对工作模型进行必要的制备。

（一）填补倒凹

对模型上影响义齿就位与支架制作的各种倒凹进行填补。根据部位、要求以及作用的不同可分为平行填倒凹、成形填倒凹和随意填倒凹三种。其中平行填倒凹是关键的操作。

1. 平行填倒凹

（1）方法　用蜡刀将填凹蜡熔化后滴在基牙有待填补的部位，为了精确，可用细的蜡刀头迅速且定量地加蜡。开始加蜡时温度可适当高一些，以保证与石膏能很好粘接，待蜡加到目测稍超过就位道方向后可进行下一个基牙的填补（图5－15）。

填补倒凹基本完成后，将模型重上观测仪，对倒凹进行刮平。常规的做法是，在观测仪垂直臂上安装刮蜡刀，控制此刮蜡刀刮过每个有倒凹的基牙，直至龈缘和观测线间填补蜡的倒凹部被刮平。操作时一定小心，千万不要刮伤基牙，观测线尽量不要被刮掉（图5－16）。

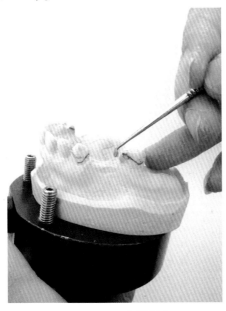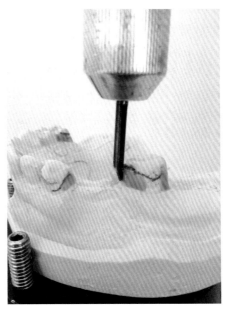

图5－15　平行填倒凹　　　　　　图5－16　切削多余的倒凹填蜡

有条件的也可以采用加热修平笔加工。加热修平笔类似电烙铁，有很好的导热性，且温度控制稳定，固定在观测仪上把填补的多余蜡烫软并修平。该工具在应用时要尽量保持刀头的干净，以免残留蜡粘在基牙上影响精度。

（2）平行填倒凹的部位

①作为导平面的基牙邻面。

②各个大、小连接体所经过的组织倒凹。

③杆型卡环臂起始部经过的组织以及与龈沟之间的倒凹。

④小连接体或舌板所覆盖的邻间隙深处。

以上部位的倒凹填补后要求与就位道平行，都要应用刮平刀进行修整。

操作技巧提示

　　基牙的倒凹填补并不一定要绝对与就位道平行。如果基牙的牙冠很长，多个卡环及邻面板在绝对的平行方向会使义齿戴取困难，这时应该使用带有一定倾斜角度的刮蜡刀或刮蜡笔来完成，此倾斜角不得大于2°；余留牙越短，倒凹填补的锥度越小，常用的是1°的平均值。

2. 成形填倒凹

　　成形填倒凹是指倒凹填补后并形成一定的形态，不用与就位道平行即可。该方法只用在放置卡环臂的基牙颊（舌）面的部位。如固位卡环臂下缘一般要做卡环位置基台，不需要进行平行修整。

3. 随意填倒凹

　　随意填倒凹是指对义齿不涉及的所有龈沟、牙齿唇颊面和前庭沟的组织倒凹以及下颌支架下方（口底）的组织倒凹随意填平即可。随意填倒凹对翻制耐火材料模型时防止连在一起、印模材料断裂或变形有一定的作用（图5-17）。

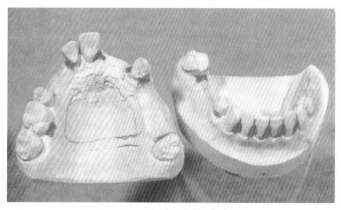

图5-17　下颌唇侧随意填倒凹

操作技巧提示

　　倒凹填补材料一般采用软化点比较高的蜡质，如硬质嵌体蜡，也有专用的填补倒凹材料。如果用一般的蜡质材料——红蜡片，要注意复模时印模材料琼脂的温度不能太高，以免造成填倒凹的蜡熔化。随意填倒凹用油泥材料好用、省时。

（二）缺牙区牙槽嵴垫蜡

　　填补倒凹后，要把各承托区的牙槽嵴用0.5~1.0mm（平均0.6mm）厚的蜡铺垫。蜡在颊侧延伸至大致的基托边缘线；腭、舌侧沿着所画的终止线准确地切成直角台阶，是将来金属与塑料的内终止线（图5-18）。

游离端缺失的义齿铺蜡完成后，在支架的远端刻1~2个穿透蜡片的小孔至模型牙槽嵴，为制作金属支持钉做准备。

有自粘作用的蜡片加热后可直接铺，普通薄蜡片一定要用热蜡刀将蜡与模型烫实，终止线位置可先将蜡片切得大一些，烫实后再修出内终止线。如果铺蜡不结实，在模型浸水和复模时易引起脱落或溶胀隆起。

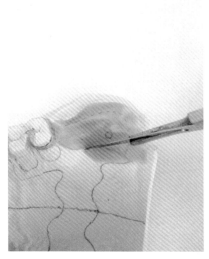

图 5-18　承托区铺蜡

（三）卡环臂位置围蜡

卡环臂的形态与位置精确设计好后，还必须以可靠的方式标记在基牙上，这样才能在复制的耐火模型上清晰找到卡环臂的位置，依靠目测是无法达到要求的，要在卡环臂下缘用围蜡的方法解决。

围蜡时可用填补倒凹的方法将蜡烫在卡环臂下缘，从卡环臂起始部开始一直到尖部，形成凸出牙面0.5mm厚的基台。此基台一定要用锋利的蜡刀刻得垂直而清晰，将卡环线完全暴露。也可在倒凹适当填补后，将厚0.5mm的薄蜡片粘贴在牙面，用蜡刀刻出要求的形态。该方法简单易行，但要注意蜡片一定要与底蜡和基牙连接好，防止复模时脱落（图5-19A、图5-19B）。

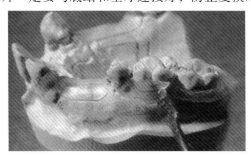

图 5-19A　卡环固位臂下缘围蜡

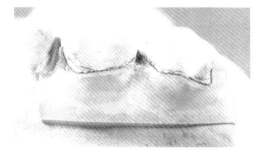

图 5-19B　围蜡后形成的卡环基台

基牙舌侧倒凹按常规方法填补，但对抗卡环臂如果有固位要求也要按围蜡处理。

（四）模型缓冲

1. 模型缓冲的目的与部位

（1）舌杆和舌板下方的黏膜组织，避免在黏膜支持式为主的义齿下沉时可能产生压痛；

（2）与大连接体所接触的黏膜较薄或骨突明显的部位，常见下颌隆突和腭中缝处，避免由于黏膜下沉幅度的差异而产生压痛。

（3）腭板、舌板覆盖的龈缘部位必须缓冲，以免损伤牙周组织。

（4）网状连接体下方牙槽嵴的明显凸起部位，如下颌刃状牙槽嵴和上颌结节的部位。

2. 缓冲的方法

用热蜡刀在上述部位熔烫一层蜡，薄厚与黏膜下沉的程度、骨突的隆起程度结合考虑。舌侧黏膜区存在的倒凹应在平行填补后再缓冲，牙槽嵴部位应在缓冲后再铺蜡片。

（五）做加压封闭线

为了上颌连接体与黏膜组织贴合，在填倒凹完成后，顺着大连接体边缘，用锐利器械刻出边缘封闭线，深度不超过 0.5mm×0.5mm，并向内侧连续过渡（图 5-20A、图 5-20B）。

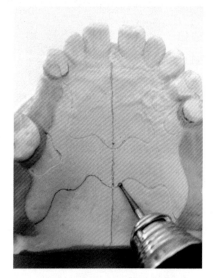 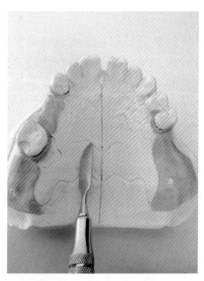

图 5-20A　做加压封闭线　　　　图 5-20B　修整封闭线

二、耐火材料模型的复制

（一）复模的材料

模型复制要用到的材料包括复模材料和模型材料。复模材料目前常用的是琼脂复模材料和硅橡胶复模材料；复制模型用的是可耐受高温的耐火材料，与铸造工艺中的包埋材料相同，材料学统称为包埋材料。

1. 琼脂复模材料

这是一种可复性的水胶体印模材料。其 70% 是水分，起凝固作用的是琼脂和明胶，另含有甘油等。优点是流动性好，可准确复制模型细部；脱模相对容易；可反复使用，价廉。缺点是材料不耐热，含水量高，性能不稳定；撕裂强度低，操作不当易变形。

琼脂材料在 90℃~100℃熔化后呈熔胶状态，冷却在 50℃以下变成凝胶状态，通过温度的变化制作阴模复制模型。

2. 硅橡胶复模材料

采用高流动性能的硅橡胶印模材料复制模型具有复制精确、省时、高效的特点。缺点是脱模相对不易，一次性应用，价格昂贵。

3. 包埋材料

铸造支架应用的是高温包埋材料，包括硅酸盐系包埋材料和磷酸盐系包埋材料两类。其中磷酸盐系包埋材料应用越来越广泛（材料的组成、化学反应等可参考材料学内容）。铸造支架所用的包埋材料有以下的要求：

（1）透气性好，能将铸模腔内的空气排掉，提高铸造成功率。

（2）强度高，烧结后可抗铸造时液体金属的冲击力。

（3）颗粒度细，再现性好，能形成平滑的铸件表面。

（4）具有良好的膨胀性能，可弥补金属的收缩。钴铬合金的收缩率在2%左右，包埋材料通过结固反应膨胀、吸水膨胀和热膨胀共同达到弥补金属收缩的要求。

（二）琼脂复模材料的复模

1. 复模前的准备

（1）模型泡水　复模前将制备好的模型在水中浸泡15分钟左右，至不再有小气泡溢出，则模型吸水达到饱和状态；水温以38℃为宜，这样灌注琼脂时模型温度不会很低。泡水后的模型减小了对琼脂流动性的影响，模型不会在琼脂凝固时吸收水分，使阴模更清晰准确。

（2）准备复模盒　用来复模的盒子由铝制的底座和塑料盒罩组成，盒罩上端有注料孔，底座有一定厚度，保证可在底部加水降温（有时用石膏包埋型盒代替）。

（3）琼脂制备　琼脂切成小碎丁，在干净的容器里加热至90℃~100℃熔化，并不停搅拌呈熔胶糊状（为防止加热不均，有时将琼脂丁放在密闭容器里采用水浴加热的方法），冷却到50℃就可以用了。

2. 阴模完成

（1）浸泡后的模型用布将表面擦干，不能用气枪吹，以免压力过大将铺的蜡板吹掉。擦干的模型用蜡固定在复模盒底座中心位置，使模型周围的空间厚度均匀，最后盖好盒罩（图5-21）。

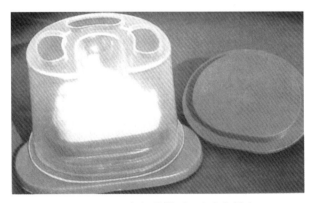

图5-21　制备好的模型固定在复模盒

（2）将冷却到 50℃的琼脂从注料孔缓慢注入，从透明的盒罩可看到琼脂缓慢覆盖模型，直至将盒罩灌满。注意琼脂的温度一定要控制好，可用温度计测量。温度过高会熔化前面的铺蜡，温度过低（这个温度是接近熔胶凝胶的临界）琼脂灌入后流动性降低，复制的模型会不清晰（图5-22）。

（3）灌注后的复模盒在室温下冷却 20~30 分钟，然后将复模盒的下半部分放在水中继续冷却30~40 分钟彻底凝固。

3. 耐火材料模型完成

（1）琼脂彻底凝固后，让模型与阴模连在一起，把复模盒的上下两部分小心地拆开，干净的复模盒内壁会使操作比较容易；然后用一把锋利的刀切割琼脂阴模的边缘，使模型底座露出能用手捏住的一部分；

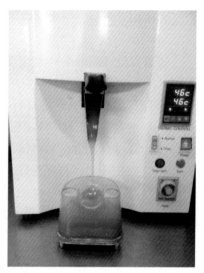

图 5 - 22　琼脂印模材料灌注

之后小心地将模型从阴模中拉出来，对模型和阴模进行检查，确认阴模完整清晰，吹掉模型边缘脱落的石膏屑，确定模型各部位的铺蜡仍牢固的处于原位；最后将琼脂阴模准确地复位在复模盒罩中（图5-23）。

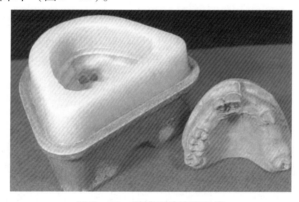

图 5 - 23　脱模后的琼脂印模

（2）将称好的包埋粉放入干净的容器里，再将量好的液体倒入容器，先用调拌刀搅拌几下，再放到设置好的真空搅拌机上搅拌（图5-24）。注意严格按照厂商说明的粉液比例称量包埋材料的重量（体积），否则会改变包埋材料的膨胀性能。

（3）复模盒罩放在振荡器上，将振荡器开到中档，把调拌好的包埋材料从阴模的最高部位加入阴模中，缓慢布满阴模，在最后灌注模型底座部分时可不用振荡器。早些关掉振荡器可防止材料固化时被震裂。

（4）包埋材料在 30~45 分钟彻底凝固后，可以将耐火模型取出。取时要特别小心，先将复模盒罩取下，然后用快刀切割琼脂阴模，可将大块的琼脂取下来，注意刀不能划到模型。仔细检查取出的耐火模型，不要有琼脂粘在模型上。

灌注好的耐火模型底座必须有 2cm 以上的厚度，薄的模型在复制前必须加厚底座

（图 5 – 25）。

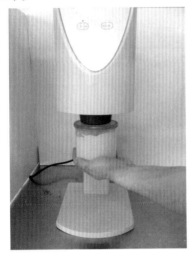

图 5 – 24 真空搅拌包埋材料

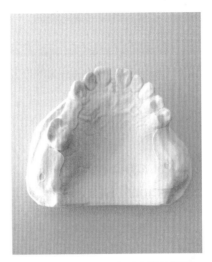

图 5 – 25 复制好的耐火材料模型

（三）硅橡胶复模材料的复模

硅橡胶复模与琼脂复模的方法大同小异，在操作中应注意以下问题：

1. 选用流动性好的合成聚合硅橡胶，其在凝固后不易收缩。

2. 混合好的复模材料以细的射流形式注入复模盒，并保证填满模型的细小部位。

3. 硅橡胶应放在有压力的设备中进行凝固。

4. 灌注后 30 分钟就可将工作模型取出，取时要把压缩空气吹入模型与阴模之间，这样很容易脱模。

5. 在灌注包埋材料前，可用特制的表面张力去除剂喷涂阴模，2 ~ 3 分钟后用压缩空气把阴模表面彻底吹干，然后再进行包埋材料灌注。

6. 硅橡胶复模材料凝固后比琼脂要硬，故耐火模型取出时要更加小心。

（四）耐火模型的处理

包埋材料中的主要成分是石英、方石英等砂子，耐火模型的强度不高，在后面的操作中常会出现蜡刀碰划而脱落的情况，因此要对复制的模型做表面硬化处理。

1. 把复制的模型放在 200℃ 以内的烤箱里烘干约 45 分钟，注意要彻底烘干（图 5 – 26）。

2. 将表面硬化剂放入加热槽内加热至 120℃ ~ 150℃，把烘干的模型浸入表面硬化剂中 2 分钟后拿出控干，使多余的表面硬化剂流出，模型表面不得残留。表面硬化剂主要为树脂和蜡（常用蜂蜡），在 150℃ 温度下会浸入模型表面下 3mm，并黏附于模型表面，使模型耐碰耐划（图 5 – 27）。

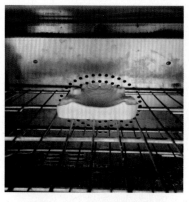

图 5-26　耐火模型烘烤

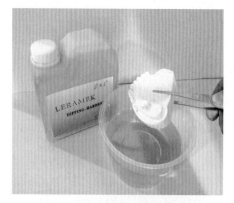

图 5-27　模型表面硬化处理

（张　斌）

第三节　支架蜡型制作

可摘局部义齿支架采用传统的失蜡铸造法制作。

失蜡铸造法的基本过程是：先将所需要的物品（如金属支架）用蜡或相关材料做出雏形，即铸模或铸型；然后将铸型用耐火材料包埋起来，通过烘烤将铸型材料从设计好的开口流出并燃烧干净，形成一个空腔，即铸模腔；最后将熔化的液体金属顺着开口通道（即铸道）浇铸进铸模腔，冷却后便形成所需要的金属物品（即铸件）。制作铸造支架，与铸造固定义齿的方法不同，是在一个中间模型（即耐火模型）上制作铸型。

一、制作蜡型前的准备

（一）模型准备

复制的耐火模型应该清晰地把主模型的支架设计转移过来，在蜡型制作前，要结合义齿加工单将主模型与复制模型加以对照，做到对义齿的下一步制作心中有数。

1. 模型清理，要把模型清理干净，特别是因复模留下的薄层灰尘，以免洗净的手被污染。

2. 如果主模型上的画线未清晰地转移过来，应在复制模型上重新沿原痕迹画线，对支托等部位应精确描记（图 5-28）。

3. 大小连接体、对抗臂等结构的形态与位置如果因为填蜡或标记不确定时可将耐火模型重上观测仪，对照工作模型，明确其形态和位置。

（二）材料准备

制作支架铸型的材料包括各种铸造蜡和含有树

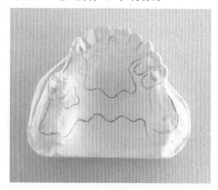

图 5-28　耐火模型支架画线

脂成分的蜡材料，统称为蜡型材料或铸型材料。

1. 蜡型材料的主要性能要求

（1）热性能好，收缩小，不易变形。

（2）烧结残留量小，在烘烤时能完全除净。

应选用品质好的铸造蜡，品质不好的蜡会影响铸造的质量。

2. 蜡型材料的类型

铸造用蜡很多，根据需要被做成各种形状，铸造蜡大致有以下几种（图 5 – 29A、图 5 – 29B）。

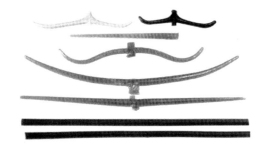

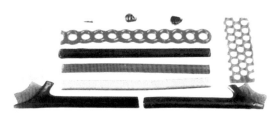

图 5 – 29A　各种卡环蜡条　　　　　　　　　　图 5 – 29B　其他蜡型材料

（1）蜡线条　从 0.3 ~ 10mm 各种粗细的蜡线条，可用来做基础层、支托、小连接体、铸道等。

（2）网状蜡　有形状、大小不同的各种网孔，用以制作网状连接体。

（3）卡环蜡　有用于不同牙位、不同形状的成品环状卡环蜡和杆形卡环蜡。卡环蜡的尺寸、形状必须与支架用的合金相配套，并对金属打磨的消耗留有余地。只有标准的卡环蜡才能制作出符合临床固位要求的卡环。

（4）薄蜡片　有 0.3 ~ 0.8mm 不同厚度，分为光面和花纹状两类，花纹按疏密程度又有不同。主要用于大连接体的表面铺设。

（5）成品蜡　舌杆、腭杆蜡等成品蜡。

（三）其他准备

1. 制作工具

包括各种蜡刀、锋利切刀和橡皮铅笔等。

2. 环境要求

桌面工作区打扫干净，净手，以免灰尘、金属等杂质进入铸型，影响铸件的质量。

二、大连接体蜡型

每个技师对支架蜡型的制作习惯不尽相同，但基本上是按一定的先后顺序完成不同的结构。如腭板是先将底层蜡铺好再铺支架的其他部件，最后铺表面花纹蜡；卡环蜡型先安放腭、舌侧蜡部件，后安放颊侧卡环。这样可避免过多的手指挤压或蜡刀碰划而损坏安放好的蜡型，提高蜡型制作的质量。

支架各部位的设计目的不同，形态各异，蜡型制作时也稍有不同，必须结合各部件的特点采用不同的蜡型材料。本章主要介绍一些基本结构的蜡型操作。

（一）全腭板蜡型

全腭板覆盖了上腭的全部，为降低患者的异物感，薄而宽大的体积并不会降低连接体的刚性。全腭板完成后有 0.4～0.5mm 厚，蜡型控制在 0.5mm 的相对均匀厚度即可。

1. 底层基础蜡

腭板通常采用在模型上烫铺一层底蜡，再覆盖均匀的花纹蜡片的方法。底层蜡一般用熔蜡刀先铺再适当修整，使上腭部基本平整。要注意的部位是：前腭部的皱襞区、过深的峰谷应适当填平，否则蜡片不容易压进去；过平的皱襞要适当加高，以免影响发音（图 5-30）。后堤区由于加压封闭要适当加厚。底层基础蜡可提高腭板的刚性。

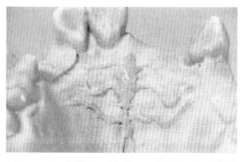

图 5-30　比较浅平的前腭区加蜡形成腭皱襞

2. 表层蜡

先选用适当厚度的花纹蜡片。通常选用 0.35mm 厚的蜡片，如果只有更薄的蜡片，可将底层蜡再均匀加厚些。将一片合适的蜡片（可提前在模型上大致比画一下），在酒精灯上轻轻烤软，然后放在模型上。从腭穹隆中心处向四周铺开。此项操作要注意的问题：

（1）蜡片不要烤得太软　蜡片太软容易压得薄厚不均。有经验的技师往往用不烤的蜡片先直接轻压，再用加热后的湿毛巾按压较深的腭穹隆部。

（2）手指的压力。手指只是随着模型走向将蜡片贴紧贴平，不能用重力局部狠压，以免造成蜡片不均，或出现不可修整的折皱。

（3）如果腭穹隆较深，很难将蜡片光滑地铺上去，先把腭穹隆的一边用蜡片铺上，并在腭中缝处切断，再铺另一半，然后再把切缝处对好。接缝线要平整，整合后用钝的蜡刀轻轻压挤接缝处，使其形状与蜡片的花纹一致（图 5-31）。

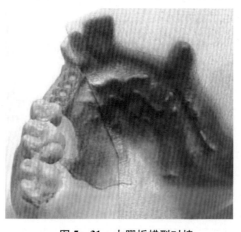

图 5-31　大腭板蜡型对接

3. 修整成形

透过铺好的蜡片可以看到之前画好的支架轮廓线，用锋利的刀沿超出轮廓线 0.5mm 的地方将蜡片边缘切掉。看不准的部位，应先粗略地将碍事的大片切掉，然后再一次压平蜡片，之后再沿支架轮廓线进行准确切割。注意不可切短了，也不要有宁长勿短的想法，过长的边缘会为后面的金属修整带来很多的问题。

蜡片的边缘必须烫熔到模型表面上。可用小的蜡刀或电蜡刀，因为它能很好地控制蜡刀温度。烫熔时边缘要封闭结实，另外加蜡要严格控制，不要使边缘形成不连续的海岸状（图5-32）。

（二）单腭杆蜡型

单腭杆是指宽度在8mm以内的单独或与其他结构联合应用的上颌大连接体，主要起刚性连接作用。操作时，先将直径2.0~3.5mm的圆形蜡条烤软，然后沿着腭杆中心的位置轻度压扁贴在模型上，并用热蜡刀在蜡条的两侧熔烫，形成中间厚、两侧逐渐变薄的弧形，最后用光面蜡片再铺一层，形成光滑的表面。形状切割和两侧连接与腭板的方法基本相同（图5-33）。

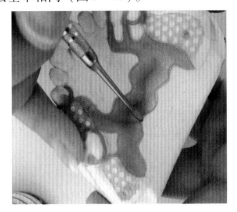 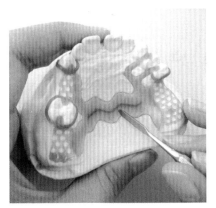

图5-32 蜡型边缘修整　　　　　　　图5-33 铺腭杆底层蜡

（三）舌杆蜡型

舌杆可用不同类型的成品舌杆蜡来做，在与网状连接体连接时，适当加蜡可使结构更合理，带有背面粘贴效果的材料更好用。要注意的是，蜡型放好后要沿着舌杆下缘适当加蜡，为舌杆精加工留有余地。

（四）其他大连接体

其他大连接体在操作上并无大的不同，关键是细节方面要更贴近临床设计。

1. 腭板

一般要求薄而宽，只在局部适当加厚即可。操作时可将蜡片纵向（宽度由腭板的大小及腭穹隆的高低来定）用锐刀切开，然后平铺在模型上，采用相同的方法将切缝对好。对接缝越长，形成自然状态越难。

2. 宽腭杆

宽腭杆是指宽度在8mm以上适当加宽变薄的腭杆。操作方法与单腭杆基本相同，不同的是在腭杆中部用1.0mm的细蜡条使腭杆中部稍厚一些。

3. 舌板

舌板与腭板的制作方法基本相同。下缘处可用加厚蜡条，再铺蜡片成形，使下边缘呈半梨形，这是舌板最厚的地方。这样舌板上部可很薄，既可提高舒适度，又可保持刚性。

对于下颌大连接体而言，光面要好于花纹面。舌杆窄细只能做成光滑面，舌板紧贴着卧在口底的舌体，花纹状的不适感会更强。口底是牙结石最易沉积的地方，临床常见义齿此处连接体有大量的结石附着，光滑面相对结石不易附着，而且易于清洁。

操作技巧提示

目前临床上大量的舌板采用的是花纹状表面，主要是技师喜欢用。对硬质铸件进行大面积抛光是很困难的，而且大连接体表面上有细小的铸造缺陷，这种缺陷在高度抛光后会显现出来。采用花纹状表面会掩盖这种瑕疵。

4. 前腭杆与侧腭杆

一般是与后腭杆等联合应用。前后联合腭杆所形成的方形框架具有相当的刚性，因此前腭杆和侧腭杆都可做得宽而薄，比腭板稍厚，尽量降低异物感。

三、网状连接体蜡型

网状连接体是位于牙槽嵴顶区，与支托相连，起支架与塑料连接的部分。

（一）基本操作

切适当大小的蜡网放在模型的牙槽嵴上，用手指轻压使其贴合。成品蜡网表面是圆钝的圆孔或方块状，背面是平的，很容易与牙槽嵴顶贴实（图5-34）。错误的操作是将蜡网反着面贴上去。网状连接体操作的基本要求如下：

1. 对于游离端缺失的义齿，要先将当初刻的远端支持钉小孔用铸造蜡填实，并与铺的蜡网连接好。

2. 上颌后牙区蜡网的颊侧以超过咬合中心线少许为佳，过长会影响人工牙的排列，也容易在牙龈基托里形成隐约可见的金属而

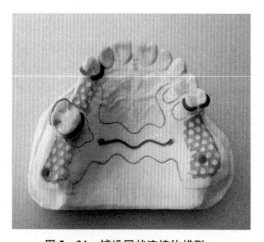

图5-34　铺设网状连接体蜡型

影响美观。对于缺隙前后有基牙的，以基牙中央沟进行连线可很容易找到咬合中心线。对于游离端缺失的义齿，最好先将人工牙正确地预排在模型上，然后根据人工牙的位置来确定咬合中心线。

实践技能链接

> 游离端缺失的患者，因为缺牙时间长等因素牙槽骨的吸收比较大，尤其是偏颊侧的骨组织。这样单纯靠牙槽嵴顶线来判断人工牙的排列往往不准确，临床常出现终止线与人工牙舌侧的距离过大的情况，或网状连接体的颊侧终止在人工牙咬合中心以内的地方，从而使整个基托在咬合负荷下出现断裂。

3. 上颌后牙区蜡网的舌腭切到内终止线（台阶）即可。前后与基牙近远中面小连接体相连。

4. 下颌后牙区网状连接体可选用网孔比较大的蜡网。由于下颌舌侧也有塑料基托的伸展，所以牙槽嵴顶区只需要少量伸展，在舌侧则应形成板状加强带。这样既不影响人工牙的排列，又有足够的强度，而且与大连接体有很好的舌侧连接强度。

（二）外终止线修整

基托的塑料与大连接体之间应形成明显的终止线。如果塑料与金属是移行关系，移行边的薄层塑料会因为应力和唾液的沁入而与金属剥脱，或部分折断，形成食物存积区。通常将组织面形成的终止线（因为操作时在里面）称为内终止线，在复模前牙槽嵴垫蜡时形成（参考模型制备部分）。制作支架蜡型时，大连接体与网状连接体之间形成的终止线称外终止线。

1. 上颌外终止线的制作

上颌大连接体的基础蜡处理好后，先铺网状蜡，再做外终止线的处理。先用半圆或三角截面的蜡条按终止线的走向压在蜡网的腭侧边缘（图 5 - 35），然后将蜡条的腭侧面烫修形成与连接体基础蜡连续的斜面，注意蜡条的颊面朝向蜡网，并与蜡网形成小夹角的尖锐棱部；表面花纹蜡铺好后再次修整斜面，使之与大连接体形成连续光滑面，外终止线也相应形成（图 5 - 36）。

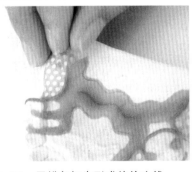

图 5 - 35 用蜡条初步形成外终止线

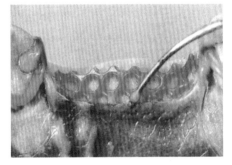

图 5 - 36 外终止线修整

外终止线制作时需注意以下问题：

（1）该斜面两端弧形与基牙近远中面的小连接体相连，将外展隙充分让开，以防止食物嵌塞。

（2）内、外终止线在剖面观不能在同一截面上（应是错开），否则易形成以网状连接体为截面的薄弱区从而导致折断（图5-37A、图5-37B）。

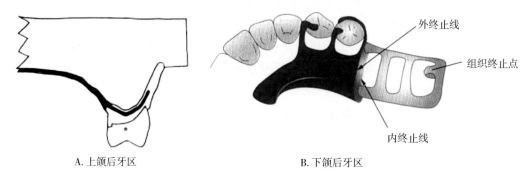

A.上颌后牙区   B.下颌后牙区

图5-37 内终止线与外终止线的关系示意图

（3）对游离端义齿，终止线区是咬合应力集中区，应在紧挨终止线的网状连接体采用加蜡的方法形成加强带。

（4）因终止线而形成的连接体斜面是三层蜡的叠加，在操作时加蜡和修整要配合完成，不能因为太厚在铸造时产生铸件缺陷，也不能因为内终止线的台阶隆起而将此部位误修得太薄，没有打磨、抛光的余地。

2. 下颌外终止线

下颌终止线位于舌杆（板）末端与网状连接体相接的牙槽嵴舌面，从口底向基牙外展隙的纵向台阶。舌杆在此处上下缘加宽，形成光滑斜面，并形成弧形与基牙远中面的小连接体相连，让开外展隙；网状连接体与舌杆形成带状加强连接，并延续至基牙远中面小连接体。

实践技能链接

> 下颌游离端义齿的终止线也是义齿基托容易出现的纵向折断线，技师常将舌杆下缘加长，越过折断线，形成弯曲的终止线。但要注意尽量形成宽条状，点状凸起容易引起该部位黏膜组织发炎，因为塑料在固化时收缩很难使该部位形成光滑连续的组织面形态。在义齿下沉时金属易压迫黏膜。

（三）前牙区网状连接体

前牙区网状连接体的操作与后牙区基本相同，要注意以下几个方面的具体操作。

1. 网状连接体的唇侧边缘不能伸向唇侧太多；邻牙近远中面的邻面板在不影响咬合的情况下应尽量偏向舌侧，否则易使前牙排列困难、唇侧基托颜色发青或暴露金属而影响美观。

2. 在前牙咬合过紧或缺牙间隙较窄的情况下，应加固位加强钉，常规用直径1.0mm粗的蜡线条在预排的人工牙舌侧正中位置，用蜡刀小心固定在网状连接体上。

加强钉不能过于偏向唇侧，以免影响排牙；也不能偏向舌侧，以免影响咬合。上前牙区的加强钉长度应稍长，超过咬合接触点，过短起不到加强作用。

操作技巧提示

为了使前牙区支架蜡型的形态合理，可采用如下方法：在进行支架设计画线时，先将前牙进行打磨，形成舌侧细沟后，再排在模型上用蜡固定，并用硅橡胶做唇侧咬合印迹备用。制作前牙区支架蜡型时，先将唇侧咬合印迹复位以确定网状连接体、加强钉和终止线的位置与形态是否合适，从而保证义齿前牙的美观和强度（图5-38）。

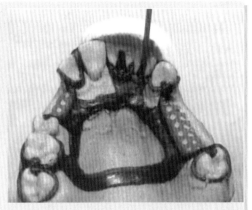

图5-38 前牙固位加强钉的制作

四、卡环蜡型

（一）基本操作

先根据基牙的不同选择合适的成品卡环蜡条，把卡环蜡的尖端准确置于设计端点处；然后小心地把卡环蜡沿牙面设计好的形态绕好，卡环蜡的下缘必须准确位于预设的水平台阶上（图5-39）；最后，将蜡条向邻面中线处延长，用热蜡刀熔接在邻面板蜡型上（图5-40）。

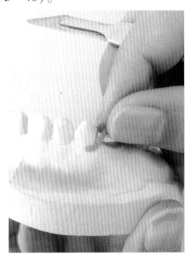

图5-39 卡环蜡型制作

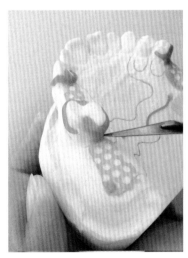

图5-40 支托与卡环蜡型连接

杆形卡环的蜡型与圆环形卡环的操作基本相同，注意连接体处与网状蜡网相连接，并将蜡网上相应的网眼用熔蜡封闭起来，以利于金属的浇铸。

（二）注意事项

1. 必须选用与铸造合金相匹配的标准卡环蜡条，蜡条截面的高度与宽度之比为 8∶10，以确保卡环的弹性性能的稳定性。

2. 在设计时，需要加粗的卡环应按照要求截短蜡条，并多截 1～2mm，以为金属打磨使卡环变细留有余地（参考图 3-23）。

3. 好的卡环蜡贴合面都有黏结剂，会使蜡条与耐火模型紧密黏结。有的卡环蜡条则需在模型上事先涂布黏结剂。最好用一小滴蜡液把卡环尖端固定住，防止脱开。

4. 卡环蜡型最好从对抗臂做起，最后设置颊侧固位臂，防止操作时手或器械损伤卡环。

5. 卡环蜡型完成后应检查咬合情况，如果卡环位置过高会影响咬合，需对卡环蜡型做适当的调整。

五、支托与小连接体蜡型

支托和小连接体蜡型多采用滴蜡法成形，可在卡环蜡制作前完成，以减少卡环蜡型的碰撞移位和损伤；也可与卡环蜡型同时做。

（一）支托蜡型的操作要点

1. 注意支托的伸展范围，特别是伸长或恢复咬合的支托。先确定支托的形态和边缘位置（可用油性笔在耐火模型上描记清楚），再滴蜡成形。

2. 支托的形态不能过大或过厚。做好的支托蜡型不可咬合过高，需与对颌模型进行咬合检测，发现高点，随时调整。

3. 不能太薄。支托蜡型要为打磨修整、抛光留有余地，不能影响其强度。同时注意与小连接体的连接强度。

（二）小连接体蜡型的操作要点

1. 独立连接支托的小连接体可窄而稍厚（截面呈扁圆形），保证强度。制作时可用细的蜡线条烤软轻压，然后封闭边缘。

2. 与邻面板或网状连接体连接的小连接体可稍宽而薄，采用滴蜡法完成。

3. 注意与支托、卡环蜡型的连接，在不影响咬合的前提下有一定的厚度，并为支架打磨、抛光留有余地。铸造卡环与小连接体的连接部位薄弱是卡环、支托断裂的一个重要原因，常因小连接体蜡型修整时不注意导致。

4. 小连接体蜡型与耐火模型贴合要紧实，防止后续操作时变形而造成支架变形。

六、支架蜡型完成

支架各部件蜡型完成后，对整个蜡型进行仔细修整和抛光，也可以用酒精喷灯喷光，注意尽量不要动卡环蜡型，以免造成卡环蜡型的尺寸发生改变或卡环尖端翘起变形。在设置铸道以前，应将蜡型制作好的耐火材料模型与义齿加工单仔细比对，防止遗漏或出现其他错误（图5-41）。

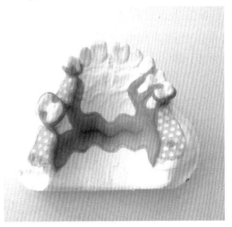

图5-41 支架蜡型完成

（张 斌）

第四节 支架铸造工艺

口腔医学中的铸造工艺属精密铸造范畴。铸造可摘局部义齿在制作支架方面与固定义齿铸造的方法不同，其铸型不与模型脱离，蜡型的变形程度低，也不影响结构的细节要求。金属支架的精度与铸造工艺的操作有很大关系，本节是可摘局部义齿工艺技术流程的第三个环节。

一、支架蜡型的包埋

支架蜡型只有用包埋材料包埋形成铸圈，才能进行铸造。包埋材料的性能和正确的操作是铸件成功的重要因素。不同的包埋材料的操作程序稍有差异，只有按照材料厂商的程序要求严格执行，才能达到产品质量的要求。以贺利氏公司的 Heravest M 型用于钴铬合金和贵金属合金的磷酸盐包埋料为例，介绍整个铸造工艺的操作过程。

（一）铸道的设置

在铸造工艺中，将熔化的金属液体注入铸模腔的通道称为铸道，铸道一端连接支架蜡型，另一端与外界相通。支架的铸造在室温环境下完成，熔化的金属在流进铸模腔的过程中，温度会快速下降300℃~400℃，铸道的设置对铸造能否成功影响很大。

1. 铸道设置的原则

（1）宜粗不宜细 液体金属只有充足才能在短时间内流到支架的各个部位末端。铸造支架应选用直径在3.5mm以上的粗铸道。

（2）宜短不宜长 液体金属流过长的铸道时，温度会大幅下降，摩擦力也会加大，容易造成浇灌不全。铸道的长短应根据铸圈的高低合理设置。

（3）宜弯不宜直　铸道应以较小曲度连接到蜡型的最粗大部位，直的铸道在浇灌时易对铸模腔形成较大的冲击力而将薄弱的包埋材料损伤；金属冷却收缩的拉力会造成铸件变形。但铸道也不能弯曲度太大，以免影响金属的流动。

（4）宜少不宜多　设置太多的铸道在金属流动时易产生紊流，造成铸件失败。铸道以 2～4 根为宜，复杂的结构如杆形卡环可设置分铸道。

2. 铸道的安插类型

根据支架的类型，铸道有以下几种安插类型（图 5 - 42）：

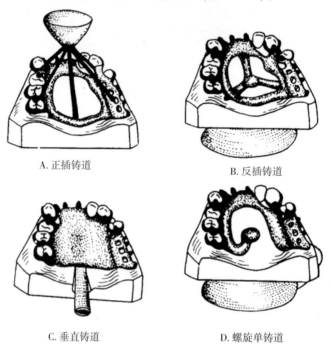

A. 正插铸道　　　　　　　　　　　　B. 反插铸道

C. 垂直铸道　　　　　　　　　　　　D. 螺旋单铸道

图 5 - 42　铸道设置方式

（1）正插铸道　在模型的正上方设置 2～4 根铸道，一端与蜡型连接，另一端在上方汇合成主铸道与铸杯相连。正插法是最常用的方法，适用于各种支架。

（2）反插铸道　将主铸道与铸杯设置在模型的底部，通过在模型上打的孔与各铸道相连接。反插法适用于下颌支架，该铸道的弯曲度不会太大，并具有在金属冷却收缩时的拉力会使支架更加密贴的优点。

（3）垂直铸道　将铸道设置在支架蜡型的后缘中份，选用粗大的单一铸道。多用于上颌全腭板铸造，目的是为了防止铸造不全。这种方法要在模型前部加厚，或铸道竖立使铸圈高度加大。

（4）螺旋单铸道　适用于一定形态的支架或小型支架，目前比较少用。

3. 操作方法

安插前根据支架的结构设计好铸道的粗细、数量和安插位置。

（1）支架通常选用直径 3.5mm 的蜡条，切好大致长度后，在酒精灯上微烤，弯曲成所要的形态，将一端连接在大连接体蜡型的边缘或是终止线斜面的部位。该处蜡型最厚，也是连接网状连接体与大连接体的分叉处，有利于液体金属的浇注（图 5 - 43）。该处连接一定要结实，并仔细修整圆钝，且不宜太粗大（太大的体积容易在金属收缩时形成缩孔）。蜡条另一端弯曲向上（下）通向铸杯位置。

（2）以同样方法安插其他的铸道，然后将各铸道用蜡刀连成光滑的整体，与铸杯连结实。

（3）对浇注方向最末端的附件，如卡环等可用直径 2.0mm 的蜡条设置分铸道。

（4）可用直径 1～1.5mm 的细蜡条在蜡型的末端与铸杯开口位置连接排气道。排气道是为支架体积太大，铸模腔里的空气不能充分从包埋材料逸出而设置的，因为空气滞留会造成铸件不全（图 5 - 44）。

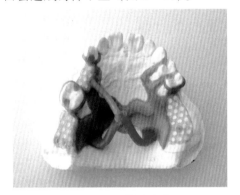
图 5 - 43　上颌蜡型铸道设置

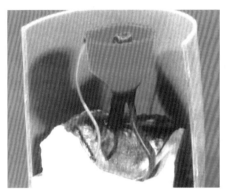
图 5 - 44　蜡型与铸道在铸圈中的上下位置关系

（二）铸圈的设置

1. 铸圈的类型

铸圈按材质的不同分为塑料铸圈和金属铸圈两类。

（1）金属铸圈　能很好地固定相对松散的包埋材料。金属圈与包埋材料一起预热，但必须在钢圈内做耐火材料的衬里，以弥补包埋材料预热过程中的膨胀，常用的衬里材料是石棉纸，操作时要注意工作防护。随着包埋材料的改进，金属铸圈的应用越来越少。

（2）塑料铸圈　由圈体和相应的底座组成。开缝式塑料铸圈有相应的固定夹子，无缝铸圈稍带锥度，两种都可以将凝固的包埋材料从塑料铸圈里取出来进行预热，故称为"无圈铸造"。适用于黏结性好的磷酸盐包埋材料。

（3）一次性铸圈　用塑料或蜡质材料制作，预热前无需取下，与包埋材料一起，燃烧后挥发消除。

2. 铸圈的设置要求

（1）铸圈的大小要与模型适应。要求模型位于铸圈中心时，蜡型最突出的部位（如卡环）应距铸圈内壁 1.5～2cm，以保证铸圈壁有足够的厚度抵抗金属浇注时的冲击力（图 5 - 45）。

（2）铸圈要有一定的高度。要求模型与蜡型占铸圈的下 1/3（耐火模型底座有 2cm 的厚度，以抵抗金属浇注时的冲击），铸道占铸圈的中 1/3，铸杯占铸圈的上 1/3。这样铸道处于铸圈的中心（称为热中心），在液体金属浇注后是最后冷却的，可弥补铸件冷却时的金属收缩（图 5 - 46）。

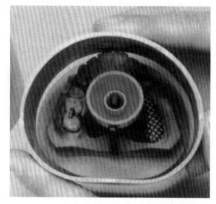

图 5 - 45　蜡型与铸圈的距离

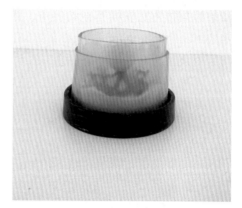

图 5 - 46　铸圈底座固定密封，等待包埋

（三）蜡型包埋

1. 包埋前的准备

（1）铸件的重量计算　支架的大小不同，金属用量也不同，故金属量的计算很重要。计算方法：在蜡型制作前将耐火模型称重，将设置好的铸道固定在铸圈之前再称重，计算出前后相差蜡型的重量；蜡型重量乘以 8.5 倍（蜡与金属的比重之比）就可计算出金属量，加上浇注口的金属储备量 5g，就是总金属的用量。

> **操作技巧提示**
>
> 　　金属用量经验法：上颌 4 个卡环 2 个铸道 30g，全腭板 35g；下颌 2 个卡环 2 个铸道 25g，4 个卡环 3 个铸道 25g。

（2）蜡型表面除张　将蜡型固定在铸圈底座上，用毛刷将除张剂涂（喷）在蜡型表面，注意多余的除张剂要吹掉，等完全干燥后再安装塑料铸圈。

蜡质具有的疏水性和蜡型制作时手上沾染的油脂，都会使蜡型的表面张力加大，降低包埋材料的浸润性。除张剂由有机溶剂组成，能使蜡质由疏水性变成亲水性，并溶解油脂使其挥发。这样才能使包埋材料与蜡型接触紧密，很好的再现蜡型的形态。

（3）其他　在塑料铸圈内壁抹一些硅油，然后套在底座上，再在接缝处涂一圈凡士林，可有效防止包埋材料流出。

2. 铸圈包埋

（1）将制备好的铸圈置于振荡器上。包埋时振荡器的频率开关置于高档，强度开关置于低档。

（2）将粉液按 160：23～25 的比例称好，置于搅拌桶内，用调刀初步搅拌，然后上真空搅拌机抽真空 15 秒，再真空搅拌 60 秒即可。

（3）用毛笔将调好的包埋材料涂布在蜡型的卡环、口底、外展隙等容易产生气泡的地方，然后从边上慢慢倒入铸圈空腔，逐渐覆盖模型所有部分。待蜡型被包埋材料全部覆盖后，关闭振荡器，然后灌满铸圈内其余空间，不要震荡（图 5－47）。

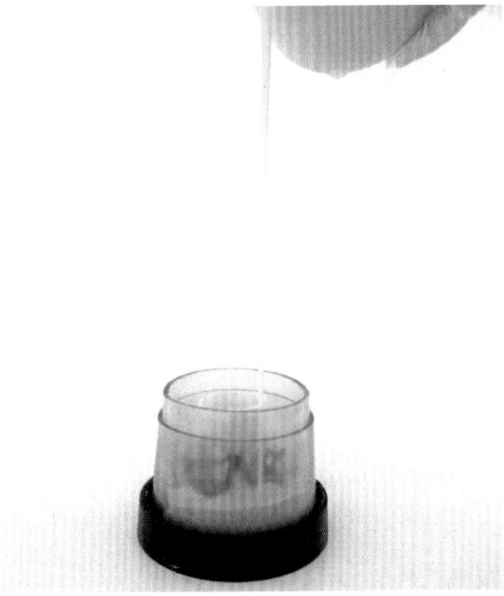

包埋后，包埋材料会产热，静置至冷却后，就可以进行预热了。

二、铸圈预热

图 5－47　蜡型包埋

包埋完成后，必须将铸圈放入专用的预热炉内加热至一定的温度，才可进行铸造。

（一）预热的设备

预热的设备是预热炉，也叫茂福炉，是专门用于加热铸圈的设备，一般由加热炉体和程序控制系统两部分组成。

1. 加热炉体

加热炉体分为由耐火隔热层构成的箱体和加热丝两部分。加热丝盘在两侧炉壁的间隙，通电后通过热辐射将炉温升高。上壁有排烟道，后部有温度传感器，将炉温传递至显示装置。

2. 程序控制系统

过去的茂福炉用仪表控制，现在采用电脑控制。应用前在显示屏上通过按钮设置预热程序，包括三级升温程序、每级的升温速率、终末温度、维持时间等。电脑还可以设置设备自动启动的时间，方便预热时机和铸造操作。

（二）预热的目的

1. 将支架蜡型完全的熔化、燃烧至挥发干净，形成铸造所需要的铸模腔。

2. 使包埋材料发生反应，强度加大，抵抗液体金属浇注时的冲击力。

3. 使包埋材料产生充分的热膨胀，弥补金属收缩。

4. 使铸圈达到一定的温度，特别是铸模腔，防止金属在浇注时温度下降，提高浇注效果。

（三）预热的操作过程

1. 铸圈包埋后，铸圈应静置30～60分钟，使包埋材料硬化所涉及的化学反应充分完成，避免过早加热使材料产生内应力（图5-48）。

2. 将冷却后的铸圈摆放在预热炉内。少量铸圈集中放在炉膛的中部，以便从四壁均匀受热；多个铸圈应注意铸圈与炉壁以及铸圈之间有一定的间隙，以使各个铸圈均匀受热。放置铸圈时，铸口一定朝下，防止包埋材料碎屑等杂质掉入铸模腔，形成铸造缺陷。

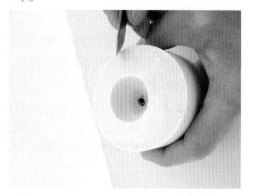

图5-48　铸圈凝固冷却后准备烘烤预热

3. 确定关好炉门，启动预热程序。整个预热程序如下：

（1）从室温开始，每分钟2℃~3℃，升高至270℃，加热炉体并维持半小时，彻底蒸发水分和去蜡。

（2）再以每分钟7℃~8℃升高至570℃维持半小时，使包埋材料充分膨胀。

（3）再以每分钟7℃~8℃升高至900℃~1000℃维持半小时，达到最终预热温度，维持一段时间，使铸圈内外温度一致。

程序完成后，预热炉会鸣响提示，之后便可进行铸造（图5-49）。

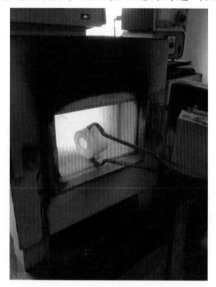

图5-49　铸圈烘烤预备完成

三、支架的铸造

可摘局部义齿支架的铸造设备和铸造方法与铸造全冠的工艺是相同的，为避免重复，有关内容详见教材《固定义齿工艺技术》。本节只介绍可摘局部义齿支架铸造过程中可能涉及的一些问题。

（一）离心铸造机的类型

目前应用的离心型铸造机有高（或中）频感应热源和燃气吹管火焰热源两大类。

1. 高（或中）频感应型铸造机

操作方便，加热稳定，熔化合金快。电子控制设备在温度高的环境下容易损坏，这种铸造机有专门的冷却系统，不管是水冷式还是风冷式，在铸造前开启，均能保证机器的正常运行。采用立式坩埚，铸造时浇铸压力相对较小，对于体积较大的支架或铸道设置欠佳的铸圈容易造成铸件不全。

2. 燃气吹管火焰型铸造机

手动操作型成本低，在义齿加工企业比较多见，操作过程相对复杂，加热火焰不易控制。发条动力型铸造机发条长时间应用容易疲劳，铸造前应仔细检查；卧式坩埚，浇铸压力相对较大，支架的铸造成功率比较高。

（二）合金的二次利用问题

大部分操作人员会在熔化合金中加入之前铸造的铸道（称为旧钢）以降低材料的用量。由于合金熔化过程中会发生低熔点物质气化、烧损，且金属熔化时会有杂质进入，因而加入旧的合金会使支架的机械性能发生改变，特别是卡环的性能发生变化。因此，原则上不建议在支架铸造时加入旧材料。对于品质比较高的合金，每次加入量不能超过总合金量的20%，应仔细打磨、去除氧化层后才能应用。

（三）吹管火焰的控制

燃气吹管火焰是铸造时比较难控制的操作。

吹管火焰是分层的，最里层是燃气与氧气刚开始混合，叫混合焰，温度很低；进一步燃烧的叫燃烧焰，温度也相对较低；最外层是火焰与空气中大量氧气的混合燃烧，称为氧化焰，燃烧时能量的释放并不是氧气量越多越好，因此此层火焰的温度并不是最高的；介于燃烧焰与氧化焰之间的淡蓝色火焰是二者充分燃烧形成的，称为还原焰，温度最高，也是熔化金属的最佳火焰。

燃气–氧气火焰的分层不像乙炔–氧气火焰那么明显，操作前需调节好燃气与氧气的压力大小。如果焰芯过长，表明燃气过多；如果没有淡蓝色的焰芯表明氧气过多；如果合金长时间不被熔化往往是加热火焰不对，特别是如果用最外层的氧化焰，会有大量的氧气罩在合金表面，使合金形成很厚的氧化层，造成合金很难熔化，即使撒很多的还原剂（硼砂）也不行。

（四）铸造时机的把握

纯金属的熔点是指金属被完全熔化时的最低温度，合金的熔点是指合金开始熔化时的最低温度。铸造温度常常要略高于合金熔点，目的是使合金完全熔化，具有良好的流动性，以保证铸造成功率。但合金不能过熔，否则会使合金中低熔点的物质被烧损，合金被气化，造成铸件性能改变或铸造缺陷。合金的最佳铸造时机以在熔点基础上增加 $100℃ \sim 150℃$ 为宜。把握合金熔化的最佳铸造时机是铸造操作的一个难点（图5-50）。

（张兴明）

第五节　支架的打磨与成形

铸造后的铸件表面会形成一层氧化层，高温下会与部分包埋材料紧密结合在一起，因此必须对铸件进行一定的打磨，使其表面光滑，并就位在模型原来设计的位置。铸造支架常用的钴铬合金硬度很高，必须使用特殊的设备和一定的程序进行打磨，方能达到临床要求。本节是可摘局部义齿工艺技术流程的第四环节。

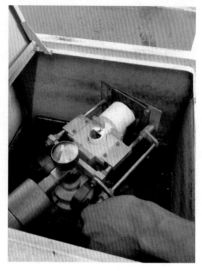

图5-50　支架的铸造

一、打磨成形工艺的基本要求

（一）基本原则

1. 操作程序合理

支架的打磨成形必须按照一定的程序，即喷砂清理→切除铸道→粗打磨→细打磨→抛光→清洗这一基本顺序进行操作。这个程序要坚持"由粗到细"的原则，这样既能保证支架的质量，又可提高工作效率。

2. 支架设计的基本数值不发生变化

铸造支架各组成部分的形态、位置和卡环设计的标准数值在打磨过程中不能随意改变，应正确使用各种打磨工具，不能造成支架的局部变薄或变小，以免支架在长期使用过程中出现变形或折断。

3. 防止变形

从支架的清理到抛光，任何一个不合理的操作，都可能造成支架变形，如打磨时对支架施加的压力过大，或持续性打磨使支架局部摩擦产热过大等。整个操作必须认真仔细，忌用猛力，以免打磨操作不当使支架变形而报废。

（二）打磨成形的设备

1. 喷砂机

喷砂机的结构与原理详见教材《口腔设备应用指南》的相关部分。喷砂机有大型、中型和小型等不同型号；在结构上分为喷嘴型和笔式两类。支架打磨一般用强力喷嘴型喷砂机，喷嘴的直径一般在 $3.5mm$，效率高，清理效果好。

2. 打磨设备

（1）强力打磨机　采用由电动机经皮带拖动具有固定位置的砂轮轴，其转速可达

2.4～30000r/min。该设备砂轮运转稳定，可双手操作，有防护玻璃使操作更安全，切削能力强。常用于切割、打磨与抛光金属支架。

（2）微型打磨手机　也叫微型马达，是通过直流电产生的动力系统，体形较小，取代了过去的电动轴承式和气动涡轮式手机，是进行支架打磨，特别是精细打磨的主要设备。

3. 电解抛光机

电解抛光是在电解液中对金属进行阳极电化学切削，即金属表面在电化学作用下使凹处的钝化和凸处的电化学溶解，从而达到切削细微的粗糙面，获得表面平整光滑的效果。电解抛光机是对铸造支架进行电解抛光的专用设备。

（三）打磨工具

打磨工具也叫车针，是广泛应用于不同材质（陶瓷、金属、塑料等）义齿的加工成形工具。打磨工具的种类很多，常用的有切削工具和磨削工具。

1. 切削工具

在口腔工艺中，对金属表面进行相对大量切削的工具是铣刀。其带有一定形态的铣头和轴柄，是由硬质合金在约1500℃温度下采用粉末冶金方式制作的，主要是碳化钨，硬度很高。铣头根据用途不同有多种形状，刀刃可有多种排列，适用于不同的材料和要求。

在进行铣削加工时，铣头的运动方向直接影响铣削后铸件表面的质量。当铣头轴的平移方向与铣头旋转的方向一致时，铣刀会深入切入铸件表面，并会对操作者的手腕产生反作用力，容易使操作者迅速疲劳，且切削出的铸件表面比较粗糙。因此，需选用反向旋转铣头。

2. 磨削工具

磨削工具是对铸件表面进行磨平的常用工具，由打磨剂、黏结剂和轴柄构成。打磨剂为人工合成的金刚砂或刚玉的颗粒，由黏结剂通过高温定型在轴柄上形成不同形状。磨削工具的磨削能力依赖于以下两个因素：

（1）打磨剂颗粒（也叫刃粒）的大小、硬度、数量和锋利度。

（2）黏结剂的硬度。在切割加工金属时，黏结剂必须保证刃粒不脱落，刃粒本身也不可碎裂。由于刃粒的硬度和被加工金属的强度不同，刃粒的刃会有不同程度的磨损，刃粒变钝，则必须更换，因为当磨损的刃粒不能再切割而只能在被加工的表面"滑动"时，阻滞力变大。

黏结剂应在适当时候把该刃粒释放掉，使新的刃粒露出来，并继续进行切割工作。所以黏结剂并不是越硬越好，但黏结剂太软，则磨削工具磨损太快。所以根据打磨材质的不同，生产厂家会制造出不同的磨削工具供技师选择，并用不同的颜色加以区分。

轴柄由硬质合金制成。还有一类用于夹持砂片和各种抛光轮的轴柄，称作夹持针。它是通过顶部的螺丝来固定各种打磨工具的，强度相对较低。螺丝的颈部容易变形或断裂，使用时应注意转速和压力不要太大。

3. 影响打磨效率的因素

（1）切削速度和切削深度　切削速度是刀刃相对于铸件表面在1分钟内所走的距

离。如一个直径为 5mm 的硬质合金车针在 11000r/min 的速度下，切削速度是170m/min。切削速度越快，产热增加，对工具和铸件的危险性越大，因此，切削速度并不是越快越好。

切削深度与切削工具的硬度和打磨材料的强度有关。切削深度越深，被加工物体表面的光滑度越差，同时产生的热量越大。

因此，需根据不同加工物体的打磨目的，选择不同的打磨工具和切削速度，这样才能提高打磨的效率。

（2）切削压力和旋转稳定度　打磨过程中，每个打磨工具的切削量是相对稳定的，在一定的切削速度下，需施加合适的切削压力。压力过大，摩擦阻力也大，铸件和手机会出现噪音，铸件变烫，手机明显发热，黏结剂在高温下可溶解，使车针磨损或脱砂严重。因此，加工压力不应大于500g，烧结型金刚石车针加工压力不得大于200g。

此外，只有砂轮稳定地接触加工物体表面，加工效率才能提高。影响砂轮旋转稳定度的原因和解决方法：①砂轮磨损不均匀，必须予以修整；②轴柄弯曲的车针应抛弃不用；③手机的工具夹口可能不干净，需要定期彻底清理。

（四）污染与防护

金属打磨操作的每道工序基本是在污染比较严重的环境中进行的，任何污染都会给操作者带来身体的损伤。因此，打磨操作中的个人防护很重要。

1. 喷砂所用的沙粒要选用正规的无害产品，喷砂车间要有吸尘设备，并定期维护，以保证吸尘效果；尽量选用湿式喷砂机或水压式喷砂机；操作时必须戴防尘面罩。

2. 打磨车间一定要通风，操作台要有吸尘装置；车间要经常洒水、拖洗，保持清洁。

3. 工装以斜襟围脖式为佳；操作时必须戴口罩，尽量选用多层棉布口罩，不要嫌不透气而不戴或戴用一次性纸质口罩。

4. 放电解机的车间要通风，电解液含有酸碱成分，使用电解机时注意个人防护。

二、支架打磨的基本操作

（一）支架清理

铸造完成后，需将铸圈放在隔热板网上（石板或耐火砖）自然冷却（图 5 - 51），待铸圈彻底冷却后，再进行支架清理工作。绝不能将其投入水中快冷，以免造成支架变形，甚至断裂。

1. 清理大块包埋材料

一手拿着铸圈，用小铁榔头敲击铸件的底座（也可采用专用的清圈钳子，用钳嘴夹住铸件底座，用榔头敲击钳子），以使大部分包埋材料脱落，切忌使用暴力。

2. 喷砂处理

对黏附在铸件表面的残余包埋材料和铸件氧化层做喷砂处理。首先检查喷砂机的气路、电路是否正常，清理室密封性是否良好，砂粒是否足够而干净无损（砂粒多次应用后会变成粉末，且含有大量包埋材料残渣）；将铸件放在密封的清理室，把手（戴有橡胶手套）伸进清理室拿着铸件对准喷嘴，开启手动或脚踏开关，隔着玻璃观察清理程度，不时变换铸件的位置和角度，保证将铸件所有部位清理干净（图5-52）。

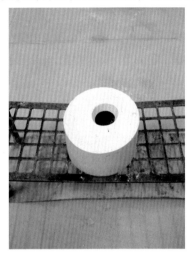

图5-51　铸造后的铸圈在隔热网上自然冷却

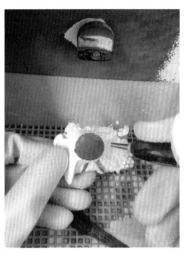

图5-52　铸件喷砂清理

喷砂操作要注意以下问题：

（1）砂粒类型与颗粒度　砂粒有金刚砂（主成分碳化硅）、刚玉（氧化铝）和玻璃珠（二氧化硅）三大类。金刚砂硬度最大，一般不单独作为支架喷砂材料；玻璃珠硬度最低，主要用于贵金属和精密附着体的喷砂，称为柔性喷砂；最常用的是刚玉。砂粒又有大小不同的颗粒，颗粒越大，喷砂时在铸件表面形成的粗糙程度越大，越不利于后续的磨光。支架一般采用中等粒度（90~180目）或各种不同粒度混合使用。

（2）工作压力的大小　需根据铸件的厚度调节喷砂机的工作压力，通常采用300~400千帕的压力为宜。过大的压力会使铸件变薄，特别是卡环会受到损伤或变形。

操作提示

　　由于各国的规定和习惯不同，砂粒大小的单位和喷嘴工作压力的单位不统一，从而造成理解上的混乱，以下是一些常用的概念。

　　颗粒度的常用单位："目"是网目的简称，表示标准筛的筛孔尺寸大小。在泰勒标准筛中，所谓网目就是2.54cm（1英寸）长度中的筛孔数目。目数越大说明颗粒越小，目数越小说明颗粒越大，如100目≈150μm，110μm≈140目。

　　工作压力是根据喷嘴的压力与面积得出的压强值，以千帕（KPa）、毫米汞柱（mmHg）最常见，也有用巴和磅/平方英寸等，各单位之间的关系是：

　　1巴=100千帕≈750毫米汞柱≈14.5磅/平方英寸（工程压力）

（3）铸件与喷嘴间的距离和角度　喷砂时铸件距喷嘴6～10cm为宜，要不断转动铸件，改变方向，以均匀冲刷铸件的各个表面，注意将细小的死角清理干净（图5-53）。

（二）支架打磨

1. 切除铸道

根据铸道的位置和方向，小心地贴近铸件的位置切割。切割铸道使用直径为38mm、厚度为0.5～1.0mm的片切砂片。转速不得超过12000r/min。较厚的砂片具有较高的抗弯强度，但切割缝较大，注意不要伤到铸件（图5-54）。

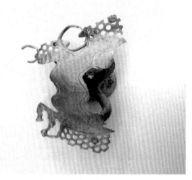
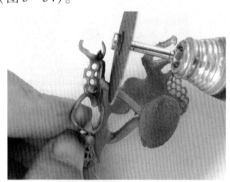

图 5 -53　清理干净的铸件　　　　　图 5 -54　片切铸道

片切砂片在切割时不可出现歪斜，以免折断，最好用具有固定轴的强力打磨机，少用微型电动手机。施加的压力必须小，最危险的是切割缝快到头、砂片将切割空时。切割铸道时注意力必须高度集中，切忌伤到铸件的其他部位。

2. 表面磨光

（1）结构修整　铸道切割后，在强力打磨机上用轮型砂石将铸道残根磨平，对因包埋材料有气泡而使铸件表面出现的菲边、毛刺等铸造缺陷予以消除，再对支架形状进行修整（图5-55）。上颌大连接体修整时参考加压封闭线，使铸件边缘圆钝，并形成线条流畅、整体协调的外形。

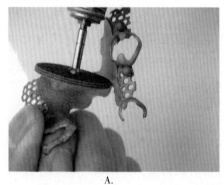
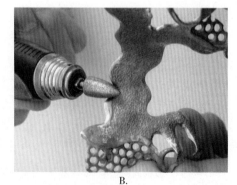

A.　　　　　　　　　　　　　　B.

图 5 -55　铸件粗打磨与修整

如果卡环、大连接体、网状连接体等组织面存在金属凸起，可在放大镜下用硬质合金车针进行仔细修整，不得改变卡环的尺寸。

（2）表面磨平　使用颗粒较细的柱状砂石，将大连接体的边缘、与网状连接体相接触的边缘以及小连接体等部位磨平，以使上颌大连接体的四周形成均匀、平整的光滑带，降低边缘的厚度，与黏膜组织移行（图5-56）。

使用硬质合金车针（球转或裂转）对花纹面进行打磨，使可能存在的氧化层进一步清除；对组织面较深的凹面也进行适当的打磨，修整内外终止线，使结构清晰、流畅（图5-57）。

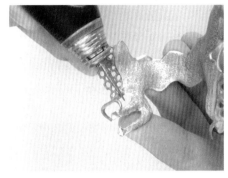
图5-56　用细车针进行表面磨平

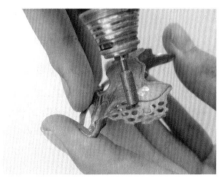
图5-57　修整内终止线

（3）二次喷砂　用颗粒度50~100μm的刚玉和玻璃珠各50%混合对支架进行细喷砂，以降低初步磨光支架的表面粗糙度，同时清理磨光过程中铸件表面黏附的污物。

（三）支架抛光

1. 电解抛光

（1）首先对卡环、支托及邻间钩等细小结构用电流阻隔涂料进行保护，防止电解过程造成尺寸改变。

（2）电解时将电解液加热至50℃，将支架固定在电解槽的阳极上，调整电压和电解时间后就可进行电解。随着时间的延长，电解液的电解效果会发生变化，应定期更换，并严格控制每次电解的电压和时间，也可采用两段式进行电解（图5-58）。

经电解抛光后的支架应立刻用清水冲洗，并剥离保护涂料。

2. 初步抛光

（1）电解完的支架即可进行模型就位（图5-59、图5-60）。就位前后可用细车针对卡环内面和支托进行精细打磨，然后小心地按就位道方向将支架就位在模型上。检查支架形状是否正确，与模型的配合是否良好。

检查支架的咬合，对𬌗支托等咬合高点进行调整。

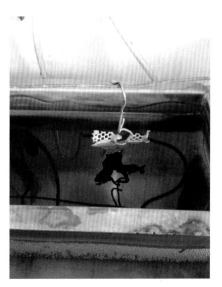
图5-58　电解抛光

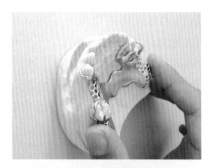

图 5 - 59　支架在模型上小心就位

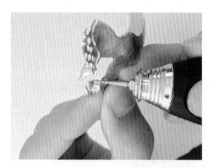

图 5 - 60　小心修整影响就位的支点

（2）运用不同的橡胶轮对铸件表面进行抛光。橡胶轮采用由粗到细的原则，根据支架不同的部位采用不同的形状，如可将柱状橡胶轮的末端修整成尖形，对支架的花纹面进行抛光（图 5 - 61、图 5 - 62、图 5 - 63）。

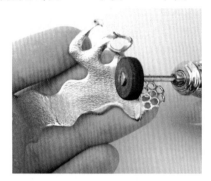

图 5 - 61　粗颗粒的橡皮轮抛光

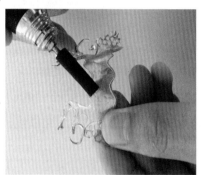

图 5 - 62　柱状橡皮轮抛光组织面

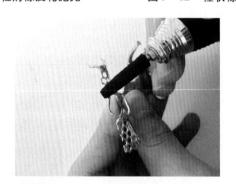

图 5 - 63　杯状橡皮轮抛光卡环

3. 精细抛光

采用不同材料的抛光轮对支架进行表面抛光。抛光轮的材料有亚麻、羊毛毡和毛鬃等。毛毡轮在抛光前要上抛光膏，抛光膏是将更细的抛光砂黏附在蜡等材料里形成的块状物，不同的材料用颜色区分，是精细抛光起作用的部分（图 5 - 64、图 5 - 65、图 5 - 66）。

抛光时，必须用手稳固地把持支架，防止支架在抛光轮的作用下发生变形，同时用手指护住卡环尖部，以免被抛光轮挂住致脱手飞出。

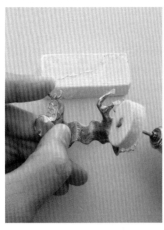
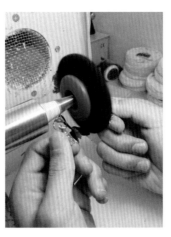
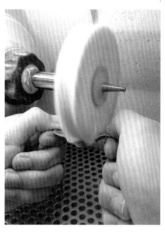

图 5 – 64　支架精细抛光（一）　　图 5 – 65　支架精细抛光（二）　　图 5 – 66　支架精细抛光（三）

（四）支架完成

用高压蒸汽清洗机清洗黏在支架表面的抛光膏和污物，同时对工作模型上的污物及蜡进行清理。将清洗干净的支架放在工作模型上，在放大镜下再次仔细检查与模型是否贴合，最后完成支架的制作（图 5 – 67）。

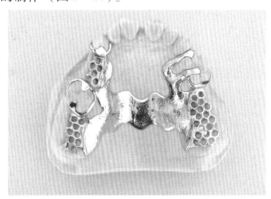

图 5 – 67　支架完成

操作提示

影响铸造支架质量的因素

1. 翻制模型的仔细程度和准确性。

2. 设计的协调与精巧。

3. 在模型上制作蜡型时的细心与清洁。

4. 温度引起蜡膨胀的考虑。5. 铸道的直径、长度、形态、附着位置和方式。

6. 包埋材料的选择。

7. 蜡型在铸圈中的位置。

8. 包埋液调和的量、温度和纯度。

9. 混合时的调拌方法。

10. 凝固时间。

11. 预热温度和时间。

12. 铸造方法。

13. 气泡：粘连、陷入和吸收的气体。

14. 熔化的合金甩入铸模腔的力量。

15. 冷却时的收缩。

16. 清圈的方法。

17. 喷砂、电解等。

18. 打磨与抛光的方法。

（张兴明）

第六章 弯制金属支架

知识要点

1. 了解弯制支架所用的器械及材料。
2. 熟悉石膏法填补倒凹的方法和步骤。
3. 掌握三臂卡环和间隙卡环的弯制方法。
4. 掌握卡环弯制的原则和要点。

弯制金属支架技术是根据支架的设计要求，利用手工器械对成品不锈钢丝和杆进行冷加工，形成各种卡环、𬌗支托、连接杆的制作方法。采用弯制法弯制的卡环、大连接体等在工艺质量和修复效果上虽不如铸造法性能优良，但具有卡环臂弹性好、易于调改、器械和方法简单、价格低廉的优点。

第一节 弯制支架的前期准备

一、模型设计

在义齿支架弯制之前，对工作模型进行观测分析，确定义齿支架的位置。

（一）模型观测

首先对设计为弯制支架的义齿模型，使用观测仪进行测量分析，确定义齿的就位道，画出基牙的观测线，以便于确定卡环等结构的位置（表6-1），同时确定基托的伸展范围。

表6-1 弯制卡环与观测线的关系

卡环组成部分	与模型观测线的关系	功能
𬌗支托	观测线上方，基牙的𬌗支托凹内	支持作用
卡环体	观测线上方的非倒凹区	支持作用及连接卡环部分
固位臂上端	从观测线上方的非倒凹区开始延伸至观测线下方的倒凹区	稳定作用

续表

卡环组成部分	与模型观测线的关系	功能
固位臂尖端	位于观测线下方的倒凹区内，视卡环种类不同，进入倒凹的深度也不同	固位作用
小连接体	位于非倒凹区	连接卡环与义齿基托
对抗臂	位于非倒凹区	稳定作用

（二）弯制支架设计

1. 根据弯制卡环的类型、要求和模型的观测，在模型上用有色笔画出卡环及𬌗支托的位置和形态等（图6-1）。

2. 确定连接体的走向和位置，并用铅笔标记在模型上，最后画出基托伸展范围的边缘线。

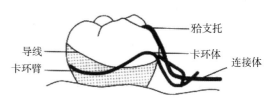

图6-1 卡环各部分与观测线的关系

二、填补倒凹

完成模型设计后，对基牙和组织的不利倒凹进行处理，同时要保留有利于义齿固位的倒凹。

（一）目的

使义齿顺利就位，提高戴牙效率，消除基托对牙龈的压迫。

1. 防止卡环坚硬部分、连接体进入倒凹区而影响义齿摘戴。

2. 防止基托进入倒凹区，对牙龈形成压迫。

3. 避免基托与基牙之间形成过大间隙。

（二）方法

1. 填凹法就是填补模型上妨碍义齿就位的不利倒凹，包括基牙倒凹和组织倒凹。填凹法是目前临床上最常用的去除不利倒凹的方法。

（1）填凹材料 可选择石膏、人造石、磷酸锌粘固剂等其他填凹材料。若用石膏或人造石进行填凹，最好加少许色素，使之与石膏模型材料有所区别。

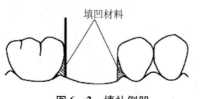

图6-2 填补倒凹

（2）填塞部位

①近缺隙侧基牙邻面的倒凹（图6-2）。

②基托覆盖区内余留牙的舌、腭面倒凹区及龈缘区。

③妨碍义齿就位的组织倒凹。

④义齿覆盖区内的小气泡或缺损。

⑤骨尖处、硬区和未愈合的拔牙创区。

（3）填凹方法　若选择有色石膏或人造石填补倒凹，在填补前应浸湿模型，用小调拌刀取调和好的填凹材料，从龈方向𬌗方涂布于需填补的倒凹区内，在填补轴面倒凹时，应使小调拌刀的平面与就位道方向一致。填补完成后，将模型放回观测仪的平台上，维持原有设计好的就位道方向，用带刃的分析杆去除多余的填凹材料，如有不足处再添加材料。最后用小排笔从龈方向𬌗方将其表面抹光。若选择磷酸锌粘固剂、蜡等材料，需在干燥的模型上进行。此外，在义齿基托覆盖区内，凡有骨尖处和硬区存在的区域应涂上一层调拌好的材料或者蜡片予以缓冲。

（4）注意事项

①填凹材料不宜过多或过少。若填凹材料过多，义齿虽戴入容易，但与自然牙之间留有间隙，易造成食物嵌塞，在前牙区影响美观；过少则达不到填倒凹的目的，义齿戴入困难。填凹材料的多少可使用观测仪的分析杆进行检查确定。

②填凹材料应止于观测线之下，这样才能使义齿就位后，支架、基托与自然牙牙冠之间保持接触。尤其是𬌗支托窝、隙卡沟等不能填塞，若有填塞石膏进入，则应清理干净。

③卡环固位臂进入基牙倒凹区处不能填塞，因该处为有利倒凹，填补后会影响固位。

三、常用器械

（一）弯丝钳

1. 三德钳

三德钳又名三用钳，是口腔修复技工最常用、一钳多能的器械，用于弯制各种卡环。嘴的背部较宽，头部逐渐变细而圆，并有齿纹用以稳固夹住金属丝。嘴的腹部有切刃，可切断钢丝。腹部的圆孔可用于直径2.0mm以下金属丝的转弯。钳的两侧背部外形，可便于钢丝的圆缓或直角转弯。优点是能稳定夹持金属丝，缺点是易造成金属丝损伤（图6-3）。

2. 尖嘴钳

钳头有一方一圆两个短嘴，末端变细。主要用于弯制卡环、加强丝等。使用灵活，对金属丝的损伤小（图6-4）。

3. 日月钳

钳嘴的横断面一侧为圆形，一侧为新月形。主要用于弯制卡环、𬌗支托和调整连接杆弧度等。弯制时较为省力，对金属丝损伤小，但不如弯丝钳灵活（图6-5）。

4. 三嘴钳

三嘴钳又名小三头钳，有三个喙，一侧两个，另一侧一个。其作用与日月钳相同，主要用于在金属丝的较短距离上，做较大角度的弯曲，如弯制卡环的连接体和加强丝。但对金属丝损伤较大，金属丝上常有钳夹痕迹（图6-6）。

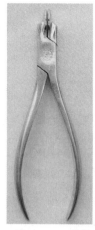
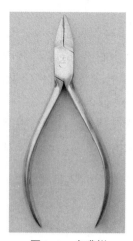
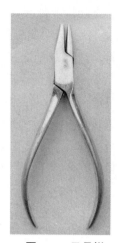
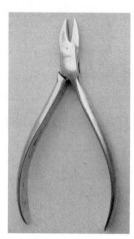

图6-3　三德钳　　　　图6-4　尖嘴钳　　　　图6-5　日月钳　　　　图6-6　三嘴钳

5. 平嘴钳

两嘴长而扁平，根据在两嘴的接触面上是否有齿纹分为有齿平嘴钳和无齿平嘴钳两类。主要用于调整金属丝的弯曲度，靠拢两金属丝之间的距离，也可用于弯制𬌗支托（图6-7）。

6. 切断钳

嘴较短，两刃锋相对，用于切断金属丝（图6-8）。

（二）杆钳

杆钳又名大三头钳，有三个嘴，柄和嘴均粗壮。用于弯制连接杆（图6-9）。

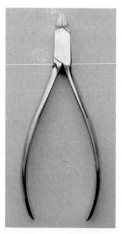
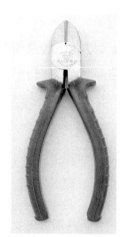
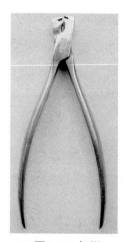

图6-7　平嘴钳　　　　图6-8　切断钳　　　　图6-9　杆钳

四、常用材料

口腔修复技工用于制作卡环的不锈钢丝大多为18-8铬镍不锈钢制品。其具有良好的生物安全性、对口腔组织无不良刺激、机械性能好、坚硬而富有弹性、抗腐蚀性能良好等特点。采用何种粗细的不锈钢丝应根据基牙牙冠大小，以及基牙稳固的情况进行选择。常用制作卡环的不锈钢丝的规格和用途如表6－2所示。

表6－2 常用不锈钢丝规格和用途

钢丝号	直径（mm）	用途
18	1.20	适用于弯制𬌗支托
19	1.00	适用于弯制𬌗支托和磨牙卡环
20	0.90	适用于弯制前磨牙和磨牙卡环
21	0.80	适用于弯制前磨牙和尖牙卡环
22	0.70	适用于弯制前牙卡环或隙卡

第二节 三臂卡环的弯制

三臂卡环由𬌗支托、颊侧卡环臂和舌侧卡环臂组成。此卡环具有良好的支持、固位和稳定作用，常用于牙支持式可摘局部义齿的磨牙或前磨牙上。

弯制时根据设计要求，在模型上画出设计线，然后按照设计线逐段弯制，先弯制𬌗支托，再弯制颊、舌侧卡环臂。

一、𬌗支托弯制

𬌗支托一般选用厚1~1.5mm成品𬌗支托钢丝。若用直径1.2mm（18号）的不锈钢丝，要将其压扁或锤扁成宽1.5~2.0mm、厚0.5~1.0mm的扁条状。弯制工具可选择日月钳、平嘴钳和三德钳等。

（一）弯制要求

1. 位于𬌗面的部分应与支托凹完全密合。支托的长度一般为基牙𬌗面近远中径的1/4~1/3。

2. 垂直段连接体逐渐离开基牙的邻面，越接近龈方离开的程度就越大。不能进入倒凹区，以免影响义齿的戴入。

3. 近牙槽嵴顶部的水平段连接体距离牙槽嵴0.5~1.0mm。这样既可避免磨损模型，又可使其完全被包埋在塑料基托内（图6－10）。

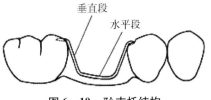

图6－10 𬌗支托结构

（二）弯制方法

𬌗支托的弯制方法有两种：

1. 方法一

从一端基牙的殆面弯至另一端基牙的殆面（图6－11）。其弯制步骤为：

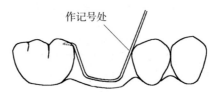

作记号处

图6－11 殆支托的弯制方法一

（1）弯制前先将殆支托钢丝的一端磨圆钝，右手持技工钳，左手执钢丝。弯制时，用技工钳夹持一段与殆支托凹长度相等的钢丝，然后将其向下弯曲成钝角，目的是使殆支托的小连接体垂直段不进入牙冠邻面的倒凹区。

（2）根据缺隙区牙冠的高度，在距牙槽嵴0.5～1.0mm处作记号，将钢丝呈水平方向弯向另一端，且与牙槽嵴顶平行。

（3）在该水平段按缺隙区近远中距减短2～3mm，将末端钢丝向上弯曲，与水平段呈约120°的夹角，形成第三个弯曲。

（4）在模型上比试、调整，使钢丝与另一端殆支托凹边缘轻轻接触，再作记号，将末端钢丝弯向殆支托凹方向。

（5）根据该殆支托凹的长度切断钢丝的多余部分，并将殆支托钢丝的末端磨圆钝，调整殆支托，使其与殆支托凹密合。

（6）在工作模型上滴蜡固定殆支托，注意蜡不能影响咬合和后面卡环的弯制以及焊接，一般在小连接体的垂直段滴蜡固定。

2. 方法二

先弯制殆支托的连接体，再弯制殆支托部分（图6－12）。其弯制步骤为：

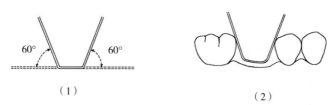

60°   60°

（1）   （2）

图6－12 殆支托的弯制方法二

（1）首先目测缺牙间隙大小，在殆支托钢丝上取稍小于缺牙间隙近远中距离的一段钢丝，两端向上弯曲，弯曲角度约60°，形成殆支托连接体的水平段，且离开牙槽嵴顶0.5～1.0mm。

（2）放在模型上比试，调整两端钢丝，形成殆支托连接体的垂直段，使钢丝与两端殆支托凹边缘轻轻接触，作记号，将末端钢丝向下弯曲形成殆支托。

（3）再次在模型上比试、调整，使殆支托与殆支托凹贴合，切断多余钢丝，并将殆支托末端磨成圆三角形，调整，使其与殆支托凹进一步贴合。

（4）在垂直段处用蜡将𬌗支托固定在模型上（图6-13）。

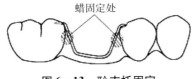

图 6 - 13 𬌗支托固定

二、卡环臂弯制

（一）Ⅰ型卡环

适用于Ⅰ型观测线的基牙。此类卡环固位稳定支持作用均好。

1. 卡环臂

选取 20 号或 21 号不锈钢丝，先将钢丝的尖端磨圆钝。目测基牙牙冠弧形的大小，左手握持钢丝，右手握弯丝钳夹紧钢丝的末端，左手中指、无名指和小指夹住钢丝，食指抵在钳嘴上做支点，拇指压住钢丝，两手同时向外旋转用力，使钢丝弯曲呈弧形。放到模型上比试、调整，使钢丝的弧形与卡环设计线一致，并与基牙贴合（图6 - 14）。

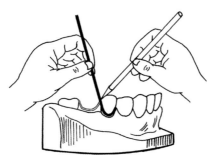

图 6 - 14 弯制卡环臂

2. 卡环体和连接体的下降段

卡环臂弯制完成后，放在模型上比试，在需要转弯的地方用红色铅笔作标记。转弯后形成卡环体和连接体的下降段。由于卡环部位和方向不同，弯制手法也不相同，有正手法弯制和反手法弯制两种手法。

（1）正手法弯制（图6 - 15） 右手握住弯丝钳，夹紧卡环臂靠近标记处，如果卡环臂的弧度较小，就用钳夹住卡环臂弧面。用左手拇指固定卡环臂并抵住钳嘴，中指和无名指夹住钢丝，中指和食指用力将其向外、向下（龈方）弯曲120°，并将其向内拉少许，以免连接体下降段进入基牙邻面的倒凹区。

（2）反手法弯制 有两种方法：

方法一：可将卡环倒转过来，钳夹紧卡环臂的外侧靠近标记处，用左手食指固定卡环臂并抵住钳嘴，拇指和中指夹住钢丝，拇指用力将钢丝向上、向外推约120°，向外拉

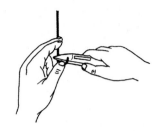 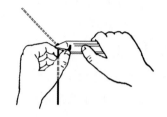 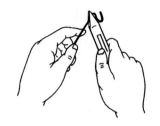

步骤一：钳夹持记号处　　　　步骤二：将钢丝向下弯曲约120°　　步骤三：钳夹转弯处，将钢丝向上弯
曲，完成下降段

图6-15　正手法卡环弯制步骤

少许，防止其进入基牙邻面的倒凹区（图6-16）。

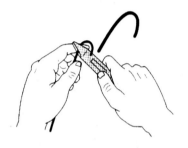 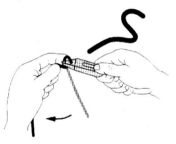

步骤一：钳夹持记号处　　　　　　步骤二：将钢丝向外推约120°

图6-16　反手卡环弯制方法一

　　方法二：转弯处标记后不改变方向，右手握钳，夹紧靠近转弯的标记处，左手食指和拇指捏紧卡环臂，中指、无名指夹住钢丝，中指用力将钢丝向外、向下压约120°，并向外推少许，形成卡环体和连接体的下降段（图6-17）。

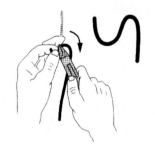 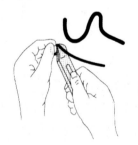

步骤三：钳夹靠近记号处，将钢丝　　　　步骤四：钳夹转弯处，压钢丝
向外、向下压约120°　　　　　　　　向内向上，完成下降段

图6-17　反手卡环弯制方法二

3. 弯制连接体的水平段及上升段

　　连接体的下降段弯制好后，目测缺隙区高度，在适当位置（转弯处）将钢丝向上弯曲，形成连接体的水平段。再目测，钳夹适当的部位，将水平段向上弯曲约90°，形成连接体的上升段。然后比试调整后使水平段与𬌗支托的连接体水平段平行。再将连接体弯制

搭在𬌗支托的连接体上，切断多余钢丝，卡环臂尖端磨圆钝。最后固定在基牙上。

（二）Ⅱ型卡环

适用于Ⅱ型观测线的基牙。此类卡环固位作用较好，但稳定、支持作用较差。临床上多用铸造法制作，较少弯制使用（图6－18）。

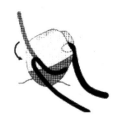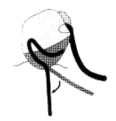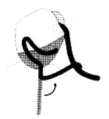

图6－18　Ⅱ型导线上返卡环的弯制

1. 颊侧壁

卡环臂末端位于基牙颊面近缺隙侧的倒凹区。首先目测基牙牙冠的大小，将钢丝弯制成与基牙颊面贴合的弧形，放在模型上比试，在转弯处作标记，将弯丝钳的圆形嘴放在靠近转弯处的内侧，使钢丝绕圆形喙做180°弯曲，两段钢丝接近平行。然后在距离转弯2.0～4.0mm处作标记，将钢丝向相反方向弯曲约60°。在龈缘下约4.0mm处作标记，将钢丝向缺隙方向弯曲，进入缺隙区形成连接体，并搭在𬌗支托的连接体上。

2. 舌侧臂

弯制方法同Ⅰ型卡环。

（三）Ⅲ型卡环

适用于Ⅲ型观测线的基牙。此类卡环固位作用较好，稳定作用较差（图6－19）。

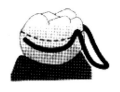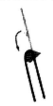

步骤一：弯制方法同Ⅰ型卡环　　　　步骤二：钢丝绕圆形嘴做180° 弯曲

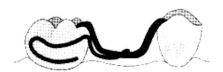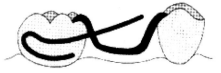

步骤三：两个弧形臂与基牙贴合　　　　步骤四：形成卡环体和连接体

图6－19　Ⅲ型卡环的弯制

1. 颊侧壁

弯制方法有两种。第一种方法同Ⅰ型卡环，也是常用的弯制方法。另一种弯制方法为：先目测基牙牙冠大小，估计卡环臂的长度，用弯丝钳夹住转弯点，圆形嘴放在转弯的内侧，使钢丝末段绕圆形嘴做180°弯曲。然后，根据设计线进行调整，使两个弧形臂与基牙贴合。放在模型上比试合适后，再弯制卡环体和连接体，方法同Ⅰ型卡环。

2. 舌侧臂

弯制方法同Ⅰ型卡环。

三、三臂卡环的支架分布与整体连接

（一）支架分布

1. 若缺隙𬌗龈距离较小，卡环臂的连接体走向可与𬌗支托连接体平行，即由一基牙的颊侧固位臂弯至另一基牙的颊侧固位臂，另一卡环臂则由舌侧至舌侧（图6-20）。

2. 若缺隙较长或为远中游离缺失，各基牙上的支托和卡环臂可分别弯制。弯制的方法与双臂卡环相同，有时也可只弯制颊侧固位臂，舌侧对抗臂则采用基托与基牙舌面的接触代替对抗臂的作用。

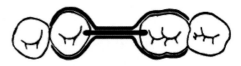

图6-20 连接体的分布（一）

注意卡环臂和𬌗支托的连接体应交叉重叠，并位于缺隙𬌗龈向距离较大处，以免影响人工牙𬌗面塑料的厚度。不管用哪种方法，卡环与支托的小连接体必须有接触，以便于锡焊固定（图6-21）。

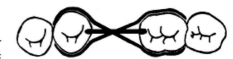

图6-21 连接体的分布（二）

（二）整体连接

支架弯制完成后，应将全部支架连接成一个整体，以免填塞塑料时移位。连接方法有：

1. 锡焊法

此法为弯制支架连接的常用焊接方法。焊接前再次检查蜡固定的支架各部分是否松动。在焊接处滴焊媒（如正磷酸），用20~30W电烙铁将焊锡熔化，涂布于支架的连接处，注意支架不能移位，焊锡不可过多，焊点不可过大，以免影响排牙及塑料基托的强度。

2. 自凝塑料连接法

调和少许自凝塑料，置于支架连接处即可。

第三节　其他卡环的弯制

一、间隙卡环的弯制

间隙卡环又称隙卡，是临床上常用的单臂卡环。因其通过两邻牙的𬌗外展隙，与单臂卡环相比较，除固位作用之外，还有一定的支持作用。

（一）弯制要求

1. 𬌗外展隙段钢丝要与隙卡沟密合，不能影响咬合。
2. 钢丝不能进入基牙舌侧倒凹和牙槽嵴倒凹内，否则会影响义齿的摘戴。
3. 由于隙卡多用于前磨牙，故可将卡环臂稍靠近颊侧牙龈，这样既有利于美观，也可以减少对颊黏膜的摩擦。
4. 连接体处钢丝转弯应为钝角，与组织面间保持约 0.5mm 的距离，走向尽量与基托可能的易折线垂直。

（二）弯制方法

1. 卡环臂

使用与弯制单臂卡环臂相同的方法弯制出颊臂的弧形后，在基牙与相邻牙的颊外展隙处，用日月钳或小三嘴钳将钢丝略为弯曲，使其与颊外展隙密合。将钢丝放回到模型上比试，调整合适。

2. 卡环体

用铅笔在颊外展隙与𬌗外展隙的交界处作标记，用平头钳夹住标记稍下方，左手指压住钢丝，使其向𬌗方弯曲，与隙卡沟密合。

3. 连接体

用铅笔在钢丝位于𬌗外展隙的舌侧𬌗缘隙卡沟处作标记，夹住该处，使钢丝顺舌外展隙下降，进入舌（腭）侧基托范围内，按模型上的连接体设计进行弯制，使之与其他连接体接触（图 6 – 22）。

二、圈形卡环的弯制

圈形卡环多用于向近中舌侧或近中颊侧倾斜的上下颌远中孤立磨牙。卡环的游离端位于基牙颊侧或舌侧的倒凹区，部分起固位作用；位于舌侧或颊侧的非倒凹区，部分起对抗臂作用。

（一）弯制要求

1. 因圈形卡环卡臂较长，故可选择粗一些的不锈钢丝（20 号或 19 号）进行弯制，或用塑料基托包埋固定对抗臂钢丝。

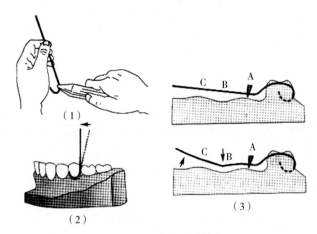

图 6 - 22　间隙卡环臂的弯制

2. 上下颌磨牙牙体倾斜方向不同，卡环的游离端位于基牙的位置亦有所不同。卡环游离臂端位于上颌磨牙颊侧的倒凹区或下颌磨牙舌侧的倒凹区处。

3. 弯制圈形卡环时，注意轴面角转弯处应准确，角度要合适。

4. 对抗臂的位置应不影响咬合。

5. 因在模型上需要反复比试，注意不要磨损石膏基牙。

（二）弯制方法

以下颌磨牙向近中舌侧倾斜为例进行说明。

1. 固位臂和对抗臂

卡环从近中舌侧倒凹区开始弯制，并沿基牙的远中面至颊面。

2. 连接体

卡环由颊面转入基牙近中的缺隙区内形成连接体，与支托连接体相连。

三、连续卡环的弯制

连续卡环适用于牙列缺损、基牙松动或基牙颊侧缺乏倒凹，无法获得足够的固位时，固位臂向前延伸至相邻基牙颊侧倒凹区，以获得固位，并有保护松动基牙的夹板作用。

（一）弯制要求

1. 后牙选用 20 号不锈钢丝，前牙选用 21 号或 22 号不锈钢丝。

2. 两相邻牙间的弯曲位置要准确，转弯应小，不能形成直角。

3. 不能嵌入邻间隙。

4. 不能磨损石膏基牙，否则会影响义齿的就位和摘戴。

（二）弯制方法

首先在模型上画出与观测线平齐的连续卡环线，从一端开始，逐牙弯制，比试，完成卡环臂的弯制。然后弯制两端的卡环体和连接体。

四、卡环弯制的原则和要点

（一）卡环弯制的原则

1. 按设计要求弯制各种不同类型和形式的卡环，卡环固位臂呈圆弧形，弹性部分应进入倒凹区，但注意不宜过低，以免压迫牙龈组织。卡环的坚硬部分应放在非倒凹区，并与模型密合，以免影响就位，但不能妨碍上下颌牙的咬合。

2. 卡环与模型轻轻接触，弯制时不能损坏模型，不能强行就位。

3. 卡环最好一次弯制完成，勿反复弯折钢丝的同一部位，以减少材料的疲劳和内应力，防止钢丝折断。

4. 卡环臂尖端应磨圆钝，防止义齿摘戴时刺伤软组织。同时，卡臂尖端不应顶靠在邻牙上，以免影响就位。

5. 卡环各组成部分不能影响咬合。

6. 连接体不能进入组织的倒凹区。小连接体的水平部分应离开牙槽嵴顶 0.5 ～ 1.0mm，以便能被塑料完全包裹。

7. 卡环、𬌗支托、小连接体应该用锡焊连接在一起，焊接处应完全被包埋在塑料中，以增加支架的强度。

8. 卡环臂和卡环体部应尽量选用对钢丝损伤小的器械进行弯制，以减少钢丝表面的钳夹痕。

（二）卡环弯制的要点

卡环弯制要点可概括为"三定一控制"。

1. "三定"

（1）定位确定卡环在基牙上的位置。

（2）定点确定在何处转弯，用红蓝铅笔准确地作上标记，钳夹的位置略在标记以下，使得转弯恰在标记处。

（3）定向牢记卡环各部位在基牙上的位置、走行方向，做到心中有数，转弯时固定卡环，勿使转动。

2. "一控制"

控制好转弯时用力的大小。

如弯制的部分不密合，可拉直调整密合后再弯制下一部位，不得更改已密合部位；拐弯处应圆滑，避免不必要的拐角；避免反复弯曲钢丝，以防卡环折断；不宜用多次弯曲过的钢丝；不得损伤石膏模型，剪短钢丝后，需调磨卡环尖端，使之圆钝。

（潘夏微）

第七章　人工牙排列与基托蜡型

📚 学习目标

1. 熟悉人工牙的种类和基托的基本要求。
2. 掌握人工牙的基本排列方法。
3. 掌握可摘局部义齿的蜡基托制作。
4. 了解特殊条件下人工牙的排列。

弯制或铸造金属支架完成后，就进入可摘局部义齿工艺技术流程的第五环节，排列人工牙和制作基托蜡型。

第一节　人工牙排列

人工牙是义齿结构上代替缺失的自然牙，用来恢复患者牙冠形态和牙齿功能，进而维护口腔健康的部分。

一、人工牙的作用

1. 代替缺失的自然牙，恢复牙弓的完整性，加强牙列的整体稳定。
2. 建立正常咬合，恢复咀嚼功能。
3. 恢复牙列外形，特别是缺失的前牙外形，进而恢复患者的面形和丰满度。
4. 辅助口腔发音功能。
5. 防止口内余留牙伸长、倾斜、移位以及咬合紊乱的发生。

二、人工牙的种类

（一）根据人工牙材料的不同分类

1. 塑料牙
与基托为化学性连接，不易脱落；有韧性，不易折断；可任意磨改以适应不同缺牙间隙和咬合情况。一般分为成品塑料牙和个别制作的塑料牙两类。
（1）成品塑料牙　由专业的材料厂家生产、临床直接应用的塑料牙。目前市场上根据生产工艺的不同，质量可有很大差异：在色泽上有两层色、三层色甚至四层色的区别，色彩层次越多逼真程度越高。一般的普通塑料牙硬度和耐磨性能差，易老化，易变色，咀嚼效率低；硬质塑料牙性能适中，在临床广泛应用（图7-1）。

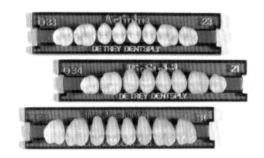

图7-1　塑料人工后牙

（2）个别制作的塑料牙　对于缺隙过窄小、𬌗龈距离过低无法采用成品牙者，采用口腔树脂材料（造牙粉）制作个别塑料牙。色泽、耐磨性能差，易老化，易变色，咀嚼效率低，多用于个别后牙。

2. 瓷牙

瓷牙是由材料厂家生产、用于可摘义齿的成品牙。瓷牙硬度大，不易磨损，咀嚼效率高，色泽好，不易变色。由于瓷牙是通过盖嵴面设置的钉或孔与基托进行机械性连结的，故易脱落，脆性较大，易折裂，且硬度大不易磨改，咬合冲击力大。适用于缺隙较大以及多个后牙连续缺失、𬌗龈距离正常、牙槽嵴丰满、对颌牙牙周健康者。由于适用条件的限制，瓷牙的应用越来越少。

3. 金属𬌗面牙

金属𬌗面牙是指人工后牙𬌗面或前牙舌面部分，也可以是缺隙过窄小或𬌗龈距离过低而做的整个金属牙。一般通过整体铸造与金属基托相连接，唇颊面利用金属固位装置与塑料牙或基托机械性连接，不影响美观。金属硬度大，强度高，能承受较大的咬合力，不易破裂或磨损，且有增强基托强度的作用。

（二）根据人工牙𬌗面形态分类

根据𬌗面形态的不同可将人工牙分为解剖式牙、半解剖式牙和非解剖式牙三种类型（图7-2）。

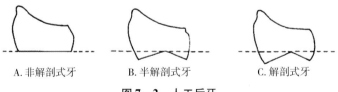

A.非解剖式牙　　　　B.半解剖式牙　　　　C.解剖式牙

图7-2　人工后牙

1. 解剖式牙

解剖式牙亦称有尖牙，牙尖斜面与底面的角度即牙尖斜度为30°~33°，与初萌出的自然牙相似。在正中𬌗时，上下颌牙有良好的尖窝咬合关系，咀嚼功能好，形态自然，但侧向力大，不适于义齿固位差或对颌牙明显磨损的患者。

2. 半解剖式牙

半解剖式牙是指牙尖斜度为20°左右的有尖人工牙，上下颌牙齿间有一定的尖窝咬合关系，咀嚼功能较好，形态更接近一定磨耗的自然牙，比解剖式牙的侧向力小，易于与对颌牙适应，临床应用较广泛。

3. 非解剖式牙

非解剖式牙又称无尖牙、平尖牙或零度牙，即牙尖斜度为0°。其颊舌轴面形态与解剖式牙相似，殆面有溢出沟。咀嚼时侧向力小，一般用于牙槽骨吸收严重、固位很差的全口义齿或对颌牙严重磨耗的患者，临床应用少。

三、排牙前的准备

（一）器材准备

1. 蜡刀和蜡匙

常见的蜡刀一头有刀形和矛形两种，另一头有多种形状，主要用于雕刻蜡型。蜡匙一头是金属匙形，用于烫蜡；也有用电烙铁改装的电蜡匙，应用方便。蜡刀与蜡匙一般用不锈钢制成，耐火烧而不易变形、变软，要求中间有一定直径的手柄，操作时手感好。自如地使用蜡刀和蜡匙是技师的基本能力。

2. 酒精喷灯

酒精喷灯由喷嘴、通气管、气囊（橡皮球）和酒精容器等部件组成。使用时通过喷嘴气流将尖细的火焰喷到蜡基托上，火焰的长短和气流的大小可以调节。主要用于喷光蜡型的表面。

3. 基托蜡

常用的基托蜡称为红蜡片，有夏用和常用两种。夏用蜡的软化点在46℃~49℃，常用蜡的软化点在38℃~40℃。基托蜡加热后有一定的可塑性和黏着性，冷却后有一定的韧性，用沸水可冲干净而不留油性残渣。

（二）检查殆架，核对咬合关系

排牙前，一定要检查模型的咬合关系，确定弯制和铸造支架的卡环体、支托等是否过高，是否有早接触；支架固定是否牢固，殆架是否将模型建立在正中殆关系上等。如有问题需及时调整。

四、前牙的排列

（一）前牙的排列要求与选择

1. 尽量满足美观和发音方面的要求，并有一定的切割功能。

2. 单个牙缺失时，形态、大小、色泽应与同名牙对称，与邻牙协调。

3. 多个前牙缺失时，人工牙的形态、大小要与患者的面形、性别等相适应（图7-3）；色

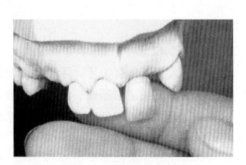

图7-3 前牙形态选择

泽应与患者的肤色、年龄相称，必要时考虑特殊染色，以达到良好的美观效果。

4. 对于特殊条件或要求的患者，要充分沟通，取得患者的同意和认可。

（二）单个前牙缺失的排列

1. 上颌中切牙缺失的排列

根据缺失区的条件选择合适的人工牙，放在模型上比试大小、长短以及与牙槽嵴的接触情况，再进行适当地调磨。若人工牙过宽，调改它的邻面和舌侧边缘嵴，尽量保持唇面的形态；若邻面磨改量大，注意将近远中唇线角调整圆滑，保证外展隙的形态与邻接点的位置，避免唇面过平而缺乏立体感。若过长，则主要调改人工牙的盖嵴面（图7-4），与牙槽嵴贴合，但不能破坏颈缘形态，必要时可磨改切端。若宽窄、长短合适，则调整其唇舌向倾斜度和近远中向倾斜度及扭转，保证与同名牙对称，邻牙协调。

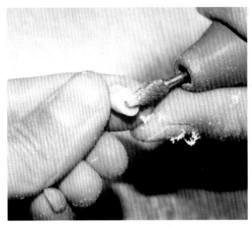

图7-4　前牙盖嵴部磨改

对于年龄过大的患者，应选择适当长的人工牙进行切缘磨改，模拟老年人切端的磨耗形态和透明层减少现象，与同名牙及邻牙相协调。

实践技能链接

前牙颈缘线的形态、位置直接关系到前牙的美观，在前牙的排列中占有重要的位置。首先，注意颈缘线与邻牙颈缘线的协调，前牙形态（包括颌弓形）不同，颈缘线的形态也不同。其次，确保颈部凸度与邻牙的协调，颈部凸度与牙槽嵴的吸收程度、牙冠的长度、邻牙的倾斜和牙周形态等有关，在确定时要综合考虑。盖嵴面磨改时，除了取得合适的牙冠长短外，还需特别注意颈曲线的形态、位置与邻牙的协调，否则会影响美观（图7-5）。

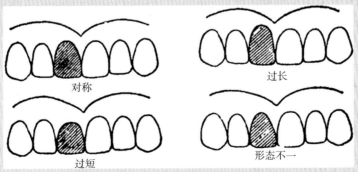

图7-5　前牙颈缘容易出现的问题

2. 上颌侧切牙、尖牙和下颌单个前牙缺失的排列

原则上同中切牙的排列方法，与同名牙对称，与邻牙协调。下颌前牙可适当磨改唇侧切斜面。

（三）多个前牙缺失的排列

1. 上颌两中切牙缺失的排列

选择合适的人工牙放在模型上比试，如过宽，先对称地磨改两中切牙的宽度，近中面要少量或尽量不磨改。然后，根据邻牙的牙冠长度（要特别参考尖牙或整个牙列的𬌗平面）、覆𬌗关系，对称地磨改人工牙的盖嵴部与颈缘，必要时磨改切端，使其与邻牙协调。最后调整倾斜度及扭转度，使之与牙弓、颌弓一致。注意两中切牙的邻接点恰好在中线上，并与对颌牙建立正常的𬌗关系。用蜡粘固在缺隙内后，根据咬合调改人工牙舌面的咬合高点，确定在牙尖交错𬌗与前伸𬌗时无早接触。

2. 一侧前牙缺失的排列

按中切牙、侧切牙、尖牙的顺序排列。先将中切牙在大小、形态、倾斜、扭转等方面与同名真牙对称一致，用蜡固定在模型上；然后按同样要求依次排列侧切牙和尖牙，根据缺隙的大小适当调改。最后检查两侧前牙是否对称，弓形是否呈完好的弧形。

3. 上前牙整个缺失的排列

首先在模型上确定中线的位置与方向，根据余留牙与对颌的咬合程度等确定前牙的𬌗平面，然后按照先排两中切牙，再排两侧切牙，最后排两尖牙的顺序依次用蜡固定在模型上。最后检查两侧前牙是否对称，弓形与咬合是否合理。

实践技能链接

多个前牙缺失的患者，由于缺牙多少与缺失时间的不同，牙槽嵴会有不同程度的吸收，咬合关系和前牙的高低在模型上比较难确定，临床一般会采用口内试戴的方法，具体操作如下：

在制作义齿支架以前，模型涂布分离剂后做好蜡基托，初步完成前牙排列固定后，放入口内试戴，根据口腔的具体情况进行调整，并征求患者的意见，以取得美观和功能的良好效果。之后将蜡基托及排好的人工牙取出，准确地放回模型上，检查无误后用蜡固定。在之后的支架制作或就位操作时，不能轻易改动。

五、后牙的排列

（一）后牙的选择

1. 尽量选择硬度大、耐磨的硬质塑料牙，目的是恢复咀嚼功能。
2. 外形、颜色应与同名牙和邻牙协调。

3. 大小、数量根据缺失的多少、缺失位置而变化，特别是游离端多个牙缺失者，应考虑减径（大小）、减数，加深食物排溢沟，以减小基牙及支持组织的负荷。

4. 与对颌牙建立良好的咬合关系，有适当的咬合接触和覆𬌗、覆盖关系。

（二）后牙的排列

1. 单个后牙的排列

将选择好的人工牙放在模型上比试，寻找阻挡牙齿放置的阻碍点，用技工手机进行磨改，一般磨改人工牙的两邻面，该部位是连接体对应占据的位置；对于𬌗龈距离低的患者同时磨改对应的盖嵴面，注意不能磨改过多或破坏人工牙的颊面形态（通过目测难以确定阻碍点时，可用薄的咬合纸放在牙与支架之间轻压，然后磨改在人工牙上的印迹）。

后牙基本就位的标准是：𬌗面近远中边缘嵴与邻牙高低基本一致，颊侧颈缘与邻牙协调。人工牙基本就位后，可放在模型上用对颌模型大致检测咬合的高低。注意与对颌牙不能出现咬合过低，以有轻微的咬合高点为宜。用蜡固定人工牙，冷却后用咬合纸确定咬合高点，调改人工牙上的咬合印迹，确定牙尖交错𬌗与侧向𬌗无早接触。

2. 单颌多个后牙缺失的排列

选牙时人工牙的数目、大小与缺隙情况基本一致，排牙方法与单个牙缺失基本相同。排列时一般先排第一磨牙，然后再排其他牙。这样容易与对颌牙形成良好的牙尖交错关系（如果人工牙大小与间隙比较协调，也可从前向后依次排列）；前磨牙，特别是第一前磨牙与尖牙在形态上要协调，达到美观要求；对于游离端缺失的多个后牙，人工牙尽量靠近支托，以加强基牙对义齿的支持作用。

3. 同侧上下多个后牙缺失的排列

应重点排列好主𬌗力区的人工牙，使其形成良好的尖窝交错关系。排牙时，要注意人工牙的轴向倾斜和𬌗平面，不要排成反的横𬌗曲线和纵𬌗曲线；调改咬合时应特别注意达到正中𬌗的广泛多点接触，防止出现咬合过高或低𬌗现象（图7-6）。

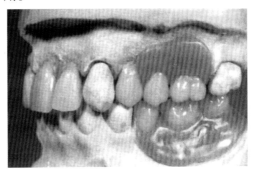

图7-6　上下后牙排列注意咬合与曲线

（三）后牙排列与咬合有关的问题

1. 排列位置

后牙排列时，原则上应排列在牙槽嵴顶上，使𬌗力中心落在牙槽嵴顶，以利于义齿的稳定。对于牙槽嵴过度吸收的患者，可考虑将人工牙排成反𬌗，否则过于偏向颊侧的人工牙，在咬合时易出现义齿下沉、摆动，牙槽嵴黏膜压痛，加速牙槽嵴吸收，基牙扭伤及义齿基托折断等不良后果。

2. 覆𬌗、覆盖关系

后牙也应该排成正常的覆𬌗、覆盖关系（图7－7）。正常的覆盖关系有利于对颊、舌的保护，特别是上颌牙槽嵴一定程度吸收而对颌牙有磨耗的患者。尽量不要排成对刃𬌗。如果一定要排成对刃𬌗，应加厚颊部基托，以防咬颊。对于有一定程度磨耗的后牙，人工牙应排成一定的覆𬌗关系，使人工牙颊尖与自然牙的牙尖线条一致，有利于美观。

3. 人工牙的长期磨耗问题

自然牙在长时间的咀嚼过程中，𬌗面会有不同程度的磨耗，形态也随之有相应变化，除了人工牙的牙尖斜度与之相适应外，还应考虑其他一些变化。

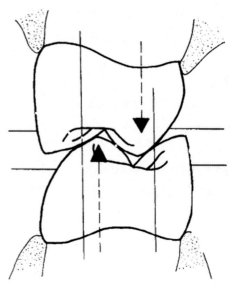

图7－7　后牙咬合的覆𬌗、覆盖关系

（1）如果对颌为自然牙，义齿应选择硬质塑料牙，其在长期咀嚼中会形成相对均匀的磨耗，不会影响牙列曲线的完整性，不会降低咀嚼效果。

（2）上下后牙都缺失需要人工牙恢复时，应根据患者的口腔条件和义齿的固位情况上下同时选用半解剖式或解剖式后牙，以恢复良好的咀嚼功能。

（3）如果对颌牙为硬度很高的瓷牙，应选用与之磨耗度相近的金属𬌗面牙或硬质塑料牙。如果选用普通塑料牙，会因为塑料牙不平衡的过多磨耗，而改变咬合曲线，使可摘局部义齿咬合降低、咀嚼效果变差。

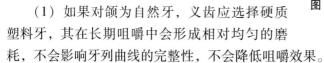

实践技能链接

后牙咬合接触面积的大小不同，恢复咬合力的程度也不同，但并不是咬合力越大越好，咬合力的大小应根据义齿的设计形式、基牙及牙槽嵴的支持程度进行合理设计。人工牙应稍小于自然牙，咬合接触面积的大小也应灵活调整。在实际工作中，常采用人工牙减数（限于游离端义齿）、降低牙尖高度、加深𬌗面沟槽、调整外展隙等方式，在减轻咬合力的同时，提高咀嚼效果，降低义齿的不稳定因素。

六、几种异常情况的排牙

临床常遇见患者出现缺隙过宽、过窄，邻牙错位、移位及咬合关系异常等情况，给排牙造成一定的困难。技师需根据具体情况，灵活处理，同时注意与医生进行详尽的沟通，采用口内试戴的方法，往往能达到比较满意的效果。

（一）前牙异常情况的排列

1. 缺隙过宽

缺隙过宽一般是因原来牙齿间存在间隙，或有多生牙、乳牙滞留等，在牙齿缺失后则造成缺隙过宽。根据缺隙过宽的程度，可采取下列措施。

（1）稍宽 可选用比同名牙稍大的人工牙，进行唇面形态修整的方法，包括加大牙齿近远中唇线角的角度，使牙的唇面变凸，根据视觉假象原理使牙显得并不过大；也可采用适当加大近远中倾斜度，磨改切角和颈缘线的方法；有的也可采取在远中面留有适当自然间隙的方法来弥补缺隙过宽（图7-8）。

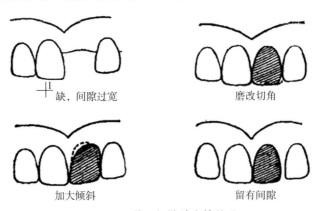

图7-8 前牙间隙稍宽的处理

（2）过宽 可采用排牙加数的方法解决。一般根据缺失情况，将加数牙排在远中。如上颌两个中切牙缺失且间隙过宽者，在确定面部中线的位置后，可将两中切牙按正常的大小要求排列在中线两侧，近中邻接关系协调；根据远中缺隙的大小磨改、排列加数牙，要求形态自然（类似于过小牙的形态），邻接关系合理（图7-9）。

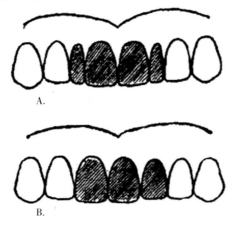

图7-9 前牙间隙过宽的处理

2. 缺隙过窄

原因可能是牙齿缺失后，未及时修复，邻牙向缺隙移动，使缺隙变小；或原来牙齿扭转、移位，或是过小牙，缺失后缺隙显得窄小。临床根据情况可采取下列措施。

（1）稍窄　个别牙缺失，缺隙稍窄，应选用与同名牙大小相等的人工牙（如选用略小的牙时注意长度不能短），磨改邻面使其符合缺隙宽窄，修改唇面，减小近远中唇线角的角度，使其唇面变平，在视觉上使牙显得并不过小；对于同名真牙为扭转牙，排牙时可采取对称性的扭转，或适当改变倾斜度的方法。

两个以上牙缺失，且缺隙稍窄时，可将几个牙对称性适当减径来弥补；必要时可采用与邻牙适当重叠的方法进行处理，这样比排两个窄小的牙显得更加自然、美观（图7-10）。

（2）过窄　在缺牙较多的情况下，选择较窄的牙排入或采取每个牙适当减径的方法；如果间隙过窄，可采取减数的方法，同样需注意两中切牙的排列和中线的位置应与面部协调，减去的牙应远离中线。在下颌缺隙过窄采用减数的方法时，可不考虑中线的问题。

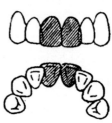

1|1 缺隙不足，排 1̲|̲1̲

时与 2̲|̲2̲ 近中唇面略重叠

图7-10　前牙间隙稍窄的处理

3. 咬合关系异常情况下的排牙

有的患者由于各种原因，在前牙区出现反𬌗、或上颌前凸等咬合关系异常，根据情况可采取下列措施。

（1）下颌前凸，原真牙为反𬌗　反𬌗患者原则上尽量排成浅覆𬌗或对刃𬌗的关系。个别的上前牙缺失，首先要考虑与邻牙的协调，然后再适当改善𬌗关系；如果上颌多个牙缺失，可稍排向唇侧一些，并加大人工牙的唇、舌向倾斜，使切端向唇，基本排成对刃𬌗关系即可。如果多个下前牙缺失，可将人工牙颈部磨短磨薄，排向舌侧一些，并加大人工牙的唇、舌向倾斜，使切端向舌。反𬌗的排牙还要特别注意人工牙与上、下唇的协调性，过凸的上牙或偏舌向的下牙会造成唇部凸起或塌陷。

（2）上颌前凸，下颌后缩　此类患者前牙往往呈深覆𬌗、深覆盖关系，上牙缺失会出现牙槽嵴丰满或过凸、下牙缺失间隙过窄等问题。上牙多牙缺失时，唇侧不考虑作基托，在排牙前将模型表面与牙的盖嵴部接触部位刮去薄薄一层石膏（义齿完成后的牙颈部与口腔黏膜密贴而自然），将人工牙盖嵴部磨薄，并适当磨短，以减小覆𬌗，与下牙要有一定的覆盖，在前伸咬合时不能有早接触，必要时可增加人工牙的数目；对于下牙缺失间隙过窄者可采取减数的方法。

（二）后牙异常情况的排牙

后牙与前牙一样，也会出现缺隙过宽或过窄等异常情况。由于后牙的美观要求不高，可采取牙大小的选择、减径、加数、减数等方法进行排列（图7-11），排列时注意以下事项。

1. 以上下颌第一磨牙的最大接触为原则，减径或加减径可放在先排好的第一磨牙前后缺隙。

2. 排牙时即使不能排成正中𬌗关系，也应尽量建立尖窝交错关系，使现有条件下咬合最大化。如果受限制可排成尖对尖关系（图 7 - 12）。

3. 如果缺牙间隙过小，无法排下成品牙，也可用蜡按牙齿形态雕刻，在塑胶成形时用造牙粉聚合完成人工牙。

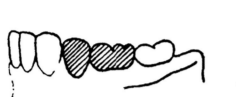 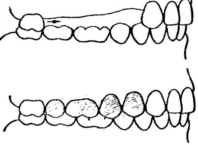

图 7 - 11　后牙间隙不足的减数排牙　　　图 7 - 12　后牙非正中𬌗的尖窝交错

实践技能链接

排牙过程中容易发生的问题及原因：

1. 支架移位

原因：人工牙磨改不够，勉强压入；弯制支架焊接不牢；支架用蜡固定不结实。

2. 咬合过高

原因：排牙前𬌗关系不正确或不恒定；模型不准或排牙时磨损对颌石膏牙；支架部位过高或石膏牙上有蜡，模型未咬实；石膏的性能（膨胀性加大）不稳定；咬合调整不到位。

3. 咬合低

原因：常见于𬌗关系错误，上𬌗架不准确的游离端缺失的义齿。

第二节　基托蜡型

基托是指覆盖在缺失牙牙槽嵴及相关的牙槽嵴唇颊舌侧甚至硬腭区的义齿部分，是可摘局部义齿主要组成部分之一。一般将位于缺隙区的基托称为鞍基。

一、基托的功能

1. 支持人工牙，将𬌗力传导到口腔支持组织。

2. 利用材料的色彩仿生性，恢复缺损的牙槽骨、颌骨及软组织形态，达到恢复面部丰满度和美观的目的。

3. 连接人工牙及各部件成为一个整体，承担、传递和分散咬合力，保证人工牙的咀嚼功能。

4. 对黏膜支持式为主的游离端义齿有一定的稳定作用。

5. 对于多牙缺失的患者，与大连接体一起形成边缘封闭作用（类似于全口义齿），增强义齿的固位。

6. 对下方的黏膜组织施加生理性刺激，减缓剩余牙槽骨的吸收。

二、基托的类型

根据材料与结构的不同，可分为塑料基托、金属基托和金属网加强塑料基托三种。

（一）塑料基托

1. 优缺点

（1）优点

①色泽近似黏膜，能很好地恢复前牙区的美观。

②制作设备要求低，操作简单，经济。

③便于义齿调改、修理和添加，是临床最常用的一种。

（2）缺点

①强度低，需要一定的厚度，患者异物感强。

②其化学成分对黏膜有一定的刺激性，易形成口腔异味；导热差，易老化，不易自洁。

2. 连接方式

（1）铸造支架义齿　塑料基托通过对金属网状连接体和部分小连接体的包绕来连接，要求金属网状连接体与黏膜之间要有 0.5～1mm 的间隙。

（2）弯制支架义齿　基托通过对卡环、支托的连接体部分机械性包裹将义齿形成一个整体。连接体与黏膜之间要有 0.5～1mm 的间隙。

（二）金属基托

1. 优缺点

（1）优点

①采用精密铸造工艺制作，外形精确、恒定。

②硬度高，不易变形，不易造成局部应力，对牙槽骨影响小。

③强度高，薄而精巧，不易折断，异物感小。

④对黏膜组织刺激小，导热性好，易于清洁。

（2）缺点

①美观性差，一般在前牙区舌面背或后牙咬合过紧时应用。

②不易磨改，难添加或衬底，工艺复杂，费用高。

2. 连接方式

一般与金属支架整体铸造，与塑料人工牙用钉帽、固位圈等通过塑料成形工艺进行连接。

（三）金属网加强塑料基托

兼备金属基托、塑料基托的优点，常在缺牙区低间隙和塑料基托易发生折断的薄弱区应用，应注意设计合理，工艺制作得当。随着铸造支架的广泛应用，该基托的应用在逐渐减少。

三、基托的要求

（一）基托的伸展范围

基托的大小需根据缺牙部位、数目、基牙健康状况、牙槽嵴的吸收程度、咬合力大小以及邻近软组织缺损程度等综合考虑。

1. 游离端缺失、以黏膜支持式为主的义齿，在不影响颊、舌等软组织活动的前提下尽量伸展，增大牙槽嵴与软组织对基托的支持面积。如上颌可摘局部义齿，后牙游离端基托一般应盖过上颌结节，伸展至翼上颌切迹的中部，基托后缘中部终止于后提区；下颌义齿的后缘应覆盖磨牙后垫的前 1/3 ~ 1/2；基托的唇、颊侧边缘应伸展至黏膜转折处，边缘要圆钝。

2. 以牙支持式为主的义齿，在满足义齿固位和稳定的原则下尽量减小基托的伸展范围，以使患者感到轻巧、舒适、美观。如上颌后腭部基托尽可能前移，缩短基托，以免引起恶心。

3. 前牙缺失，伴有牙槽骨严重吸收的，可通过增大基托的伸展和厚度支撑唇和口角的丰满度；对于牙槽嵴丰满者，应尽量减小甚至不做唇侧基托。

4. 义齿基托边缘一般不宜进入组织倒凹区，以免影响义齿就位，或在就位过程中损伤倒凹上部的软组织。

（二）基托的厚度

基托需有一定的厚度，以保证其抗弯曲和折断能力。塑料基托的厚度一般为 1.5 ~ 2.0mm，上腭基托的前 1/3 区应尽可能做薄一些，以免影响发音。金属基托的厚度为 0.5mm，边缘稍厚为 1mm 左右，并且圆钝。

（三）基托与基牙及邻牙的关系

1. 缺牙区义齿基托不能进入基牙邻面倒凹区，以免影响义齿就位。

2. 腭舌侧基托边缘与基牙及相关牙的非倒凹区（观测线以上）接触，前牙区在不影响咬合的前提下置于舌隆突之上，边缘与牙密合但无压力。

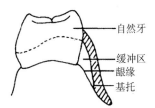

图 7 - 13　基托与基牙的关系

3. 龈缘区组织面应做缓冲，以免影响牙周组织健康（图 7 - 13）。

（四）基托与黏膜组织的关系

基托与黏膜应密合而无压力，在上颌结节颊侧、上颌硬区、下颌隆突、骨突等部位应做适当缓冲，以免基托压迫组织而产生疼痛。

（五）基托的形态要求

基托的组织面应与其下组织外形一致，密合而无压痛，除小瘤、毛刺等制作缺陷和局部缓冲以外，一般不打磨或抛光，目的是防止食物嵌塞。基托磨光面需高度抛光，边缘曲线宜匀整、圆钝。对于多数牙缺失的义齿，颊、舌（腭）侧应做成中间薄、边缘厚的凹斜面（与全口义齿基托相似），以利于固位，并增强义齿的舒适度。要注意牙根形态、龈乳突、腭皱的形态雕刻，增强立体感，达到自然美观的效果（图 7-14）。

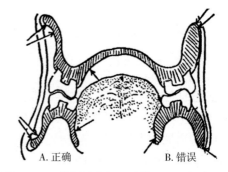

图 7-14　基托形态与口腔软组织之间的关系

四、基托蜡型的制作步骤

（一）铺设蜡基托前的准备

1. 人工牙排好后，用蜡结实地固定其位置，保证铺蜡过程中不发生移位、脱落等。
2. 对基托覆盖区残留的蜡，包括排牙前存在的蜡基托进行修整，并形成底层蜡。底层蜡需与模型紧密结合，在后续的工作中也不要出现与模型分离、变形等问题。
3. 根据义齿基托的设计要求，在模型上用铅笔描画出基托的边缘位置。
4. 确定基托的厚度。基托比较厚的部位要加大底层蜡的厚度。

实践技能链接

　　临床上要求加厚义齿基托的几种情况：
　　1. 游离端义齿的边缘要伸展至黏膜转折，与软组织形成协调关系，要求比中间厚。
　　2. 口内余留少数自然牙，牙槽骨吸收严重的，利用基托的厚度增强义齿的固位与稳定。
　　3. 前牙缺失、牙槽骨吸收严重的患者，出现面型塌陷，增加基托的厚度支撑面型。
　　4. 需要缓冲的部位要增加基托的厚度，以免医生在缓冲时因基托过薄而影响义齿的强度。

（二）基托蜡的铺设方法

1. 烘

裁取大小合适的红蜡片，在酒精灯上烘烤至合适的程度，要求软化可塑而不熔化。

烘烤蜡片要受热均匀，不能出现局部熔化而影响基托的厚度。如烘烤不够会影响蜡与模型的贴合。

2. 压

将烤好的蜡条顺着基托的范围，轻压在模型上，切忌重压造成基托局部人为变薄，压好成形的蜡托初具磨光面的外形。

3. 烫

用热蜡刀将基托的边缘和牙颈缘处封牢。唇、颊侧磨光面在手压成形的基础上，再用热蜡刀将牙龈乳头部位的蜡烫实在，使之初步形成牙根埋藏部位的微微隆起。

4. 雕

蜡型冷却后，用蜡刀将基托边缘按设计位置修整；雕刻牙颈线形成人工牙龈。可摘局部义齿的美观性受牙龈仿真度影响很大，在近中或远中与自然牙龈结合处，义齿应尽可能无台阶地自然过渡。

（1）牙龈缘的雕刻是基托蜡型的难点。先从𬌗－龈方向使蜡刀与牙面约呈15°角，刀刃紧贴牙面，从一边雕刻至另一边；然后返回来，从龈－𬌗方向，使蜡刀与牙面约成45°角，逐个雕刻，使牙颈线整齐对称，清晰明确。

（2）要特别注意龈乳头的形状，龈乳头需以一定的曲率从牙齿接触区过渡到龈缘处，然后再进入根形凹坑段，不要形成牙龈乳头增生状，也不可形成过大的牙间隙，以免造成食物嵌塞。

（3）舌腭侧基托在不影响咬合的前提下，可包绕人工牙至舌中1/3，使塑料基托与人工牙结合牢固，并光滑连续。不要刻意雕刻牙龈形态，这些龈沟不会增强义齿的美观性，反而易造成食物嵌塞和牙结石的附着，形成口臭。

（4）腭皱襞的形态对发音的影响很大，其制作方法详见教材《全口义齿工艺技术》的相关部分。

（5）人工牙表面清洁。先将牙上的残蜡用雕刀剔除干净，然后用喷灯小心地熔化余留的蜡，趁热用干的棉布擦拭牙面，以彻底清除余蜡。注意不能烤伤人工牙。

实践技能链接

前牙牙颈线在模仿自然牙的牙龈形态时要注意以下问题：

1. 自然牙的牙龈线有V字形、波浪形和平形，模仿时需注意协调。

2. 多个牙缺失时，注意同名牙龈缘的对称性。

3. 有人认为，基托包绕人工牙越多，则塑料与人工牙的结合越牢固，从而降低龈缘的位置。这种方式对结合强度的提高是有限的，反而会破坏龈缘线和人工牙形态的整体美观（图7-15）。

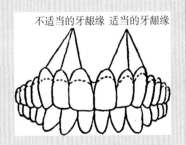

图7-15　前牙颈缘形态的雕刻

5. 喷

在蜡型基本形成后，用喷灯的细小火焰喷灼蜡型表面，要掌握好火焰的距离和方向，让火焰从蜡型的一侧慢慢滑向另一侧。注意：①火焰尖端不要在局部停留时间太长，或局部反复喷灼的时间太长，这样容易使局部蜡过度熔化而流动，达不到表面光滑的目的。②尽量不要喷到人工牙上。经过喷光，蜡型既可保持已形成的基本外形不变，又可达到表面光滑、自然美观的效果。

如果牙龈缘蜡型的细节在喷光时有细小的改变，可再次用雕刀修整成形。

在整个蜡基托的制作过程中，要随时注意勿使牙齿移位和蜡型变形。发现问题，及时纠正。

（杨亚茹）

第八章　塑胶成形技术与义齿完成

知识要点

1. 掌握常规塑胶成形工艺的基本操作和操作中容易出现的问题。
2. 了解注塑法和热塑注射法的基本操作以及原理和优缺点。
3. 熟悉义齿打磨和抛光的方法及注意事项。

第一节　常规塑胶成形工艺

常规塑胶成形工艺是可摘局部义齿工艺技术流程的第六环节，是在可摘局部义齿的支架制作、人工牙排列、基托蜡型制作完成后，将蜡型部分替换为可以使用的基托树脂所进行的一系列操作，包括装盒、去蜡、填塞树脂、热处理成形、开盒及打磨、抛光等操作。

一、装盒

装盒是将完成基托蜡型制作的义齿连同模型一起按一定方式包埋固定于型盒内，目的是经加热去除蜡型后，在型盒内形成基托蜡型的阴模腔。

（一）装盒的要求

1. 义齿各部分的要求
（1）在模型修整及装盒过程中，不能损伤支架、人工牙及蜡型。
（2）模型、支架、人工牙必须包埋牢固，不能移位。
（3）蜡型应充分暴露，以便于填充树脂。

2. 下层型盒包埋的要求
下层型盒装盒完成后，包埋石膏的表面应光滑，无气泡，不能形成倒凹，否则会导致开盒困难，甚至包埋石膏的断裂。

（二）装盒的方法

1. 正装法

正装法又称整装法，是在装下层型盒时，将支架、人工牙的唇颊面连同模型一起包埋固定于下层型盒，仅暴露人工牙的舌腭面和基托蜡型。待下层型盒石膏硬固后，涂布分离剂，装上层型盒，完成装盒。开盒去蜡后，支架及人工牙都在下层型盒，上层型盒内无义齿组成部分。

此法的优点是义齿的所有组成部分均包埋固定在下层型盒，与模型的位置关系稳定，人工牙和支架不易移位，咬合关系稳定，不会引起咬合升高。此法的树脂充填在下层型盒进行，适用于前牙缺失且唇侧无基托的可摘局部义齿（图8-1）。

2. 反装法

反装法又称分装法，是在装盒前进行模型修整时，把石膏基牙修除，将卡环和支架悬空。装下层型盒时，仅将模型包埋固定，暴露悬空的卡环和支架，以及人工牙和蜡基托。开盒去蜡后，人工牙、卡环和支架均被翻置于上层型盒，下层型盒内无义齿组成部分。

此法的优点是可防止基牙折断，便于填塞树脂。缺点是支架容易移位。此法的树脂充填在上层型盒内进行，适用于全口义齿及口内余留牙很少的可摘局部义齿，或因金属𬌗面牙等而致在下层型盒内不便操作的可摘局部义齿（图8-2）。

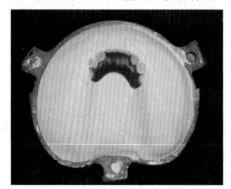

图8-1　正装法

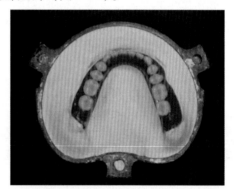

图8-2　反装法

3. 混装法

混装法又称混合法，是在装下层型盒时，将模型和支架包埋固定于下层型盒石膏内，充分暴露人工牙及蜡基托部分。开盒去蜡后，支架在下层型盒，人工牙被翻置于上层型盒。

该法的优点是支架不易移位，树脂成形的人工牙颈缘线可做修剪，且与基托的分界线清楚，有利于美观。该法的树脂充填分别在上下层型盒内进行，是可摘局部义齿最常用的一种装盒方法

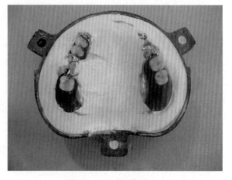

图8-3　混装法

（图 8 - 3）。

（三）装盒步骤（以混装法为例）

1. 选择合适的型盒

（1）型盒多为铜、铝等金属材料制作而成，一般有大、中、小三种型号。由上下型盒和顶盖组成，型盒各部件应彼此密合。装盒前，应清洁型盒。

（2）模型与型盒边缘应有 5～10mm 的距离，人工牙的𬌗面（切缘）与上层型盒顶盖之间应留有 10mm 以上的距离。如若型盒过小，则包埋石膏强度不够，进行开盒、去蜡、填充树脂加压等操作时，易致石膏碎裂（图 8 -4）。

2. 模型的准备

（1）用石膏模型修整机或石膏切刀修整模型，必要时可将模型磨薄以适应型盒。将模型上的石膏牙的牙尖修平，尤其是放置卡环的基牙，以利于石膏的包埋固定（图 8 - 5）。

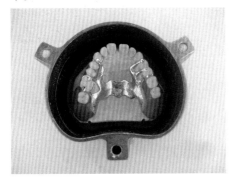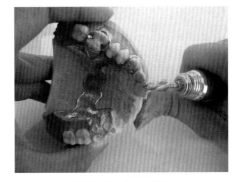

图 8 - 4　比试模型在型盒中的位置　　　　图 8 - 5　修整模型

如果采用反装法进行装盒，则应将放置卡环、支托的石膏牙全部修去，使其完全暴露游离。

（2）如果义齿完成后需上𬌗架检查咬合者，应保持模型底部完整而干净，尤其不得损坏模型底部的复位沟，需用锡箔覆盖包绕模型底部，高出模型底面 5～10mm 即可。模型余留牙也应保证其形态完整且干净，同样用锡箔包绕覆盖，锡箔与模型接触的四周边缘应密贴，必要时可用黏结剂固定，以防包埋石膏的流入。

（3）将修整好的模型置于水中，吸水浸透约 10 分钟，同时检查基托蜡型与模型边缘的封闭性。如果封闭性不佳，则包埋石膏会流至基托蜡型组织面，从而影响义齿的精确性。

3. 装下层型盒

将调拌好的石膏置于下层型盒，占型盒的 1/2～2/3，轻轻震荡型盒，以排出石膏中的气泡，然后将浸湿的模型选择合适的角度放入型盒石膏中，使基托蜡型的唇颊侧边缘与下层型盒的边缘平齐或稍低，正装法宜使模型前倾，以利于人工牙唇侧的包埋。再用石膏将余留牙、支架及人工牙唇面全部包埋，并将人工牙舌面及基托蜡型完全暴露（图 8 - 6）。待石膏接近凝固时，在缓慢流水下，用手指将包埋石膏的表面抹光，使之成为光滑无倒凹的自然流畅圆缓的斜坡面。随后洗净人工牙舌面、基托蜡型及型盒边缘的石膏，等待包埋石膏凝固。

4. 装上层型盒

下层型盒石膏基本凝固后，用毛笔在石膏表面涂抹分离剂（如肥皂水），以防止上下型盒的石膏粘连。将上层型盒罩于下层型盒上，使上下型盒边缘紧密闭合接触。调拌石膏从模型高点缓慢灌入，并轻轻震荡型盒（或将型盒置于振荡器上），排出石膏中的气泡，使石膏灌满整个上层型盒。石膏以略溢出上层型盒为宜，放上上层顶盖轻轻加压使之密合，洗净型盒周围的石膏（图8-7）。

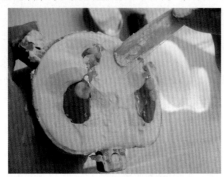 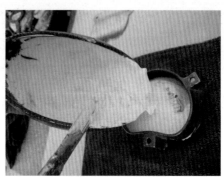

图8-6　装下层型盒　　　　　　　　　图8-7　装上层型盒

（四）注意事项

1. 保护模型及义齿

模型修整时避免用猛力，防止模型损坏、折断；保护支架、蜡型及人工牙，勿使其损坏、移位、变形。

2. 包埋石膏

（1）装上、下层型盒时，都要避免在包埋石膏中形成气泡。

（2）装下层型盒时，模型、支架应包埋牢固，保证包埋石膏的强度。同时注意下层型盒石膏的包埋量，应保证上层型盒包埋石膏具有一定的厚度，以保证其强度。

3. 包埋石膏表面曲线

装下层型盒时，包埋固定后的石膏表面曲线应流畅而圆缓，不能形成倒凹，以及形成高尖、陡坡。在模型修整时，要考虑防止该问题的产生。如遇有孤立牙，宜将该牙未被卡环卡抱部分去除削平。

关于装盒原则，可以简单总结为"包得牢""露得够""打得开"。

二、去蜡

去蜡是将型盒内的蜡型去除干净，为充填树脂备好型腔（阴型）。

（一）操作步骤

1. 烫盒

待型盒内石膏完全凝固后，将型盒置于热水（80℃以上）中浸泡5~10分钟（根据型盒的大小和数量），使蜡型受热软化，以消除蜡型形成的倒凹，便于打开型盒。

2. 开盒

从热水中取出型盒，置于工作台上，用石膏调刀在上下型盒分界处轻轻撬动，分开型盒，用雕刻刀挑出大块软化蜡质。修除型腔边缘的薄壁锐缘，以免填塞树脂时混入石膏碎屑（图 8 - 8）。

3. 冲蜡

将型盒置于漏网上，用沸水彻底冲净残余蜡质，再用气枪吹去连接体与模型间等缝隙处的水分。

4. 涂布分离剂

型盒冷却干燥后，用毛笔在上下型盒石膏表面涂布藻酸钠分离剂。其会在石膏表面发生化学反应，形成藻酸钙薄膜，防止石膏吸收树脂单体。同时可避免石膏与树脂发生粘连，保证义齿组织面的光滑（图 8 -9）。

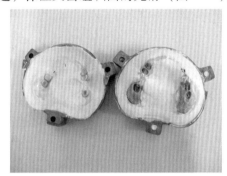
图 8 - 8　烫蜡

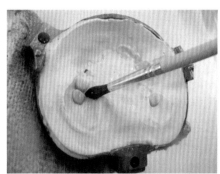
图 8 - 9　涂布分离剂

（二）注意事项

1. 型盒的浸泡时间

型盒在热水中浸泡时间不宜过长，否则蜡会过度熔化浸入石膏模型内，不易冲净而影响分离剂的涂布，使石膏黏附于树脂上，给义齿的打磨带来一定的困难。临床上以观察热水表面是否出现蜡油花或上下型盒间是否有蜡油珠析出来判断蜡的软化程度是不可取的，此时往往蜡已过度融化。当然浸泡时间也不宜过短，蜡型若没有充分软化，分离型盒时易导致石膏模型的损坏或支架移位。蜡型软化但未过度融化视为最佳。若蜡浸入模型，可用95%酒精先给模型脱脂，再涂布分离剂，可在一定程度上减少树脂与石膏的粘连。

2. 开盒时石膏折断的处理

如包埋的石膏有部分折断、脱落，可先冲洗干净，待模型干燥后，用黏结剂原位固定。

3. 冲蜡的水流

用沸水冲蜡时，宜用小而细的流动水冲去残余蜡，水温应较高且有一定冲击力，勿使人工牙和支架移位、脱落，如有移位、脱落，需将其冲洗干净，待去蜡完成后放回原位，必要时可用自凝树脂加以固定。

4. 分离剂

分离剂涂布不应过多过厚，不可反复来回涂布，否则可能破坏已形成的藻酸钙薄膜。网状连接体和人工牙盖嵴部等需树脂包埋部位应避免涂布分离剂，如果不慎涂布可用棉签蘸取树脂单体擦拭干净，以免影响其与树脂基托的结合。

三、填塞树脂

填塞树脂是指将调和好的树脂填塞到去蜡后的型盒阴腔的过程。

（一）填塞前准备

1. 取适量牙托粉和牙托水

（1）根据义齿蜡型的大小量取适量的牙托粉（造牙粉），置于有盖的清洁的调杯中。

（2）按照粉剂与单体（牙托水）2:1 的重量比或 3:1 的体积比，或按厂家提供的比例，用滴管逐滴加入，至粉全部被浸湿为止。用不锈钢调刀在调杯中调和均匀，同时震荡排出气泡，然后盖上盖子，防止单体挥发造成粉液比例失调（图 8-10）。

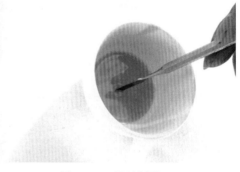

图 8-10 调拌树脂

2. 树脂聚合

（1）树脂调和后，牙托粉被牙托水溶胀，会经历湿砂期、稀糊期、黏丝期、面团期、橡胶期直至坚硬期一系列的物理变化。面团期是填塞树脂的最佳时期，此期树脂没有黏性，且具有良好的可塑性，填塞树脂应在此期内进行。

（2）树脂调和后，其反应速度与室温高低有密切关系。对于一般材料，在室温条件下，按照常规的粉液比例，自开始调和至面团期的时间大约 20 分钟，可操作时间约 5 分钟。夏天室温高，反应速度快，到达面团期的时间短，面团期可操作的时间也短，必要时可将调拌杯置于冷水中降温，以延长可操作时间。冬天室温低，反应缓慢，可将调杯置于 50℃ 左右的温水中（切忌水温过高），间断加温，促使其快速聚合，缩短其到达面团期的时间。

（二）填塞方法

1. 树脂的准备

将手洗净或戴聚乙烯薄膜手套，取适量已达面团期的树脂，反复揉捏，使其颜色均匀一致。

2. 填塞树脂

将树脂压入型盒石膏阴腔内，填塞量宜比实际用量略多一些。如果人工牙为雕刻蜡牙，应先取一小块白色树脂，压入牙冠阴腔，牙冠形态初步成形后取出，然后精细修剪牙冠颈缘形态，以使红白树脂界限分明，随后填塞红色基托树脂（图 8－11）。

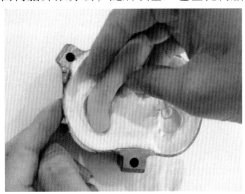

图 8－11　填胶

3. 检查树脂填塞量（试压）

上下型盒间用浸湿的玻璃纸隔开，关闭型盒。置于压力器上缓慢加压，直至上下型盒边缘完全接触，使树脂填满整个型盒石膏阴腔，并使多余的树脂溢出。打开型盒，揭去玻璃纸，检查树脂填塞情况，以及人工牙和支架是否移位。若填塞量比实际需要略多，则可见边缘有树脂溢出，树脂致密，说明树脂已填满石膏阴腔，用雕刻刀修去溢出的多余树脂，准备再次加压。若填塞量不足，则边缘无树脂溢出，树脂表面有皱纹且不光滑，此时需在不足部位再适量填塞树脂，必要时可滴加少许单体再行填塞。填塞后再用浸湿的玻璃纸分隔上下型盒，重复上述操作。若人工牙或支架发生移位，复位固定后，重复上述操作。之后检查分离剂薄膜是否完整，如有破损需重新涂布。

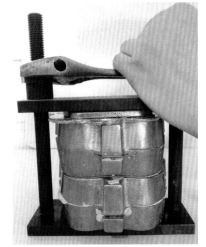

4. 关闭型盒

最后将上下型盒准确对位后关闭，用压力器压紧固定，或用型盒螺丝固定，准备热处理（图 8－12）。

图 8－12　用压力器压紧型盒

（三）注意事项

1. 填塞时期

最佳的填塞时期是面团期，若填塞过早，在黏丝期填塞，调和物黏手，且有多余的单体，基托内会留下不规则气泡。若填塞过迟，调和物变硬，易填塞不足形成缺陷，还可造成人工牙和支架的移位。

2. 型盒加压

型盒加压时，切不可用力过猛，应缓慢施力，以免造成人工牙、支架移位，甚至模型的损坏。

3. 型盒关闭状态

型盒压紧固定后，型盒应处于完全关闭状态，上下型盒边缘紧密接触无间隙，否则可致义齿变形、咬合升高。

四、热处理

热处理的目的是使义齿树脂在一定的温度和压力下，逐渐完成聚合作用，使齿树脂完全固化成形。热处理的方法有水浴加热法和微波加热法等。

（一）水浴加热法

1. 常用的处理方法

方法一：将型盒放入室温水中，缓慢加热，在 1.5 ~ 2 小时内使其缓慢升温直至沸腾，之后维持 0.5 ~ 1 小时，令其自然冷却。

方法二：将水温加热至 70℃ ~ 75℃，放入型盒，维持恒温 1.5 小时，然后升温至沸腾，维持 0.5 ~ 1 小时，自然冷却。

方法三：将水温加热至 70℃ ~ 75℃，放入型盒，维持恒温 9 小时以上。

上述三种方法中，第一种最简便；第二种速度最快；第三种单体聚合最完全，树脂基托性能最佳。

2. 注意事项

（1）进行热处理的水应没过型盒，同时控制加热升温速度，切忌升温过快、过高，否则会导致聚合的单体大量蒸发，树脂中会形成大量气泡，影响基托的质量。

（2）热处理后，型盒应自然冷却。冷却过快，开盒过早，温度变化迅速会引起树脂基托变形。

（二）微波加热法

1. 原理

微波是一种波长小于 10cm 的电磁波，具有一定的穿透性。具有极性分子结构或极性基团的材料吸收微波后，分子被激发运动，互相摩擦产生大量热量，从而使材料内部温度迅速升高。甲基丙烯酸甲酯为极性分子，容易吸收微波而最终达到聚合，因此，用微波进行义齿基托热处理是一种快速可行的方法。采用微波热处理的树脂基托，其力学性能与常规的水浴热处理法基本相同。

2. 方法

微波热处理需用特制的玻璃钢型盒，因为金属对微波具有屏蔽作用，故不可选用金属型盒。将填塞好树脂的型盒用特制的玻璃钢钉加压固定，然后将其放入微波炉内进行微波照射。一般先照射义齿组织面 2 分钟；然后反转型盒，照射另一面 2 分钟，最后在室温下冷却后再行开盒。

3. 优点

微波加热法具有时间短、速度快、固化后基托树脂与石膏易分离、所制成的基托组织面适合性好等优点。

五、基托成形易出现的问题

义齿基托成形时，可因多种原因导致基托、人工牙及支架出现问题，主要问题有基托内气泡、支架移位、咬合增高等。

(一) 基托内出现气泡

基托内出现气泡是基托树脂成形过程中最常见的问题，气泡的存在不但影响美观，并且会导致该处基托强度降低，使用过程中易发生断裂。导致基托内出现气泡的原因大致有以下几个方面。

1. 树脂粉质量差

如树脂粉含泡聚合体或催化剂的含量过多，容易在基托内产生小气泡。

2. 调和树脂时粉液比例不当

单体过多，可导致树脂聚合时体积收缩过大而不均匀，致基托表面形成不规则的大气泡；单体过少，牙托粉溶胀不充分，可致基托内形成分布均匀的微小气泡。

3. 树脂填塞的时期不当

如在面团期前填塞，容易因树脂黏丝而人为带入气泡，且未达面团期的树脂在聚合过程中体积收缩过大，易在基托表面形成大而不规则的气泡。

4. 树脂的填塞量不足或填塞时压力不足

其可在基托内产生不规则的较大气泡或空腔，尤其在基托细微部位易形成缺陷性气孔。

5. 热处理操作不当

树脂为热的不良导体，热处理时升温过快，则基托表层树脂聚合的速度较基托内部要快。由于基托内部尚未聚合的单体挥发成气体后无法逸出已聚合的树脂表面和包埋的石膏，故易在基托较厚处形成小气泡。

(二) 支架移位

造成支架移位的原因：

1. 包埋时未将支架包埋牢固。

2. 装盒时，下型盒的石膏存在倒凹，开盒时致石膏碎裂，无法将支架准确复位固定者。

3. 包埋石膏与模型间固定不牢固，开盒去蜡时石膏断裂，冲蜡时支架移位或脱落，且没有将其复位固定者。

4. 填塞时树脂过硬、过多，或支架本身焊接固定不牢，树脂填塞加压时，致支架移位。

(三) 咬合增高

导致咬合增高的原因：

1. 填塞时树脂过硬或填塞的量过多。

2. 装盒时石膏强度不够。

3. 关闭型盒时未压紧。

（四）人工牙与基托结合不牢固

造成人工牙与基托结合不牢固的原因：

1. 人工牙为雕刻的蜡牙，在填塞人工牙树脂和基托树脂时，两者间隔时间过长，导致人工牙树脂单体挥发过多而影响人工牙树脂和基托树脂的结合。

2. 关闭型盒前，未在人工牙与基托结合处涂布单体。

3. 人工牙盖嵴部处的分离剂未擦拭干净，或分离用的玻璃纸未去除。

4. 填塞树脂时型盒未压紧。

（五）基托树脂颜色不均

造成基托树脂颜色不均的原因：

1. 树脂调拌不均匀。

2. 单体挥发。

3. 反复多次添加树脂。

4. 填塞时，操作者的手或填塞用具不洁净。

5. 树脂填塞时过硬。

（六）树脂未凝固

造成树脂未凝固的原因：

1. 树脂变质。

2. 热处理方法不当。

3. 自凝树脂与热凝树脂混用。

4. 开盒过早，树脂尚未充分冷却硬化。

（七）义齿基托变形

造成义齿基托变形的原因：

1. 印模或模型不准确。

2. 填塞树脂过迟，使树脂过硬而压坏模型。

3. 上下型盒关闭时未准确对位。

4. 热处理完成后骤然冷却，或热处理后开盒过早，使基托内外温差过大，导致开盒后基托变形。

第二节 其他塑胶成形工艺

一、注塑法

（一）优点

1. 材料性能好

（1）注塑法制作的义齿具有高强度、高韧性、不易折断、舒适、美观等特点。

（2）树脂聚合过程稳定，减少了树脂收缩情况的发生。

（3）树脂与各种软衬和硬衬材料有良好的结合能力。

2. 制作精度高

注塑技术属于关闭式充填树脂，避免了制作义齿时可能产生的人工牙、支架移位、咬合增高等问题，制作精度更高，树脂基托表面更光洁，无菲边，无石膏嵌塞，可有效缩短打磨、抛光的时间。

（二）方法

1. 琼脂包埋

注塑法可用于全口义齿、可摘局部义齿和附着体义齿等基托的完成。

（1）操作步骤

第一步：义齿基托蜡型边缘进行封闭后，将模型放入水中浸湿片刻。

第二步：将模型放入专用的琼脂型盒中，注意将义齿后牙区朝向型盒的注入口方向。倒入48℃的液态琼脂，待琼脂凝固，打开型盒底盖，取出模型，形成义齿的琼脂印模。

第三步：从琼脂型盒的注入口插入专用的不锈钢钢管，切除琼脂，形成一个注塑道，两个排溢道。

第四步：用干净的沸水对义齿进行去蜡处理。

第五步：在人工牙的盖嵴部开槽，做固位沟，或打磨粗糙，以增大人工牙与树脂基托的接触面积。

第六步：在人工牙的唇、颊侧涂布少量的胶水，放在琼脂印模对应处，黏结归位，防止树脂注入时人工牙移位。

第七步：在人工牙的盖嵴部涂布专用的黏结剂，以增强人工牙与基托之间的结合力。

第八步：在石膏模型上涂布分离剂，放入琼脂印模中复位，盖上型盒底盖。

第九步：按比例调和适量注塑树脂，倒入注塑道内，至树脂流出排溢道为止。轻轻摇晃，静置片刻。

第十步：将注塑口朝上，把型盒放入55℃的温水压力锅中，在2.5个大气压的压力下聚合30分钟。

第十一步：待型盒自然冷却后，去除琼脂，切除注入道和排溢道，对义齿进行常规打磨、抛光处理。

（2）注意事项 制作注塑口时，尽量保持琼脂注入道表面的光洁，以免行树脂注入时混入琼脂碎屑；掌握好树脂的注入时机和操作时间，宜在树脂黏丝期注入，一般注入时间为3分钟，温度升高时，操作时间会缩短。

2. 硅橡胶包埋

针注法多用于可摘局部义齿基托的成形，特别适合精密附件、套筒冠、高精密支架基托部分的完成。

第一步：手动调拌硅橡胶，直至颜色均匀（图8-13）。

第二步：将硅橡胶覆盖在可摘局部义齿的人工牙和蜡型上，使其全部包埋（图8-14）。

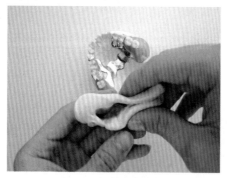

图8-13 调拌硅橡胶

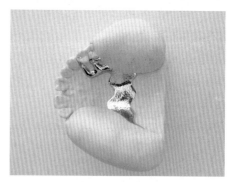

图8-14 硅橡胶成形

第三步：在硅橡胶舌侧开注塑孔道，在颊侧边缘转角处切削出两个排溢口，或开排溢孔道。

第四步：待硅橡胶成形后，取下硅橡胶。

第五步：用干净的沸水对可摘局部义齿进行去蜡处理（图8-15）。

第六步：在石膏模型上涂布分离剂。

第七步：在人工牙的盖嵴部开槽，做固位沟，增大其树脂基托的接触面积。

第八步：在人工牙的唇、颊侧涂布少量的胶水，放在硅橡胶印模对应处，黏结归位，防止树脂注入时人工牙移位（图8-16）。

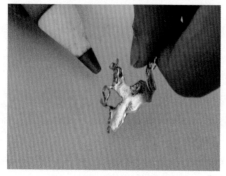

图8-15 将支架冲洗干净

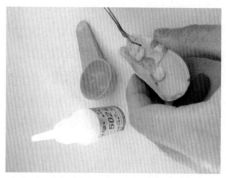

图8-16 固定人工牙

第九步：在人工牙的盖嵴部涂布专用的黏结剂，以增强人工牙与基托之间的结合力。

第十步：将完成好的硅橡胶印模准确对位，戴到模型上。

第十一步：用胶水封闭硅橡胶边缘，为防止封闭不严，可再用蜡刀熔蜡加强封闭，防止注塑时树脂外溢（图8－17）。

第十二步：按比例调和适量注塑树脂，置于注射针管内，宜在树脂黏丝期将其通过注塑孔道注入硅橡胶阴腔，直至树脂流出排溢口或排溢道（图8－18）。

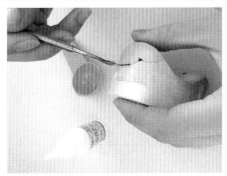 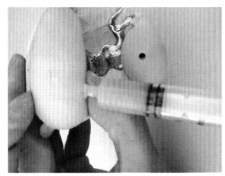

图8－17　封闭硅橡胶边缘　　　　　**图8－18　注射调拌好的塑胶**

第十三步：将模型放入压力聚合器中，进行压力聚合处理（55℃，2.5bar，30分钟）。

第十四步：取出模型，去除包埋的硅橡胶，取下义齿，切除树脂注入道和排溢道，打磨、抛光。

二、热塑注射法

（一）热塑注射法的操作过程

1. 在蜡基托完成后的工作模型上设置注塑道后，在特种型盒内装盒，去蜡后，放在全自动注塑机上。

2. 将调拌好的常用热凝基托树脂通过特别管道在高压下快速注射到型盒空腔中，在一定的压力和温度控制下聚合，完成义齿基托的成形。

（二）热塑注射法的优点

1. 基托树脂材料在一定的压力和温度下快速聚合，基托的强度比常规装盒法有很大的提高。

2. 该工艺缩短了塑胶成形工艺的操作时间，提高了工作效率。

3. 由于特制型盒的限制，不易造成义齿咬合高度的抬升。

（三）热塑注射法的局限性

热塑注射法是高压下充填树脂，易造成人工牙和其他义齿结构的移动，不适于结构复杂的可摘局部义齿,主要用于全口义齿的制作。

第三节 义齿打磨与抛光

经热处理后的可摘局部义齿需从型盒内完整取出,磨去树脂菲边,必要时进行基托形态的调整,将基托打磨光滑,完成可摘局部义齿的制作。

一、开盒

(一)开盒的步骤

第一步:将型盒从压力器上取下,或旋开固定型盒的螺丝,用木槌轻轻敲击型盒周边,使上下型盒分开,必要时可用石膏调刀等轻轻撬开型盒。用小锤敲打型盒底盖及型盒周围,使模型从包埋石膏中脱出(图8-19)。

第二步:用石膏剪修剪模型,将义齿分离出来(图8-20)。

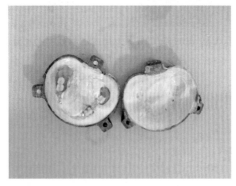

图8-19 开盒

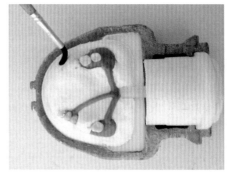

图8-20 用石膏剪修剪模型

第三步:用蜡刀去除义齿上黏附的石膏,用流动水冲刷干净。如果仍有去除不尽的石膏,可将义齿置于30%的枸橼酸钠过饱和溶液中浸泡数小时,这样义齿上黏附的石膏可被枸橼酸钠溶解,残留的石膏易于刷净。

(二)开盒的注意事项

1. 石膏去除

应先去除包埋石膏,再修剪模型石膏。

2. 模型修剪

应注意剪切力分力的方向,防止基托折断和支架的牵拉变形。尤其是下颌义齿,应在颊侧顺牙槽嵴垂直方向上施力,切忌从舌侧中份剪开,否则易使义齿基托折断。

二、打磨

打磨也称磨光,是将义齿从型盒内完好取出后,对基托形态进行进一步修整,使树脂基托表面尽量平整,以利于下一步抛光的进行。打磨包括切削和研磨。

切削是指使用粒度较粗大的各种磨头修整修复体外形及其表面，以减小修复体体积，使其具有所设计的基本外形。研磨是指使用粒度较细小的磨头对修复体表面进行各个方向、不同部位的修整，以降低修复体表面的粗糙程度，使其表面平滑均匀。

（一）打磨工具

打磨工具指打磨修复体的各类钻针、磨头、磨轮和磨片等（图8-21）。

1. 钢钻针

一般由工具钢制成，有球钻、裂钻和倒锥钻等。此类钻针耐磨性较差，使用寿命短，主要用于低速切削，用于切削树脂和牙本质。

2. 钨钢钻针及磨头

由碳化钨硬质合金制作而成，尖锐的切刃具有明确的排列方向，排屑槽可使打磨的碎屑顺利排出，避免淤滞。钨钢钻针有高速和低速之分，其切削端外形与钢钻针类似，可用于切削金属、牙本质和树脂基托。碳化钨硬质合金是用粉末法高温烧结而成，具有硬而脆的特性。

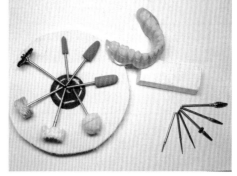

图8-21　各种打磨树脂基托的工具

3. 金刚砂钻针及磨头

打磨树脂基托的金刚砂磨头及钻针详见第五章的支架打磨部分。

（二）打磨方法

1. 切削

（1）基托的修整　先修整基托轮廓外形，去除小树脂瘤及细节部位多余的树脂，再修整基托磨光面和组织面（图8-22）。

先用粗砂轮磨除基托边缘的菲边，用小砂轮磨除基托磨光面和组织面的小树脂瘤。有妨碍义齿就位的倒凹也需去除，对组织面上的尖锐凸起部分相应进行缓冲处理。如基托边缘过长，则按要求对其进一步打磨，并对唇、颊、舌系带处相应的切迹进行修整。注意严格按照模型上所反映的在制取印模时进行肌功能修整时周围软组织所留下的功能活动的边缘印记进行基托边缘修整，使基托伸展范围合适，既能伸展至黏膜皱襞区，又不会伸展过度而妨碍肌功能活动。同时注意使基托边缘圆钝，以形成良好的边缘封闭。修整基托磨光面，使其厚薄适中，并形成凹斜面，以使唇颊、舌肌对基托形成挟持力，利于义齿的固位。如为支架式可摘局部义齿或金属基托可摘局部义齿，在基托磨光面修整过程中应注意不能损伤大连接体及金属基托磨光面，不能破坏金属与塑料相接处（终止线），在终止线处应使塑料与金属形成平缓过渡，衔接流畅，避免塑料与金属剥离。

（2）支架和人工牙处的修整　用小裂钻或柱状砂石磨除卡环体、𬌗支托和人工牙等处多余的树脂和残留的石膏。如弯制的卡臂尖和𬌗支托之前未作处理，应将其尖端磨圆钝，然后进一步修整其形态，防止黏膜的划伤。

2. 研磨

用细砂纸卷或细颗粒橡皮轮轻压义齿磨光面，反复交叉地磨除切削纹路，使基托组织面光滑平整（图 8 - 23）。

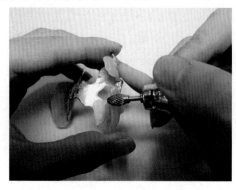

图 8 - 22　修整基托外形

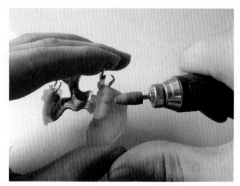

图 8 - 23　表面磨光

（三）注意事项

1. 打磨顺序

打磨时应先切削再研磨，研磨时应按照磨头粒度的大小，从大到小逐次进行。否则不但效率降低，而且无法获得理想的表面形态。

2. 保护义齿

（1）打磨过程中不能损伤卡环、𬌗支托和人工牙。

（2）打磨基托时，应使基托表面均匀受力，随时变换义齿位置和部位，避免树脂基托受热变形。修整基托磨光面时，不可将唇颊面的牙根突度磨除，不能损伤人工牙之间的龈乳突。

三、抛光

抛光是在义齿打磨完成后，使基托表面光亮所进行的一系列操作。研磨和抛光可减少修复体在口腔内的异物感，防止食物在修复体上沉积，并防止修复材料变质。

（一）抛光材料

1. 浮石粉

主要成分为 SiO_2，同时含有 Al_2O_2、Fe_3O_2 等成分，颗粒硬度较低，常用于树脂基托及软、中硬度的金合金的抛光，以及牙体硬组织的研磨。

2. 石英砂

主要成分为 SiO_2，常用于抛光树脂基托，还可制作砂纸，以不同粒度对修复体表面进行喷砂处理。

3. 硅藻土

主要由硅藻类植物的硅质细胞壁沉积而成，呈白色或淡黄色，是一种中等硬度的抛光材料。

4. 碳酸钙

为颗粒状 $CaCO_2$，制成各种粒度的粉末，常加水、甘油制成各种抛光膏使用，也作为牙膏中的研磨剂使用。

5. 氧化铁

主要成分为 Fe_3O_2，俗称"红铁粉"。一般将其细粉末与硬脂酸混合制成抛光膏，用于贵金属抛光。

6. 氧化锡

将氧化锡（SnO_2）与水、甘油调和成腻子状，用于口腔内抛光牙体组织及修复体。

7. 氧化铬

将氧化铬（Cr_2O_2）与硬脂酸混合固化制成抛光膏，呈绿色，常用于各种金属材料的抛光。

（二）抛光工具

对牙体组织或修复体进行抛光，除了选用合适的抛光材料，还需要借助一些抛光工具，用以提高抛光的效率和质量。

1. 抛光轮

用布或皮革制成的圆盘，也称布轮和皮轮。一般多配合含有氧化铁、氧化铬的抛光膏抛光金属表面，或配合石英砂、浮石粉在湿润状态下抛光树脂。

2. 毡轮

用毛毡制成的磨轮，也称绒轮，硬度大于布制或皮革制成的抛光轮。有轮状和锥状各种规格，需与抛光材料配合使用。可抛光义齿的各个部位，利用其圆锥外形，可以方便地抛光上颌全口义齿的内表面。

3. 毛刷轮

用猪鬃或马鬃制作而成，有多种尺寸和软硬之分。一般配以碳酸钙、浮石粉、硅藻土、石英砂等抛光材料使用，可用于牙面、人工牙邻间隙和义齿表面的抛光。

4. 橡皮轮和橡胶摩杯

（1）橡皮轮　是将原料混合后在磨具内压制而成，常用于各种金属、烤瓷牙和树脂的抛光。

（2）橡胶摩杯　是用软橡胶制成的杯状抛光轮。摩杯内壁的沟槽可起到保持抛光材料的作用，一般将各种粉末状的抛光材料与水、甘油混合与其配合使用。主要用于口腔内抛光牙体硬组织和修复体（图 8 – 24）。

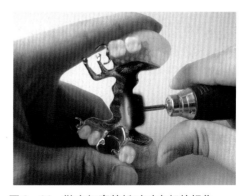

图 8 – 24　抛光打磨基托时对支架的损伤

（三）抛光步骤

第一步：在抛光机上用毛刷或布轮蘸石
英砂、浮石粉或专用抛光膏反复交叉磨光（图8-25）。

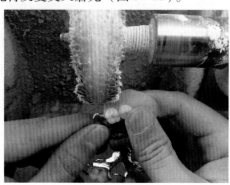

图8-25　用布轮抛光基托

第二步：用细软毛刷抛光整个义齿表面。
第三步：清洗义齿，浸泡在清水中，以防树脂失水干燥后引起变形。

（四）注意事项

1. 抛光顺序
抛光器械应由粗到细进行，即先磨光再抛光。

2. 抛光工具
（1）抛光时，所用毛刷和布轮均应浸湿，并随时转换其与义齿接触部位，防止摩擦生热而导致义齿变形。
（2）用布轮抛光时，注意使布轮的旋转方向尽量与卡环臂的弯曲方向一致，防止卡环被布轮挂住而致牵拉变形，甚至义齿弹飞而折断。

（付　力）

第九章　可摘局部义齿的修理

知识要点

1. 了解可摘局部义齿需要修理的常见类型及原因。
2. 掌握基托及卡环折断，以及人工牙、卡环添加的基本操作。
3. 熟悉可摘局部义齿重衬的原因和操作要点。

可摘局部义齿戴用一段时间后，由于牙周组织和牙槽嵴情况的变化、金属材料的疲劳或患者使用不当，或修复体设计制作缺陷等原因，可发生折断、损坏、基托不密合和咬合不良等，必须修理后才能使用。也有因为邻牙过度松动而拔除，需增加人工牙，改变卡环位置的。如果修理后还能符合修复治疗的要求，可对义齿进行修理，否则应制取印模，重新制作义齿。另外，应分析修复体出现折断、损坏、不适合的原因，以便修理义齿时加以改进，防止义齿再次损坏。

第一节　基托折裂、折断的原因与修理

可摘局部义齿在使用过程中会发生基托的折裂、折断，要分析义齿损坏的具体原因，针对原因进行修理，以减轻患者的痛苦和经济负担。

一、基托折裂、折断的原因

1. 义齿基托过薄，或基托内部有气泡、未放置增力丝，从而导致树脂基托强度不足而发生折断或折裂。

2. 义齿基托与口腔组织黏膜不密合，咬合不平衡，义齿在行使功能时翘动致基托折裂或折断。

3. 修复的缺隙过小，此处义齿做得很窄很薄，体积不够且强度不足。另外，小缺隙处如果埋入过多的小连接体，会导致包裹此处的树脂较少，基托的强度下降。

4. 集中的应力作用使得义齿基托折断。

5. 人工牙的磨损、树脂基托的老化、金属构件疲劳均可导致基托折断。

6. 患者使用不当，导致义齿被咬断，或不慎跌落而摔断。

基托易折断的部位参考图 2-21 的内容。

二、基托折裂、折断的修理

1. 将折裂的义齿清洗干净，正确对接义齿折断处，可先用粘蜡、502 胶固定，然后在裂缝位置横置 2～3 根金属棍或者竹签，并用蜡将金属棍或竹签固定在断端两侧的基托或人工牙上（图 9-1）。

2. 检查义齿组织面是否正确对接，用蜡将基托组织面的倒凹填好，涂布液状石蜡分离剂。调拌石膏，灌注基托组织面内，形成义齿的修理模型（图 9-2）。

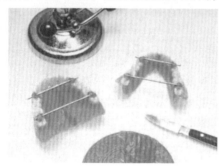
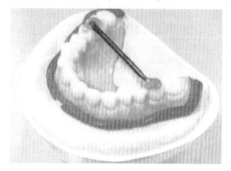

图 9-1　固定折断的基托　　　　　图 9-2　用石膏固定基托的位置

3. 待石膏完全凝固后，除去暂时固定材料，分段取下义齿，磨除断端两侧 3～5mm 宽的基托树脂，将断端基托形成斜面（图 9-3）。

4. 为了增加基托的强度，可在横过裂隙的部位放入数条金属加强丝，并在基托相应位置按金属丝的走向制备数条沟槽，以容纳金属丝。

5. 在修理模型上涂布分离剂，将义齿在修理模型上准确复位（图 9-4）。先用单体溶胀基托已经磨好的断面，放入金属加强丝。调拌自凝基托树脂，待树脂到黏丝期时涂塑在基托断面上，用小棉球蘸单体修补基托成形。此时修补处略高于基托，待自凝树脂聚合反应完成后，常规进行打磨、抛光，恢复基托正常外形。

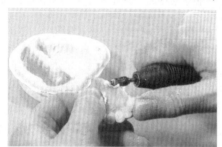
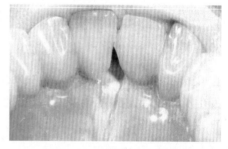

图 9-3　打磨折断面　　　　　　　图 9-4　断裂基托准确对位

若采用热凝树脂修补折断的基托，则先用蜡恢复基托被磨除的部分，再按常规方法装盒、填胶、煮盒、开盒、打磨、抛光等，最终完成热凝树脂基托部分的修理。

6. 义齿基托修理完成后，戴入患者口腔内，检查基托与口腔组织黏膜是否密合，常规调𬌗。如果基托不密合，应重新做衬垫处理。

若基托折断，并伴有较大缺损而不能直接对位修复者，应将折断的义齿戴入患者口内，制取印模。将义齿断片连同印模一起取下。若不能一同取下，应将义齿断片在印模内准确复位，灌注模型后，再按上述步骤进行义齿的修理。

第二节　卡环、拾支托折断的原因与修理

可摘局部义齿在使用过程中会发生卡环、拾支托的折断，使义齿无法正常行使功能。需要分析固位体损坏的原因，及时进行修理，恢复义齿的功能。

一、卡环、拾支托折断的原因

1. 制作义齿的过程中，牙体预备时，卡环、拾支托凹的间隙制备不足，使得制作完成的卡环、拾支托过细、过薄或厚薄不均，形成固位体的弱点，受力发生折断。

2. 弯制卡环时经多次调改，在卡环表面留有钳夹的印迹，使得不锈钢丝受到损伤。或者选用的成品钢丝质量不够好。

3. 义齿初戴调改时，拾支托、卡环体磨改过多。

4. 由于患者使用不当或者强行用力摘戴义齿，造成固位体材料应力疲劳。

5. 义齿制作过程中，铸造的缺陷，使卡环部位的金属内部形成缩孔、砂眼、杂质等，降低了金属材料的强度。

二、卡环、拾支托折断的修理

1. 应仔细检查拾支托凹或卡环间隙的深度和宽度，若间隙不足应重新进行牙体预备加深加宽，或适当调改对颌牙的牙尖。

2. 磨除义齿上残余的拾支托、连接体后，将义齿戴入患者口内就位，制取印模，并将义齿连同印模一并取出。若义齿和印模分离，应把义齿放回印模内的正确位置，灌注石膏模型，脱模时，将义齿翻到模型上。

3. 待石膏凝固 24 小时后，取出模型。将义齿从模型上取下，磨除树脂基托内残留的卡环或拾支托的小连接体，形成容纳小连接体的空间。操作中应注意保持模型的完整。

4. 在模型上弯制卡环、拾支托，使连接体准确进入已经制备好的沟槽内，用热凝或自凝树脂恢复义齿基托外形。常规进行打磨、抛光。

5. 铸造卡环折断时，可根据不同情况，采用激光焊接或更换锻丝卡环两种方法进行修理。

如采用激光焊接，需制取印模，灌注上下颌模型，将义齿在模型上就位，选择同种金属材料，调整激光焊接机的温度，将断端复位，激光焊接恢复卡环及拾支托。若折断部位较小，可直接激光焊接恢复固位体的形态。常规打磨抛光焊接部位，完成义齿的修理。

第三节　人工牙折断、脱落或增添的原因与修理

一、人工牙折断、脱落或增添的原因

1. 义齿制作过程中，充填基托树脂时人工牙未提前得到充分溶胀。
2. 分离剂涂在人工牙的盖嵴面上。
3. 开盒冲蜡时蜡未去除干净。
4. 人工牙排列位置不当。
5. 缺牙间隙过小，人工牙经磨改后过薄等。
6. 患者的余留牙因牙体、牙周疾患等而缺失时，原有义齿使用良好的患者，要求增补人工牙。

二、人工牙折断、脱落或增添的修理

1. 修理个别人工牙折断和脱落的义齿

（1）先将义齿清洗干净，磨除义齿残留的牙冠及舌侧基托。注意保留人工牙唇、颊侧基托的龈缘形态，切勿磨除过多，以免修复后的义齿与原有基托的颜色不一致。

（2）选择大小、颜色、形态合适的人工牙，或利用脱落的人工牙，磨改盖嵴部分使其粗糙，亦可预备出固位倒凹。

（3）用棉签蘸单体涂布在人工牙盖嵴部，以及舌侧和基托相应部位，使塑料基托充分溶胀。

（4）调拌自凝树脂，按患者正确的咬合关系固定人工牙。注意在前牙唇侧尽量不暴露或少暴露自凝树脂，以保持修理后的义齿唇侧基托颜色的一致性。

（5）待自凝树脂固化后，常规进行打磨、抛光，完成义齿的修理。

2. 修理多个人工牙折断、脱落及唇侧基托断面缺损范围较大，或义齿需要增添人工牙

（1）将义齿在患者口腔内复位后，制取印模，灌注石膏模型，将义齿翻于模型上，准确记录颌位。

（2）取下义齿，磨除残留的人工牙牙冠，暴露基托的新生面，选择与患者相适宜的人工牙，调磨其颈部及盖嵴部，与邻牙协调一致。

（3）恢复上下颌咬合关系后，用蜡固定，并恢复基托外形。

（4）调拌石膏或硅橡胶印模材料，在恢复好形态的义齿表面取复位记录。此复位记录的范围应包括近远中向邻近的两个牙位，并盖过切缘或𬌗缘的唇颊侧。

（5）待材料固化后，取下唇颊侧的复位记录，除去固定的蜡。

（6）在石膏模型表面涂布分离剂，将人工牙固定在石膏或硅橡胶复位记录的正确位置上，调拌自凝基托树脂，堆塑在相应义齿基托处，将复位记录准确对位，并固定。

（7）待自凝树脂凝固后，调整咬合关系，常规打磨、抛光，完成义齿的修理。

第四节 义齿重衬的原因与方法

义齿戴用一段时间后，会造成基托组织面与黏膜组织不密合，进而出现食物嵌塞、基托翘动、基托下沉、咬合不平衡，最终导致义齿基托的折断等。由于义齿不稳定，从而导致对基牙产生侧向的扭力，增加了基牙和牙周组织的负荷。因此，需要对义齿进行重衬处理。

一、义齿重衬的原因

义齿使用一段时间后，缺牙区的牙槽骨会持续而缓慢地吸收（特别是游离端义齿），从而使得基托组织面与黏膜组织不密合。为了恢复基托与黏膜之间的密合性，需在基托组织面衬垫一层基托树脂，此称为义齿重衬。

二、义齿重衬的方法

义齿重衬的方法有直接重衬法和间接重衬法。

（一）直接重衬法

1. 概念

直接重衬法是指在口腔内直接使用自凝基托树脂，操作简单方便。

2. 操作步骤

（1）将义齿彻底清洗干净后，擦干表面水分。

（2）把需垫衬的基托组织面及唇、颊、舌侧基托边缘均匀磨除一层，使其表面粗糙，便于树脂结合。

（3）用小棉球蘸单体，均匀涂布在粗糙的基托组织面，使其溶胀。

（4）调拌自凝树脂，于黏丝期早期均匀涂布在基托组织面和边缘处需做垫衬的部位。

（5）用棉球蘸液状石蜡，涂布于患者需做重衬区的口腔黏膜组织上，以防止单体刺激口腔黏膜。

（6）将义齿戴入口内完全就位，嘱患者轻轻地正中咬合，检查卡环、𬌗支托是否密合。

（7）嘱患者做主动肌功能整塑，将多余树脂从基托边缘挤出，以便修复完成的义齿形成良好的边缘封闭。

（8）在自凝树脂未完全硬固之前取出义齿，修去多余树脂，置于温水中浸泡，加速并促进树脂完全聚合，减少单体的残留。

（9）待自凝树脂完全硬固后，常规进行打磨、抛光，即完成义齿重衬的修理。

3. 注意事项

（1）重衬区的黏膜必须涂液状石蜡，以防止单体刺激并灼伤黏膜组织。

（2）义齿必须在口内完全就位，达到正中咬合接触。

（3）义齿必须在自凝树脂硬固之前从口内取出，一是防止进入倒凹区的树脂硬固后无法从口内取出，造成患者口腔组织的损伤；二是避免自凝树脂硬固时释放的热量灼伤口腔黏膜组织。

（二）间接重衬法

1. 概念

间接重衬法是在口腔内用义齿取得印模，即用印模材料做了义齿重衬，再送技工室进行重衬处理的方法。间接法可根据患者的条件，使用不同的材料，如自凝基托树脂、热凝基托树脂和自凝软衬材料、热凝软衬材料完成。操作复杂，但长期效果好。

自凝软衬材料使用方便，并且无刺激性，而且有弹性、柔软，与组织贴合性好，并能与金属基托产生良好的结合，用来修复组织面的不密合，发挥软衬材料的弹性缓冲特性。适用于松软、低平或刃状的牙槽嵴，及黏膜过薄压痛点多、固位不良的病例，可减轻患者的痛苦，改善可摘义齿修复的固位效果。

缺点是物理性能不够稳定，弹性维持时间短，表面不平整、光滑，容易黏附细菌。使用时需掌握适应证。

2. 操作步骤

（1）检查口内牙槽嵴的吸收程度、义齿下沉幅度等，确定义齿正中𬌗的接触特点。

（2）将义齿清洗干净，擦干后，把基托唇、颊、舌侧边缘及组织面均匀磨除一层，使其表面粗糙。去除倒凹，缓冲上颌硬区及骨隆突区的基托树脂，上颌义齿可在腭隆突区钻孔以缓冲。

（3）调拌少量流动性好的弹性印模材料，放入义齿基托组织面内，戴入患者口内就位，嘱患者做正中咬合，指导患者做主动肌功能整塑。

（4）印模材料凝固后取出义齿，适当去除基托周缘多余的印模材料，快速送技工室制作。

3. 注意事项

印模材料不宜过稠，放入义齿基托组织面内的量不宜过多，以免影响垂直距离和正中关系。

三、义齿重衬的制作

（一）自凝树脂重衬

1. 将印模材料重衬的义齿组织面向上装入下层型盒，暴露组织面和边缘的印模材料。

2. 石膏初凝后，涂布分离剂，再装上层型盒。

3. 待石膏硬固后开盒，去除印模材料。

4. 调拌自凝树脂于黏丝期充填型盒，加压。待自凝聚合反应固化后，开盒取出义齿，按常规工艺打磨、抛光。

5. 试戴义齿，检查基托密合度。

注意事项：装下层型盒时，尽量暴露组织面和边缘的印模材料。

（二）热凝树脂重衬

1. 与自凝树脂重衬相同的步骤装盒。开盒去除印模材料。

2. 调拌热凝树脂于面团期充填型盒，加压。常规热处理，开盒取出义齿，按常规工艺打磨、抛光后，试戴义齿。

（三）软衬材料重衬

1. 与自凝树脂重衬相同的步骤装盒。开盒后，调拌自凝或热凝软衬材料，充填型盒，加压。待自凝软衬材料彻底聚合后开盒，取出义齿打磨；热凝软衬材料按材料要求常规热处理后开盒。

2. 软衬材料重衬后的义齿基托具有弹性，要将边缘多余的材料菲边用锋利的小刀切除后，再用特殊的磨具进行处理，不能用常规方法打磨、抛光。

3. 重衬后的义齿经口内试戴、调𬌗、基托修整等，完成义齿的修理。

第五节　义齿咬合过低的修理

由于义齿在使用过程中，人工牙磨耗或义齿下沉，造成义齿颌间距离过小，使上下颌无咬合接触或接触不紧，致使义齿的咀嚼效率降低。

一、义齿咬合过低的原因

1. 义齿制作时𬌗面过低，或填塞树脂时人工牙发生移位。

2. 义齿由于长期使用，人工牙𬌗面严重磨耗，导致与对颌牙无接触。

3. 由于义齿支持作用不足，牙槽嵴吸收造成下沉，致使颌间距离过小，出现咬合过低。

二、义齿咬合过低的修理

（一）直接法

1. 个别后牙低𬌗，将低𬌗的树脂牙𬌗面打磨粗糙，用小棉球蘸单体，均匀涂布粗糙的𬌗面使其溶胀。

2. 棉球蘸液状石蜡，涂布于患者对应的口腔黏膜上，以防止单体刺激黏膜。

3. 调拌自凝造牙树脂，于黏丝期置于低𬌗牙的𬌗面上，嘱患者做正中𬌗咬合。

4. 待自凝树脂固化后取出，磨改并雕刻出应有的𬌗面形态。

5. 完成在患者口内直接加高恢复正常咬合关系。

（二）间接法

1. 若多个人工牙低𬌗，且间隙较大，应分别制取上下颌印模灌注模型。

2. 在人工牙𬌗面加烘软的蜡，嘱患者做正中咬合，完成蜡𬌗记录，送技工室修理。

三、义齿咬合过低的制作

1. 利用制取的蜡𬌗记录，义齿在模型上复位，上𬌗架。

2. 按照咬合印记进行雕塑人工牙𬌗面外形。义齿基托组织面向下装入下层型盒，石膏初凝后，涂布分离剂，再装上层型盒。调拌热凝造牙树脂于面团期充填型盒，加压。常规热处理，开盒取出义齿，按常规工艺打磨、抛光，试戴义齿，调整咬合关系。

3. 亦可磨除原人工牙，重新排列人工牙，雕刻龈缘蜡型，按常规装盒，用热凝基托树脂恢复。

（李　爽）

第十章　固定－可摘联合义齿

知识要点

1. 了解附着体和平行研磨技术的概念、适应范围和特点。
2. 熟悉附着体的分类和基本空间要求。
3. 熟悉冠内附着体和冠外附着体的常见类型、制作方法。
4. 熟悉圆锥形套筒冠义齿的结构和制作。

第一节　附着体义齿概述

一、附着体

（一）附着体的概念

附着体通常由阴性和阳性两部分主要连接结构组成。其中一部分与基牙或种植体结合，另一部分与义齿结合，实现连接和固位，从而为义齿提供良好的固位、稳定和美观。

（二）附着体的组成

按组成部件分为阳性部件、阴性部件和辅助部件（图10－1）。

1. 阳性部件

固位部分为凸形结构的附着体部件，其一端连接在义齿（或固定义齿基牙）上，另一端与阴性部件嵌锁连接，产生固位力。不同类型的附着体阳性部件的形态和结构各异。

2. 阴性部件

固位部分为凹形结构的附着体部件，其一端连接在固定义齿基牙（或义齿）上，另一端与阳性部件嵌锁连接。

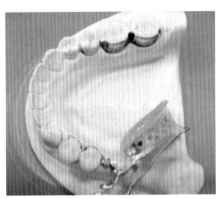

图 10－1　附着体

3. 辅助部件

（1）舌侧支撑臂　位于基牙舌侧，为连接附着体、支架、基托的金属对抗臂，有支撑、缓冲咬合力、增加固位与稳定的作用（图10-2）。

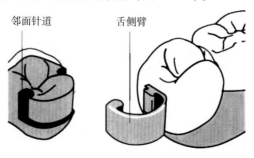

邻面针道　　　舌侧臂

图 10-2　附着体的附件

（2）O 形圈　位于附着体部件上的橡胶或金属圈形结构，有增加固位的作用。

（3）螺钉　有固定附着体各部件的作用。

（4）弹簧　位于附着体内的弹性较大的金属螺旋状结构。

附着体的出现成为口腔修复学发展史上的一个重要里程碑。19世纪末，Carr、Pesseo 等就开始使用附着体作为固定装置制作义齿。为解决附着体义齿的就位问题，Criswald 设计了一种放置附着体的平行仪，以金、铂、钯为原材料，采用弯制、切割和焊接等手工方法制成附着体。其形状各异，已初具现代使用的附着体雏形。1906年，被誉为"精密附着体之父"的 Chayes 设计了一种可调节的插销式冠内附着体（图10-3），现仍在临床广泛应用。

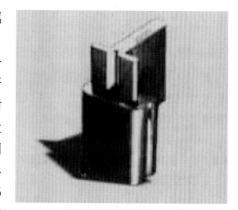

图 10-3　Chayes 设计的附着体

二、附着体的分类

临床应用的附着体类型很多，常见的分类如下：

（一）根据精密程度分类

根据附着体的精密程度可分为精密附着体和半精密附着体两类。

1. 精密附着体

阴性和阳性结构均为金属成品件，附着体的两部分结构密切吻合。附着体金属成品件靠焊接或粘结等固位方式固定于基牙和义齿上（图10-4）。

2. 半精密附着体

附着体的部件中通常一部分为塑料熔模件预成品，另一部分为金属成品件。其精密程度低于精密附着体（图 10 – 5）。

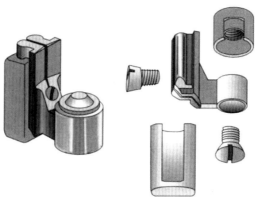

图 10 – 4　精密附着体

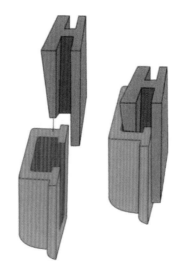

图 10 – 5　半精密附着体

（二）根据固位方式分类

根据固位方式可将附着体分为机械式附着体和磁性附着体两类。

1. 机械式附着体（图 10 – 6）

（1）制锁摩擦式附着体　此类附着体阴性结构部分形成小斜面角度，在附着体阴性与阳性结构结合时产生制锁摩擦作用。

（2）定位锁式附着体　此类附着体在阴性和阳性结构结合时，附着体颊舌向通过定位锁的固定作用形成固位力。

（3）球铰链式附着体　此类附着体有制锁作用，附着体阴性结构呈球状，附着体阴性与阳性结构结合，靠摩擦原理形成固位力。

2. 磁性附着体

通过衔铁和永磁体间的磁引力形成固位力。

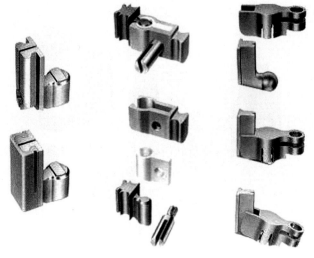

A.制锁摩擦式附着体   B.定位锁式附着体   C.球铰链式附着体

图 10 - 6 机械式附着体

（三）根据放置的部位分类

根据附着体安放在基牙上的位置可分为冠内附着体、冠外附着体和根面附着体三类。

1. 冠内附着体

安放在基牙部分的附着体阴性结构镶嵌在基牙牙冠内，不凸出牙冠外，附着体阳性结构设置在义齿上（图 10 - 7）。

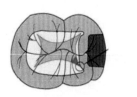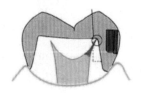

图 10 - 7 冠内附着体

2. 冠外附着体

安放在基牙部分的附着体部分或全部凸出于牙冠外，另一部分附着体结构安放在义齿上（图 10 - 8）。

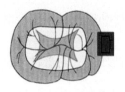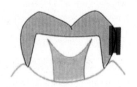

图 10 - 8 冠外附着体

3. 根面附着体

基牙附着体结构安放在基牙牙根的根面上和根面内，另一部分附着体结构安放在相对应的基托内。根面附着体又有机械式根面附着体和磁铁式附着体的区别（图 10 - 9）。

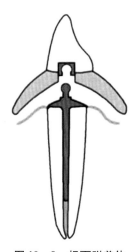

图 10 - 9　根面附着体

（四）根据功能运动方式分类

根据附着体的功能运动方式可分为刚性附着体和弹性附着体两类。

1. 刚性附着体

附着体阴阳性结构部分接触密合，并呈刚性结合。除就位相反方向外，无任何活动度，在义齿中起到较强的稳定和支持作用（图 10 - 10）。

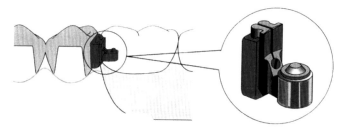

图 10 - 10　刚性附着体

2. 弹性附着体

附着体阴阳两部分结合后，允许阴性与阳性结构之间有一定方向和一定量的可动度。其具有应力中断的作用，可以减轻基牙承受的负荷，增加缺牙区基托下支持组织受力。适用于末端游离设计，以及跨度大的缺失牙区域（图 10 - 11）。

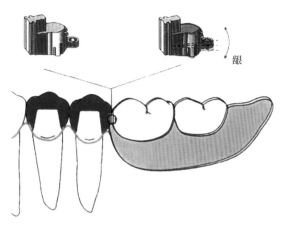

图 10 - 11　弹性附着体

三、附着体义齿

(一) 概念和组成

附着体义齿是一类以附着体为主要固位形式的可摘局部义齿、固定－可摘联合义齿或固定桥，是一种特殊的牙列缺损或牙列缺失的修复方式。

附着体固定桥和根面附着体类型的全口覆盖义齿、种植覆盖义齿等分别在《固定义齿》和《全口义齿》部分介绍，为避免与其他课程的重复，本章主要介绍以固定－可摘联合义齿为主的修复体类型。

固定－可摘联合式附着体义齿由附着体（固位体）、基托、人工牙、连接体组成（图 10－12）。

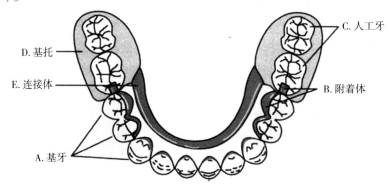

图 10－12　附着体义齿的组成

(二) 优点

1. 改善美观效果

利用附着体固位可减少卡环数目，因附着体隐蔽，义齿暴露金属少。

2. 增加固位和稳定性

附着体义齿靠附着体的阴阳性结构的结合形成固位力，其固位效果明显优于卡环固位体。卡环的固位力根据卡环臂进入基牙倒凹的深度与坡度来控制，卡环固位体随义齿反复摘戴次数的增加，卡环金属会产生疲劳。卡环臂与基牙牙体间形成间隙，使固位力下降，而附着体的机械嵌合、锁结结合、磁力作用等都不会随义齿摘戴次数增加而出现固位力明显下降。

3. 保护基牙

作用于基牙上的力的传导趋于牙体长轴方向，可减少对基牙的扭力，缓冲咬合力，有利于保护基牙。

4. 提高咀嚼功能

附着体义齿支持、固位和稳定性良好，在行使咀嚼功能时能恢复患者原有的咀嚼效率。特别是在咀嚼黏性食物时，不会因食物的黏性导致义齿脱落。

5. 减少菌斑附着和龋病的发病率

附着体光滑，菌斑附着的机会少，基牙有全冠保护，龋坏率下降。

（三）缺点

1. 治疗时间长，对临床医生和技师的专业水平要求高。
2. 受患者条件限制较多，如牙冠长度、大小、牙髓腔位置、牙槽嵴高度和宽度等。
3. 基牙相对于卡环型义齿磨除量大。

（四）适应证

1. 适用于各类牙列缺损的修复，特别是肯氏 I、II 类缺损者。
2. 牙列缺失患者，可采用附着体固位的种植覆盖义齿修复。
3. 轻度牙周炎伴牙列缺损的患者，利用附着体的牙周夹板作用修复。

（五）禁忌证

1. 龋易感患者。
2. 中重度牙周炎患者。
3. 有活力的伸长、倾斜牙患者。
4. 缺牙区龈𬌗距离过小或牙冠高度过低者。

四、附着体的放置空间

每一种附着体的类型、结构和尺寸要求都有一定的差异，对放置附着体的空间也有具体的要求。放置的空间包括垂直向间隙、颊舌向（唇舌向）间隙和近远中向间隙三个方面。

（一）垂直向间隙

这是指从组织面到牙齿的𬌗边缘嵴之间的距离，或从基牙的近远中龈缘高度到对颌牙的边缘嵴之间的距离（图 10－13）。垂直向间隙对冠内、冠外附着体的各种类型的设计和选择有一定的指导意义。

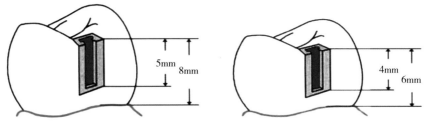

图 10－13　冠内附着体的垂直向间隙

冠内附着体垂直向高度与临床牙冠的高度有关。增加高度可提高冠内附着体的固位和稳定。要求冠内附着体的龈𬌗高度大于 4mm，否则固位力和对抗侧向力的作用会明显降低。设计安放附着体时，原则上要尽可能地利用垂直向间隙，既考虑将附着体的位置靠近组织面，保证附着体咬合面的强度和对基牙的健康保护，又不应对组织造成压迫感。

（二）颊舌向（唇舌向）间隙

颊舌向间隙与即将修复的牙冠厚度有关，对颊舌向（唇舌向）间隙要进行准确的测量，以免附着体处于外形高点之外，并参考预排好的人工牙的尺寸，选择和安放附着体的位置(图 10 - 14)。

（三）近远中向间隙

冠内附着体需要进行箱型预备，冠外附着体的长度对基牙牙周组织的影响很大，基牙的形态、健康状况以及咬合等因素使近远中向间隙对附着体的设计与选择十分重要（图 10 - 15）。

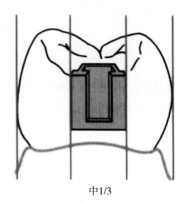

中1/3

图 10 - 14　冠内附着体的颊舌向间隙

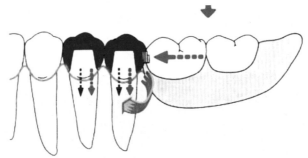

图 10 - 15　附着体的近远中向长度对基牙的影响

在附着体义齿制作前，最好制取研究模型，测量放置附着体部位的空间大小，预设计和制作临时性义齿，指导临床制备与附着体类型的选择，这样才能制作出高质量的附着体义齿。

（潘仁东）

第二节　冠内附着体义齿

一、概述

（一）冠内附着体的概念

阴性部件位于基牙固有牙冠解剖外形以内，阳性部件与基托或支架连接的附着体称为冠内附着体。冠内附着体是出现最早、至今应用广泛的一大类型。

（二）冠内附着体的特点

1. 固位力强

冠内附着体完全靠阴极和阳极的机械摩擦产生固位和稳定作用。固位力受以下因素的影响：

（1）摩擦力　依赖于阴极和阳极的摩擦性接触，与材料的性能和加工工艺的精密程度有关。

（2）接触面积　与阳极的插销长度有关。增加插销的长度就等于增加了附着体的接触面积，提高了冠内附着体的固位和稳定。插销长度受到临床牙冠高度的限制。

（3）阳极横截面的形态　可为 H、T、O 等形状，其中 H 形状接触面积最大，固位力最强（图 10－16）。其对抗侧向力的能力与附着体的龈𬌗向高度有关。

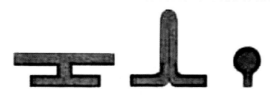

图 10－16　冠内附着体的阳极形态截面

（4）辅助固位装置　如舌侧支撑臂可提高义齿的固位和稳定。

2. 力学性能合理

冠内附着体是完全处于冠内的机械性固位装置，能将义齿咬合力通过附着体垂直地传递给基牙，对基牙牙根有保护作用。辅助固位装置会提高附着体的力学传导。

3. 卫生性能好

由于冠内附着体完全位于冠内，不容易产生菌斑和牙结石附着，特别是冠内附着体端的牙龈组织健康易于维护。

二、冠内附着体义齿的制作

（一）临床与模型制备

1. 医患确定修复方案，选择合适的冠内附着体类型，根据要求做基牙预备。用硅橡胶制取印模后，灌注超硬石膏模型。

2. 检查和修整石膏模型，要求如下：

（1）基牙边缘清晰，基牙高度不低于 4mm，否则，需采用辅助固位，以确保固定部分基牙有足够的固位力。

（2）单颗基牙不能有倒凹，需要联冠制作的基牙必须有共同就位道。

（3）模型上黏膜组织解剖标志明显。

3. 模型制备，按固定义齿模型技术制作可摘工作代型。

4. 确定咬合关系后上𬌗架，基牙制作诊断蜡型，缺失位排人工牙恢复牙列。口内试戴，征求患者意见。

（二）冠内附着体固定义齿部分的制作

1. 冠内附着体牙冠蜡型的制作

（1）在平行研磨仪上确定共同就位道方向，根据固位力的大小选择不同聚合度的蜡车针对解剖蜡型进行研磨。唇颊面需用瓷粉或者聚合树脂做美学修复的还要做回切处理。

（2）需要采用成品冠内附着体的还必须借助一个专用的带阳模轮廓的特殊平行夹持器，将精密附着体的阴模固定在基牙蜡型冠上。阴模周围要用蜡完全包住。按正常操作安插铸道，包埋前在阴模上插上一个瓷性占位器（与阴模完全吻合），并用蜡固定（图10-17）。

2. 冠内附着体金属冠的完成

（1）包埋和铸造　安插铸道和包埋，完成附着体牙冠蜡型的铸造。如果附着体的部件为塑料或树脂预成品，可采用非贵金属铸造；如果附着体的一个部件是金属预成品，则必须采用贵金属或半贵金属铸造。

（2）喷砂和打磨　铸造后将支架和瓷性占位器小心地喷砂处理，注意阴模的内表面仅需用玻璃珠（细小颗粒）喷砂处理（图10-18）。

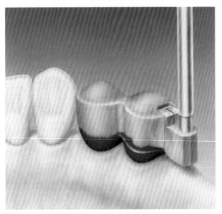

图10-17　在蜡型上试合阳极

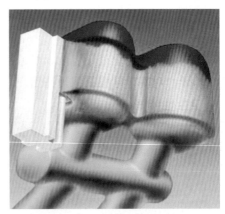

图10-18　牙冠蜡型铸道设置

3. 冠内附着体金属冠的检查和试戴

（1）在石膏模型上试戴，检查铸件颈缘的密合度。将阳性部件的预成品在铸件上试戴，检查咬合关系及邻接情况。若阳性部件为塑料预成品，应翻制成铸件，检查阴阳两部件的衔接关系，并详细记录。

（2）检查附着体金属冠在口内的就位情况，尤其是颈缘的密合度。

（3）如果要制作烤瓷熔附金属冠（桥）或聚合瓷冠（桥），需在烤瓷或聚合瓷制作完成后，再次试戴金属冠（图10-19）。

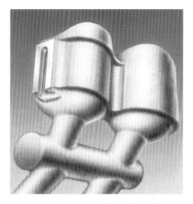

图 10 – 19 牙冠金属铸件

(三) 二次模型

1. 冠内附着体金属冠模型的制作

（1）将金属冠戴入患者口内。确定形态、色泽、咬合关系无误后，用临时黏结剂临时固定后，用高弹性印模材料连同金属冠重新制取印模。

（2）检查金属冠在阴模上无移位、松动。将内冠涂抹一薄层石膏分离剂后，用超硬石膏灌注工作模型（图 10 – 20）。

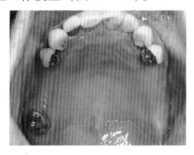
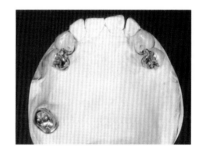

A. 完成后的牙冠口内试戴　　　　　　　B. 二次灌注的模型

图 10 – 20 二次模型制作

2. 冠内附着体金属冠模型的检查

（1）检查附着体金属冠在模型上的就位情况，是否与患者口内一致。

（2）将模型置于平行研磨仪上，检查附着体的平行度，对设计有舌侧环抱臂和近中邻间固位针道的必须在转移台上进行研磨（图 10 – 21）。

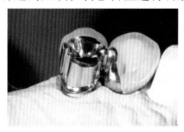
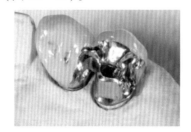

图 10 – 21 牙冠精确研磨后的形态

（四）金属支架和连接体的制作与完成

1. 设计支架时要充分考虑美观效果和舒适度。就上颌义齿而言，应尽量避免支架延伸超过腭颤动线。

2. 确定颌位关系，上𬌗架。制作前必须先在附着体金属冠模型上安装附着体，以便确定金属支架和连接体的位置。

3. 制作金属支架和连接体的蜡型。检查咬合关系，安放铸造的蜡条，形成支架的蜡型并修整。注意留出支架与阳性附着体连接的空间0.2~0.5mm。

4. 采用整体铸造、焊接或黏接的方法将金属支架和连接体与附着体连接起来。如果是将附着体焊接在支架上，设计支架时应先预留附着体的位置（图10-22）。

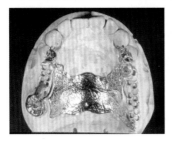 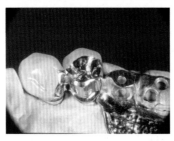 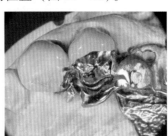

A.制作金属支架　　　　　　B.调整支架与附着体的位置　　　　　　C.附着体焊接

图10-22　支架制作与焊接

（五）义齿的完成

1. 义齿的完成

将金属支架就位于模型上，排列人工牙，装盒，填胶，完成义齿。

2. 义齿的编号

将完成后的附着体义齿编号，提供附着体的名称、型号和专用工具，记录姓名、性别和牙位，以便之后对其进行修理和更换（图10-23）。

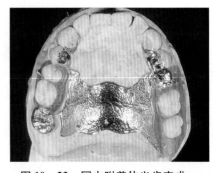

图10-23　冠内附着体义齿完成

（六）冠内附着体义齿的试戴

1. 检查其颜色、形态、边缘及抛光情况，检查在口腔内的就位及咬合情况，调整咬合关系，临时粘固基牙冠，保持义齿稳定。如果试戴过程中就位困难，应仔细查找原因，切不可轻易磨改附着体。

2. 教会患者摘戴义齿，掌握正确的使用方式，尽快适应义齿，发挥义齿的功能。

3. 试戴两周后，再次检查义齿情况及基牙受力情况，基托组织面有无压痛或空隙，可以调𬌗或衬垫；粘固附着体金属冠，粘固过程中应始终保持附着体各部件的密合（图10-24）。

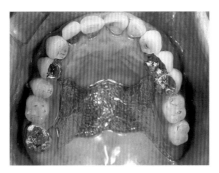

图 10 − 24　冠内附着体义齿口内试戴

4. 嘱患者 3 ~ 6 个月复诊检查，确定义齿是否需要重衬，不适随诊，切忌自行修改。

（潘仁东）

第三节　冠外附着体义齿

一、概述

（一）冠外附着体的概念

机械固位装置部分或完全位于基牙牙冠解剖外形之外的附着体称为冠外附着体。随着科技的发展，冠外附着体已愈来愈广泛地应用于临床。

（二）冠外附着体的特点

1. 优点

结构、类型多样，不受牙体外形的限制。如阳性部件形态可为矩形、方形或球形等；固位方式从刚性摩擦型、按扣式到不同的运动旋转方式等，可很好地与患者口腔条件相适应。

2. 缺点

菌斑不易控制，特别是与固定义齿相连接的阳极部分。

（三）冠外附着体的移动与选择

冠外附着体的类型多样，根据不同类型附着体的移动特点，结合义齿的支持形式整体考虑附着体的选择。

1. 固定式附着体

对于基牙条件好，以牙支持式为主的义齿，可采用刚性或制锁式连接的附着体。

2. 垂直弹性附着体

可使义齿产生垂直向微量移动，与黏膜的下沉幅度一致，适于设计以黏膜支持式为主的义齿。这类义齿常采用弹簧装置，具有很好的临床效果。如果弹簧过长，基托与黏膜之间可能产生间隙；弹簧过短或应用一段时间后发生永久性变形，可能产生骨组织损伤（图 10 – 25）。

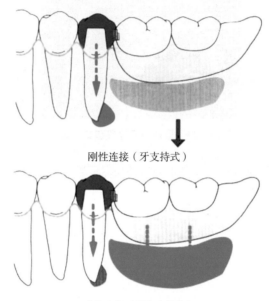

刚性连接（牙支持式）

弹性连接（混合支持式）

图 10 – 25　冠外附着体的移动与支持

3. 铰链弹性附着体

　　义齿基托沿一定的铰链轴运动，将部分咬合力传递给远中支持组织，多适用于以混合支持式为主的义齿。基牙远中的牙龈组织容易受到压力，通过阳性部件下方的空间距离来保护该处的健康。铰链弹性附着体可使义齿产生不均匀运动，长时间应用易造成不均匀的磨损，要注意及时更换。有的附着体，如 Stern ERA 附着体采用垂直和铰链混合型运动方式（图 10 – 26）。

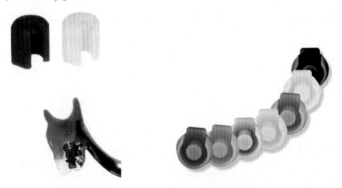

A. 附着体的阳极安放　　　　　　B. 可更换的弹性阳极部件

图 10 – 26　Stern ERA 附着体

4. 多向运动附着体

　　义齿基托有垂直向、铰链和颊舌向多方向运动的附着体类型（图 10 – 27），适用于设计以黏膜支持式为主的义齿。

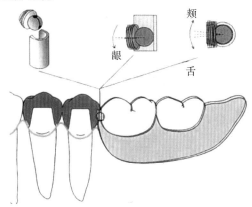

图 10 － 27　可多向运动的球帽式附着体

二、冠外附着体义齿的制作

（一）临床与模型制备

1. 医患确定修复方案，选择合适的冠外附着体类型，基牙预备，取模，制作模型。

2. 检查及修整石膏模型，要求如下：

（1）基牙边缘清晰，基牙高度不低于 4mm，否则，需采用辅助固位，以确保固定部分基牙有足够的固位力。

（2）需要联冠制作的基牙必须有共同就位道。

（3）模型上黏膜组织解剖标志明显（图 10 － 28）。

3. 模型制备，按固定义齿模型技术制作可摘工作代型（图 10 － 29）。

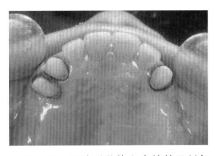

图 10 － 28　冠外附着体义齿的基牙制备

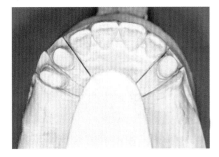

图 10 － 29　分段模型

4. 确定咬合关系后上𬌗架，基牙制作诊断蜡型，缺失位排人工牙恢复牙列。口内试戴，征求患者意见。

（二）冠外附着体固定义齿部分的制作

1. 冠外附着体牙冠蜡型的制作

制作工作模型并用蜡恢复牙冠外形，避免将牙冠外形修得过凸，然后在解剖蜡型的远中预备安放阳性部件。将阳性部件固定在附着体专用的转移杆上，运用平行观测仪将阳性部件固定在蜡冠上，安放阳性部件的位置要尽可能低一些，预留阴性部件及人工牙的空间位置。但要避免对黏膜造成压迫（图 10 - 30）。

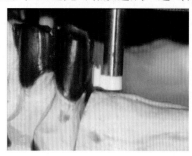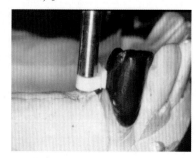

图 10 - 30　用转移杆在冠蜡型上固定阳性部件

应用多个附着体，必须保证牙弓两侧所有附着体的高度一致。对于双侧游离端缺失的病例，两侧附着体不仅要高度一致，而且必须保证附着体水平向的协调。通常沿矢状面与牙槽嵴的中线夹角的平分线放置附着体，夹角不应超过 20°，否则极易造成附着体的损坏和基牙的损伤（图 10 - 31）。

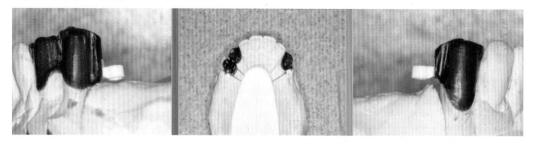

图 10 - 31　两个附着体放置时的高度要一致

2. 冠外附着体金属冠的完成

（1）包埋和铸造　安插铸道和包埋，完成附着体牙冠蜡型的铸造。

（2）打磨和抛光　铸造完成后，不能采用常规喷砂技术处理铸件表面，以免损伤附着体。可采用喷玻璃珠的方法处理铸件表面。附着体的龈方组织面可以采用常规喷砂和抛光技术（图 10 - 32A）。

3. 冠外附着体金属冠的检查和试戴

（1）在石膏模型上试戴，检查铸件颈缘的密合度。将阳性部件的预成品在铸件上试戴，检查咬合关系及邻接情况。

（2）检查冠外附着体金属冠在口内的就位情况，调整咬合关系。

（3）如果要制作烤瓷熔附金属冠，需在烤瓷制作完成后，再次试戴金属冠（图 10 - 32B、C、D）。

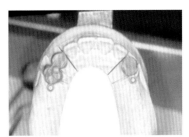

A.打磨、抛光后的附着体金属冠在模型上就位

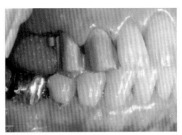

B.口内试戴

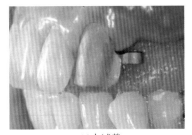

C.口内试戴

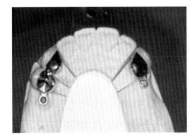

D.烤瓷熔附金属冠完成

图 10 - 32　冠外附着体金属冠的完成与口内试戴

（三）二次模型

1. 冠外附着体金属冠模型的制作

（1）将金属冠戴入口内，重新取印模。

（2）将金属冠在阴模上准确复位后，用超硬石膏灌注工作模型。

2. 冠外附着体金属冠模型的检查

（1）检查附着体金属冠在模型上的就位情况，尤其是颈缘的密合度（图 10 - 33）。

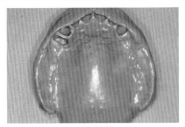

A.二次阴模

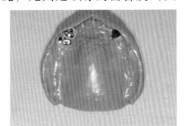

B.固定义齿在阴模上复位

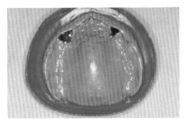

C.固定义齿涂分离剂

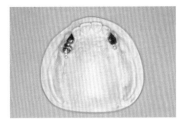

D.二次模型完成

图 10 - 33　冠外附着体二次阴模与模型

（2）将模型置于平行研磨仪上，检查附着体的平行度，需要的话可对其进行研磨。

（四）金属支架和连接体的制作与完成

1. 金属支架和连接体的制作

（1）确定颌位关系，上𬌗架。制作前必须先在附着体金属冠模型上安装附着体，以便确定金属支架和连接体的位置（图10-34A）。对于上颌义齿，可以设计薄而宽的腭杆，提高患者的舒适度。

（2）制作金属支架和连接体的蜡型。检查咬合关系，安放铸造的蜡条，形成支架的蜡型并修整。在支架上可以制作临时性的𬌗支托，以帮助义齿的取戴和就位。所设计的支架应当对阴性的圆环有支撑作用。

（3）为了防止阴性部件和阳性部件之间发生移动，应用蜡将其加以固定，可用自凝塑料将阴性部件固定在支架上。对于 Mini-Dalbo 冠外附着体，阳性部件应当比阴性部件短一些，以便为义齿预留较大的空间。

2. 金属支架和连接体的完成与试戴

（1）*金属支架和连接体的完成*　在金属支架蜡型上安插铸道，包埋，铸造，打磨和抛光（图10-34B）。

（2）*金属支架和连接体的试戴*　检查金属支架和连接体在模型上和口内的就位情况，检查咬合关系（图10-34C、D）。

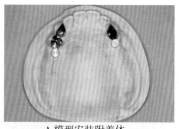

A.模型安装附着体

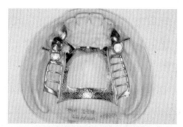

B.支架完成

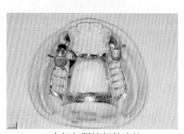

C.支架与阴性部件连接

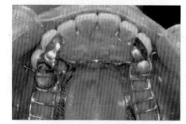

D.口内试戴

图10-34　冠外附着体支架完成

（五）义齿的完成

1. 义齿的完成

在模型上去除金属冠和支架，在阴性部件内面填入石膏，迅速将支架就位于模型上，用石膏光滑地填平金属冠处；仔细用弹性硅胶材料充填可调节的翼区域。通过充填增加阴性部件和阳性部件之间的间隙，进而增加附着体的弹性度；将金属支架就位于模型上，排列人工牙，装盒，填胶，完成义齿。去除临时托。

2. 义齿的编号

同冠内附着体义齿。

（六）冠外附着体义齿的试戴

同冠内附着体义齿。

对于复诊患者应注意其冠外附着体固位力的调节。如对于 Mini－Dalbo 冠外附着体，其固位力调节可通过专用工具更换磨损的弹簧达到，注意及时更换弹簧。

（潘仁东）

第四节 圆锥形套筒冠义齿

一、概述

（一）套筒冠的概念

套筒冠又叫双套冠，是可摘局部义齿的一种特殊的固位体类型。

通常由内冠和外冠两个冠构成，其中外冠刚性地连接于可摘义齿上，内冠则固定在基牙上。由于外冠和内冠间能够牢靠的嵌合，使义齿得到了良好的支持和固位。由于外冠和与其相连接的义齿是可摘的，从而维护了基牙及牙周组织的健康（图 10－35）。

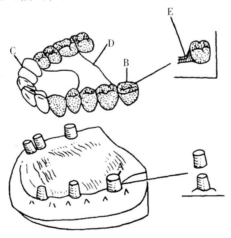

图 10－35 套筒冠义齿的结构

随着临床的不断推广，Korber（1958 年）提出的圆锥形套筒冠被修复界认为是较理想的固位体，越来越广泛地应用于临床。本节主要介绍圆锥形套筒冠义齿。

（二）圆锥形套筒冠义齿的特点

1. 优点

（1）固位力可调节和维持　圆锥形套筒冠的固位力可根据义齿的需要和基牙条件进行调节。在反复摘戴以后，由于金属的强度较大，内外冠密合度不会降低，故固位力不会明显下降。

（2）保护基牙，利于牙周组织健康　基牙的牙体组织在完善治疗后用内冠覆盖，在基牙预备时建立合理的冠根比例，可防止牙体折断或继发龋齿。套筒冠义齿摘下后，由于内冠表面高度抛光，菌斑不易附着，使基牙牙周组织能保持良好的卫生状态，从而预防基牙牙周组织病变。义齿在功能状态时合理的受力分布也有利于基牙牙根的健康。

（3）有利于牙槽骨的保存　圆锥形套筒冠义齿能将部分咬合力通过基托传递至牙槽骨的黏膜，利用黏膜支持将力分散，使牙槽骨得到生理性刺激，有利于保持牙槽骨高度。

（4）具有牙周夹板作用　圆锥形套筒冠义齿就位后，外冠和支架将基牙与基牙之间连接成整体，起到了牙周夹板的作用。义齿受力时，使修复前牙齿的单个运动，转变成基牙的整体运动，增加了基牙承受𬌗力的能力，具有保护基牙牙周组织健康的作用。

（5）美观　圆锥形套筒冠义齿固位体的金属暴露少。基牙和人工牙的颜色和形态可以由技师整体协调，相对于卡环固位体义齿，能够达到较好的美学效果。

2. 缺点

（1）牙体制备量大　圆锥形套筒冠固位体的内冠、外冠厚度有一定要求，在基牙牙体制备时，削磨的牙体组织量较多。

（2）内冠金属暴露　清洁圆锥形套筒冠义齿时，需将修复体取出，致固位体金属内冠暴露，这在很大程度上影响了美观。如果患者制作全瓷内冠就可以解决此问题。

（3）颈缘有金属线　在内冠和外冠边缘的移行处会有一条小的金属边，影响义齿的美观，在义齿设计时应当与患者沟通（图10-36）。

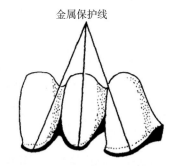

金属保护线

图 10-36　套筒冠义齿金属保护线

（4）制作成本高　圆锥形套筒冠义齿最理想的固位体材料是全瓷内冠与金沉积外冠配合使用，其次为贵金属，例如金-钯合金、铜-金合金等，其他非贵金属也可应用。加之，套筒冠的制作工艺复杂，故制作成本较高。

（三）圆锥形套筒冠义齿的组成

圆锥形套筒冠义齿一般由套筒冠固位体、人工牙、基托和连接体等部件组成。

1. 固位体

圆锥形套筒冠固位体由内冠与外冠组成。义齿就位后，内、外冠之间接触形成固位力。内冠用金属或陶瓷制作，外冠用金属做底冠，唇颊面及𬌗面可选用烤瓷或光固化树脂等。固位体可按内、外冠之间接触形式与固位体在义齿上所起的作用分为缓冲型和非缓冲型两类（图10 - 37）。

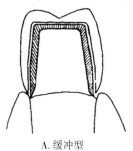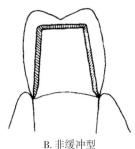

A. 缓冲型　　　　　　　　　　　B. 非缓冲型

图 10 - 37　圆锥形套筒冠类型

（1）非缓冲型套筒冠　固位体的内、外冠之间紧密嵌合，一般用于基牙数多、牙周支持组织条件较好的基牙，能对义齿起到良好的支持与固位作用。

（2）缓冲型套筒冠　固位体的内、外冠之间存在一定间隙，用于基牙数较少、牙周支持组织条件略差的基牙。

2. 人工牙

人工牙在圆锥形套筒冠义齿中起恢复缺失牙的解剖形态和功能的作用。

根据制作工艺和材料不同，可分为树脂牙和金属树脂牙两种类型。

（1）树脂牙（成品牙）　一般采用成品复色层树脂牙，其色泽和透明度较好，解剖形态与自然牙相似。临床多用于自然牙缺失较多区域的缺失牙修复。

（2）金属树脂牙　一般设计在缺牙区的金属支架或金属桥体基底上，用与余留牙色泽相同的硬质树脂，采用光固化形成。具有色泽好、与义齿结合强度高的特点。用于咬合过紧的牙列缺损修复，或类似固定桥结构的修复。

3. 基托

圆锥形套筒冠义齿的基托可将义齿各部分连成整体，分散咬合力至基托下支持组织，减轻基牙负荷。根据设计要求，可选用金属基托或塑料基托。

4. 连接体

在义齿中起分散𬌗力、加强义齿强度和连接义齿各组成部分的作用，分大连接体和小连接体。大连接体与可摘局部义齿相同；小连接体的连接强度要求较高，目的是防止义齿的连接体部分折断。固定桥结构的圆锥形套筒冠义齿的连接体与固定桥相同。

（四）圆锥形套筒冠的固位原理

1. 固位体的固位力

圆锥形套筒冠固位体的固位原理与不同刀刃角度的刀切入物体时的原理基本相似。在外力相同的情况下，刀刃角度越小切入物体越深，撤出越困难。套筒冠固位体就位时，外冠沿内冠轴面滑行至与内冠吻合，义齿就位后外冠紧紧包围内冠，二者之间保持固位力。义齿固位力保持在 1.5~5kg 之间比较合适（图 10-38）。

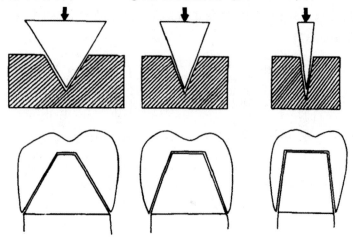

图 10-38　圆锥形套筒冠固位原理

2. 圆锥形套筒冠义齿固位力的影响因素

圆锥形套筒冠义齿的固位力来自固位体内、外冠之间的契合程度，受以下因素的影响。

（1）内冠的角度　内冠内聚角度与固位力之间呈反比关系。内冠内聚角度增加，其固位力逐渐下降；相反，内聚角度越小，固位力越大。如内冠内聚角在 2°时固位力约 6kg，内聚角在 4°时固位力约 3kg，内聚角在 6°时固位力约 0.25kg，内聚角在 8°时则固位力接近 0。

（2）内、外冠之间的摩擦力　外冠被套在内冠时，其接触面会出现一定的静摩擦力，与套筒冠固位体的材料种类有关，如用含金量较高的贵金属制作内、外冠，所获得的固位力较大；全瓷内冠、金沉积外冠的固位性能优于金属修复套筒冠。

缓冲型套筒冠固位体的内冠轴面及𬌗面与外冠之间有一定的间隙，其间隙大小根据患牙牙槽嵴顶黏膜弹性而定，一般轴面为 0.03mm，𬌗面为 0.3mm。受力初期，内冠轴面与外冠有轻度接触，𬌗面则不接触。当𬌗力加大至基托下组织被压缩到一定程度后，内外冠𬌗面才接触，缓冲型固位体的固位力小于非缓冲型。

摩擦力还与接触面的状态有关。表面越粗糙，摩擦系数越大。另外，表面湿度（唾液的存在）也会影响摩擦力。

（3）内冠契合于外冠的深度　套筒冠固位体的基牙牙冠𬌗龈距越大，制成的内冠垂直高度越大，越有利于获得较大的固位力。由于受到内冠高度的影响，𬌗龈距不能太大，以免影响基牙健康。

（4）基托与黏膜间的吸附力和大气压力　除固位体的固位力以外，基托和黏膜间的吸附力和大气压力也起到固位作用。

二、圆锥形套筒冠义齿的制作

（一）第一次临床操作

临床医生根据患者基牙牙冠、牙髓、牙根的条件，以及牙周组织的条件选择合适的基牙，并且确定固位基牙与支持基牙的牙位，设计完善的治疗计划。

1. 基牙预备

（1）金属套筒冠　前牙唇侧预备 1.5 ~ 2.0mm 的空间，后牙颊舌侧 1.5 ~ 2.0mm，后牙𬌗面 2.0 ~ 2.5mm，肩台平龈或龈下 0.3 ~ 0.5mm，肩台宽度 0.3 ~ 0.5mm，备牙的聚合度 4 ~ 6 度，共同就位道应该尽量平行，但不像固定义齿那么严格。

（2）全瓷套筒冠　前牙唇侧预备 2.0 ~ 2.5mm 的空间，后牙唇颊侧 2.0 ~ 2.5mm，后牙𬌗面 2.5 ~ 3.0mm，肩台平龈或龈下 0.3 ~ 0.5mm，肩台宽度 0.8mm 左右，共同就位道应该尽量平行。

2. 第一次取模

最好用硅橡胶印膜材料，印模要求基牙边缘清晰，肩台清楚，无气泡，无变形；灌制超硬石膏模型。

（二）制作内冠

1. 制作可摘代型

与固定义齿的常规制作方法相同（图 10 - 39），注意在代型的表面可不涂布间隙剂，使基牙与内冠之间的摩擦力稍大一些。

2. 确定共同就位道

根据余留牙的位置、基牙的位置、牙槽嵴的位置在平行研磨仪上确定共同就位道。尽量照顾前牙的位置，避免前牙部位过多地暴露金属。

3. 制作内冠蜡型

采用滴蜡法分层逐步加基底蜡、颈部蜡和研磨蜡，基底蜡、颈部蜡厚约 0.3mm，研磨蜡厚约 0.2mm，要求表面光滑、平整（图 10 - 40）。完成后用 8 倍放大镜修整冠边缘。如果内冠为贵金属、纯钛、二氧化锆可适当增加研磨蜡的厚度。

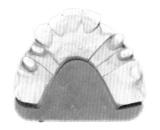　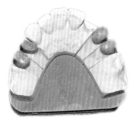

图 10 - 39　可摘代型模型　　　　图 10 - 40　内冠蜡型

4. 研磨蜡型

根据确定的共同就位道将模型固定在平行研磨仪上，一手扶代型，另一手用研磨仪对蜡型进行研磨，要求转速 5000r/min，各轴面研磨后的厚度至少为 0.3mm，其中普通金属 0.4mm，贵金属 0.5 ~ 0.6mm，铸瓷 0.7 ~ 0.8mm，二氧化锆 0.6mm，纯钛 0.5mm。研磨时需注意朝一个方向，使研磨后的蜡型表面光滑；研磨时不要对蜡型有太大的压力，防止代型折断，特别是颈部狭小的前牙代型。

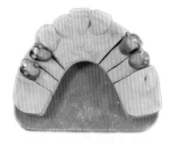

5. 完成内冠

制作好的内冠蜡型经常规的包埋、铸造和金属清理后，将金属冠在代型上就位。就位时冠的研磨面不作处理，只把边缘修整合适即可；全瓷内冠按固定义齿要求制作（图 10 – 41）。

图 10 – 41　铸造内冠完成

（三）第二次临床操作

1. 内冠试戴

将制作好的内冠在口内试合，检查内冠颈缘与基牙颈缘是否密合，连接是否平整，有无过长或缺损。试合合适后二次印模，有两种不同的处理方法。

（1）内冠粘固于基牙上，制取印模。此法采用戴有内冠的石膏模型制作外冠和义齿支架。该法内、外冠之间的固位力无法提前测试，制作精度降低，但操作简便，内冠位置精确，有利于后续的操作和义齿的质量。

（2）内冠试合好后在基牙上准确就位，制取印模后，将内冠从口内取出，复位于印模内，灌注特制的石膏模型。该方法是目前比较常用也是本书推荐的方法。其缺点是操作复杂，内冠在后续操作中如果有移动变位，将影响义齿的质量。

2. 制取二次印模，制作模型

用硅橡胶制取二次印模，准确地将内冠复位在印模上，灌注模型时冠内用自凝树脂灌注，插入连接钉，超硬石膏制作工作模型。该方法可确保在技工室操作过程中基牙不折，内冠位置精确，保证义齿的制作质量。

二次模型完成后，即进行可摘代型制作，根据咬合记录上𬌗架。

（四）制作外冠

1. 研磨金属内冠

（1）把内冠逐个戴入相对应的石膏代型上，检查是否一致；检查内冠边缘位置是否正确。

（2）在研磨仪上找到内冠的共同就位道，研磨金属内冠（图 10 – 42）。选择粗磨车针，转速在 8000 ~ 12000r/min 之间，研磨平整后换细磨车针，转速在 5000 ~ 10000r/min 之间。橡皮车针最后进行研磨，完成轴面，将内冠轴面磨光即可（内冠的𬌗面打磨同铸造冠，要高度抛光）。

研磨金属内冠的注意事项：

1）准确掌握内冠的厚度，以免磨除过多，过薄。

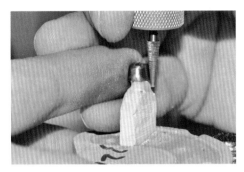

图 10－42　内冠研磨

2）速度不要过快，过快容易使表面纹路不平整。

3）橡皮车针必须磨好角度后才能使用。

4）研磨时压力不宜过大，以免代型折断。

2. 制作外冠蜡型

（1）将研磨好的内冠准确地放到代型上，并确定其完全就位（图 10－43）。用毛笔取适量的凡士林，均匀涂于内冠表面，在表面形成一层油状物质，起到将蜡与内冠分离的作用。注意凡士林一定不能过多，否则做出的外冠会较松。

（2）采用滴蜡法在金属内冠表面形成外冠蜡型，要求冠的厚度控制在 0.3mm，不能过厚，否则会影响最终外冠的美观。加蜡时温度可稍热，加蜡刀需紧贴内冠，使蜡型与冠更密合（图 10－44）。

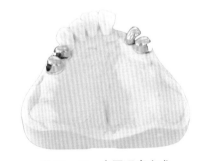
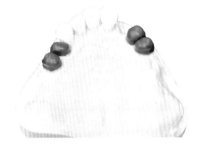

图 10－43　内冠研磨完成　　　　　　图 10－44　外冠蜡型

（3）外冠表面修形。套筒冠的外冠表面有烤瓷饰面和烤塑饰面两种，二者的制作要求不同。

①烤瓷饰面：常规方法制作烤瓷基底冠蜡型，形成金瓷完成线，要求宽度为前牙 0.7mm，后牙 1mm。为了加强冠的强度，双套冠的完成线可增加高度，覆盖前牙舌侧 2/3 和后牙腭（舌）侧 2/3，目的是避免义齿受力时折断，并防止崩瓷。在 8 倍放大镜下常规边缘回切、修整，完成外冠蜡型（图 10－45）。

②烤塑饰面：常规方法制作烤瓷基底冠蜡型，形成金塑完成线，注意外冠唇颊侧颈缘的金属边形态要求不同；安放固位珠，使烤塑材料与外冠结合（图 10－46），目的是增加强度，在行使功能时不脱落（详见《固定义齿工艺技术》的基底蜡型制作部分）。

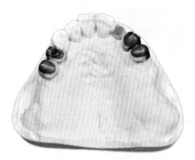

图 10 – 45　烤瓷饰面外冠蜡型

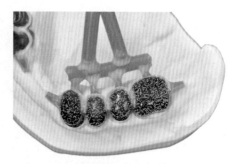

图 10 – 46　烤塑饰面外冠蜡型与铸道设置

（4）外冠蜡型连接

①在外冠蜡型基本完成后取下，再次检查内冠是否就位准确，以及牢固程度。然后将外冠蜡型准确复位，确定边缘密合。

②对于相邻的两个或多个外冠做整体连接。如果连接处较宽，可先用蜡把相邻的两面分别加宽，至间隙变小时再连接，防止蜡型因热应力过大而变形。

③修整蜡型的金属交接线，使各牙交接线连成一个整体。在不影响强度的前提下，尽量打开唇颊面的邻间隙，使完成后的义齿立体感更强。

（5）制作小连接体蜡型。在末端基牙的远中制作小连接体，用来与支架焊接。要求小连接体相互平行，连接处的横截面至少为 $6mm^2$，以保证强度。

整个外冠蜡型制作完成后必须再次检查蜡型是否有翘动、变形。

3. 外冠形成

外冠蜡型的包埋、铸造和成形与固定义齿金属基底冠的制作方法大致相同（图 10 – 47）。

4. 固位力调试

固位力调试是套筒冠义齿重要的一步，具体操作如下：

（1）对打磨成形后的外冠组织面进行喷砂处理，去掉未喷干净的氧化层及调磨部分。

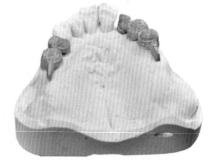

图 10 – 47　外冠铸造完成

（2）用内冠钳将内冠戴入外冠中检查固位力，内冠应容易取出，但又有一定的阻力。要求内冠就位后内外冠边缘密合。如果冠较紧，可再次喷砂，反复几次，直到冠能就位到底。内外冠的就位是非常关键的一步，一定要保证其合适度。

5. 外冠完成

（1）用砂石研磨外冠边缘，边缘需与内冠移行，且边缘厚度合适，给烤塑留出空间；用砂片修整外展隙处，在保证强度的情况下，尽量打开外展隙，使烤塑更加美观。用砂石修整腭侧、舌侧的金属交界线。

（2）用砂片修整小连接体，使各个小连接体呈底大口小的梯形，并且相互平行，以利于支架的焊接。

（3）外冠完成的标准

①单个冠有合适的固位，内外冠边缘密合，无缝隙。

②外冠整体就位时就位顺利，而且比较柔和，固位力合适。

③外冠无翘动、无应力。

④各牙唇颊面的邻间隙在保证强度的条件下充分打开。

⑤在𬌗架上检查外冠有足够的瓷或树脂空间。

（五）义齿完成

1. 制作义齿金属支架

常规方法制作金属支架。注意在复制耐火材料模型时留出内、外冠的空间；支架连接体与外冠的衔接位置和结构要有利于外冠与支架的连接（焊接）。

2. 外冠最终成形

常规烤塑（烤瓷）完成外冠形态，注意要与义齿其他人工牙的颜色尽量一致（图10－48）。

3. 外冠与支架连接

用牙科激光点焊机将支架与外冠焊接在一起，注意保证连接部位有足够的强度，避免受力时此处断裂（图10－49）。

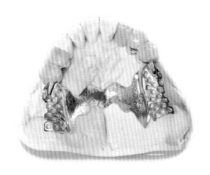

图10－48　外冠外形与支架完成

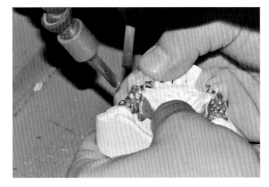

图10－49　支架与外冠焊接

4. 完成义齿制作

套筒冠义齿一般采用冷凝冲胶法完成义齿胶托，这样可以避免装盒过程中树脂变形和开盒时外冠烤瓷（烤塑）崩裂。排牙、基托、塑胶成形等操作与常规方法基本一致（图10－50）。

（六）戴牙与复诊

临床上将义齿整体试戴合适以后再黏接内冠，要求必须内、外冠戴在一起同时粘结。为了防止粘结后外冠不易摘取，可以在外冠内侧涂布凡士林。内冠比较光滑，注意在口内要拿紧，以免掉入患者口内。

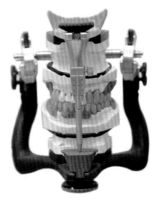

图10－50　套筒冠义齿完成

戴牙后要求患者半年到一年至少复诊一次，目的是检查牙槽嵴顶有无吸收，并进行重衬。复诊非常重要，对于套筒冠能否使用长久具有重要意义。

（常　江）

第五节　平行研磨技术

一、平行研磨技术的概念

附着体义齿、圆锥形套筒冠义齿、种植体义齿的主要部件精细小巧，要求共同就位道和部件之间的衔接非常精确。这种"精确"有赖于平行研磨技术。

平行研磨技术是集定位、研磨和切削为一体的精细的义齿加工技术，目的是通过精密的研磨设备、研磨器械和严格的研磨程序取得高度精确的研磨质量，使义齿各部件既有精确、一致的就位道，衔接处又能够准确密合，从而最大限度地发挥义齿的支持、稳定和固位功能。

二、平行研磨技术的适用范围

1. 需研磨和定位的附着体，如冠内附着体、冠外附着体、杆式附着体、螺旋钉附着体。
2. 套筒冠内冠的蜡型切削和铸件的研磨、抛光。
3. 在基牙金属冠上制备拾支托凹、舌侧支撑臂的肩台和箱形结构。
4. 附着体可摘义齿的连接杆。
5. 制备安放螺旋钉式附着体的平台或钉管。
6. 研磨金属根帽，为覆盖义齿创造就位条件。
7. 连接种植桩和义齿上部结构的附着体。

三、平行研磨仪

平行研磨仪是技师为在各类基牙、基桩、内冠、桩核、精密附着体间获得共同就位道，而对其进行平行观测、研磨、钻孔等操作的设备。

（一）平行研磨仪的类型与组成

平行研磨仪可分为单臂机（图 10 – 51）和双臂机（图 10 – 52）。单臂机只有单个摆动臂，进行蜡型切削和金属研磨需要更换研磨刀具。双臂机有两个摆动臂，分别进行蜡型切削和金属研磨，不需更换刀具就能完成切削与研磨。有的双臂机的蜡型切削臂还具有加温功能。

平行研磨仪由底座、摆动臂、模型台、疝灯、研磨器械等组成。

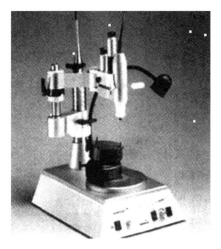

图 10－51　APF350 型单臂研磨仪

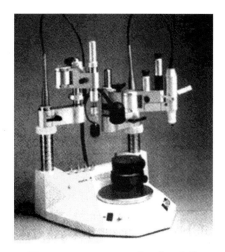

图 10－52　APF450 型双臂研磨仪

（二）平行研磨仪的功能

1. 作为观测平台，确定义齿的共同就位道。

2. 对附着体或附着体代替件的位置进行校准、平行转移，使其精确地安放于义齿的适当位置。

3. 根据修复体类型修改蜡型或研磨铸件，使之相互平行或保证其轴面应有的角度。

4. 具有打孔功能，孔与孔之间相互平行。

（三）平行研磨仪的性能

1. 平行旋转系统灵活，操作便利，精度高。

2. 夹持研磨器械的夹具精度高。

3. 具有易于手工操作的磁性工作平台，且能够灵活转动和倾斜。

4. 不需要复杂的研磨器械包，研磨器械锋利，硬度高。

注意：平行研磨仪的马达不应带有轴承，因为轴承易磨损，会导致研磨精度下降。

四、研磨器械

研磨器械包括转移杆和平行研磨工具两大类。不同齿形的平行研磨工具适用于不同要求的研磨，铰刀的工作角度与研磨功能直接相关。

（一）转移杆

转移杆是将附着体准确转移放置到工作模型上义齿适当位置的重要结构，一端被平行研磨仪摆动臂夹持，另一端用于附着体转移。

1. 转移杆的种类

每一种附着体都有专用的转移杆，不能相互交叉使用。有些附着体的转移杆是与塑料预成件连接在一起的，塑料转移杆的转移精确度要比金属转移杆低一些。

2. 使用注意

（1）转移杆必须与附着体相匹配。

（2）禁止使用变形的转移杆。

（3）保持转移杆的清洁和干燥。

（4）转移杆必须分类放置，避免相互混淆。

（二）平行研磨工具

1. 铰刀

铰刀是一类多刃的刀具，主要用于孔或面的半精密和精密研磨。铰刀加工的光洁度可达▽6～▽9，精度等级可达2级以上。根据铰刀刀刃的形态可分为棘皮齿铰刀、直齿铰刀和螺旋齿铰刀（图10-53）；根据铰刀头的形状可分为圆头铰刀、平头铰刀和角度铰刀（图10-54）；根据铰刀刀刃面与长轴的关系，可分为锥度铰刀和无锥度铰刀（图10-55）。蜡铰刀分为电蜡铰刀和普通蜡铰刀。

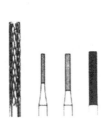
A. 棘皮齿平头铰刀

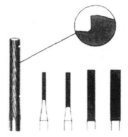
B. 直齿平头铰刀

图10-53 平头绞刀

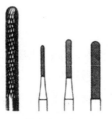
A. 棘皮齿圆头绞刀

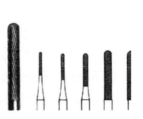
B. 直齿型圆头绞刀

图10-54 圆头绞刀

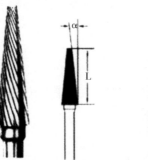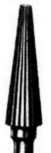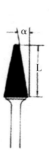

图10-55 平头螺纹齿锥度绞刀

2. 打孔钻

铸件的粗加工工具呈麻花状，又称为麻花钻。钻孔的光洁度为▽3～▽4，精度等级可达7级（图10－56）。

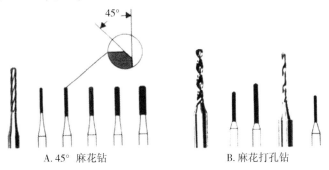

A. 45°麻花钻　　　　　　　　　　B. 麻花打孔钻

图10－56　各种麻花钻

3. 锪钻

锪钻是将金属物件上已经打好的孔研磨成圆锥、圆柱等特定形状的研磨刀具。锪钻有倒角锪钻和平面锪钻两种（图10－57）。

研磨工具的齿形有棘皮齿形、直齿形和螺旋齿形。棘皮齿形主要用于粗加工，加工后的工件表面粗糙；直齿形和螺旋齿形用于精加工，加工后的工件表面光滑。在进行研磨加工时，应先选棘皮齿形工具进行粗加工，然后再用直齿形或螺旋齿形工具进行精加工。

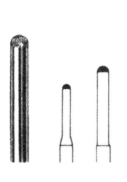
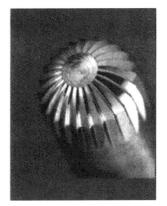

图10－57　锪钻

五、常用的研磨方法

1. 将研磨面三等份

研磨冠颈1/3必须平行，研磨冠殆2/3呈一定锥度。用球形研磨刀从殆缘制备环形肩台。颈部研磨下限应低于附着体，但需高于组织面0.5mm。

2. 研磨颈部形成肩台

肩台与垂直面的夹角圆钝，咬合面边缘制备成6°环形肩台。

六、附着体义齿的研磨步骤

1. 确定共同就位道

将制作的工件模型正确地放在研磨平台上，用观测杆分析义齿的共同就位道（图 10 – 58）。

2. 安放固定针

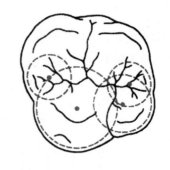

共同就位道确定后，在工件模型的中部钻一个直径6mm 的孔，以安放固定针。固定针用于校正工件模型，保证模型每次均安放在研磨仪模型台的固定位置。注意孔的位置不能影响后续的研磨操作。将固定针用研磨仪转移到模型孔上，用石膏固定。待石膏凝固后，移开研磨仪的杆和固定针。

3. 制作牙冠蜡型

将模型从研磨仪的模型台取下、上𬌗架，并在其上制作牙冠蜡型。蜡型制作完成后，再将工件模型按所取就位道方向依固定针的指导

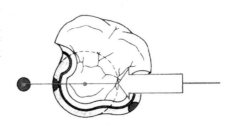

图 10 – 58 舌侧支撑臂的设计与研磨

准确安放在研磨仪的模型台上，通过研磨工件头上的夹持器，将附着体预成熔模的转移杆夹持，平行移至牙冠蜡型中，并用蜡镶嵌。

4. 研磨蜡型

常用的有两种方法，一种是采用方形刻蜡刀，低速、轻压力地对蜡型进行研磨。研磨的方向为低阻力方向，即从左向右。该方法有利于保持研磨表面的光滑和清洁。

另一种方法是采用圆形刻蜡刀，连接蜡刀加热装置，使刻蜡在一定的温度下进行。温度的确定很大程度上取决于室温和蜡的熔解程度。调定的温度要刚好能使蜡发生熔解（图 10 – 59）。

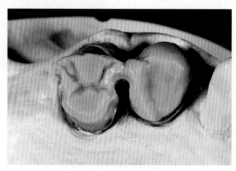

图 10 – 59 蜡型研磨

5. 制作研磨模型

将铸件在模型上就位，放在研磨仪的模型台上，将金属杆插入研磨仪的杆卡中，并将高度调整到铸件的𬌗面。用蜡将金属杆与铸件黏合，然后将金属杆连同铸件一同取

出。将部分工件模型翻制成铅代型，安放铸件，其上的金属杆重新夹持在研磨工件头上，铅制的工件模型下部包埋在石膏中，制成研磨块，准备研磨。

6. 研磨及抛光

安装研磨刀具，开启研磨仪，将转速调整到 3000～5000r/min，用较轻的力量，从右向左研磨。研磨前应测量铸件的厚度，以便确定研磨厚度。最后在研磨刀具上缠绕麻纱，抛光研磨面。

七、注意事项

1. 研磨过程必须保持连续，不要中间停顿过长；不要把加工件研磨一部分后，搁置一段时间再研磨。

2. 在研磨刀具顺时针转动的情况下，切削蜡型时摆动臂的移动方向应从左向右，从蜡型最厚处开始；研磨金属时摆动臂的移动方向应从右向左。

3. 研磨必须沿同一个方向进行，来回一个点研磨会使铸件表面形成垂直的沟或槽。

4. 铸造合金应尽量选择钯含量低的合金，因为钯含量高的合金非常坚硬，研磨十分困难。

5. 注意做好个人防护，研磨金属、塑料或蜡型时应戴防护镜。若使用电蜡刀，温度较高时注意防止皮肤烧伤。

6. 注意仪器和器具的养护。

（1）研磨金属铸件时，应不断将研磨油涂布于加工件上，以冷却加工件和研磨器具。

（2）研磨仪上各关节固定螺丝、高度调节固定螺丝必须始终与摆动臂接触，避免摆动臂滑落。

（3）使用后，清洁或检修仪器时应关闭电源。

（4）清洁时应使用干布擦拭，不可用蒸汽、水或溶剂清洗。

（杨亚茹）

第十一章　弹性仿生义齿

 知识要点

1. 了解弹性仿生义齿的概念和特点。
2. 熟悉弹性仿生义齿的制作过程和常见问题。

第一节　弹性仿生义齿概述

弹性仿生义齿又称为隐形义齿，是由一种弹性树脂取代传统义齿的金属卡环和基托部分而制成。这种树脂具有高弹性、抗折力强、无毒无味的特点，是一种高分子材料，颜色与牙龈组织相近，具有很好的透明性，并含有仿生性能的"毛细血管"，能达到一定的仿真、仿生效果，除人造牙外，义齿的所有部分均具有弹性，所以被称为弹性仿生义齿。该材料所制作的义齿柔韧性好，隐蔽性强，不需要金属卡环，戴入口内不易被察觉，因此又称为"隐形义齿"。

一、弹性仿生义齿的特点

1. 固位作用比较好

弹性仿生义齿的卡臂可以利用软组织倒凹固位，固位效果比较好，尤其适用于基牙牙冠过短或者牙冠倒凹过小的病例。弹性固位体具有弹性，能进入一定程度的倒凹而不易脱落，而且义齿的卡环与基牙牙面呈面状接触，比只有线状接触的金属卡环有较大的摩擦力。

2. 生理性按摩作用好

弹性仿生义齿的固位体设计在基牙牙颈部及其下方的牙槽嵴上，除了可以共同承受殆力外，其弹性和韧性还可缓冲缺牙区的咀嚼压力，而且可对缺牙区黏膜起到生理性按摩作用。

3. 封闭作用好

卡环和基托对基牙及牙槽嵴可以产生良好的封闭作用，对基牙产生的侧向应力小，与基牙贴合紧密，不易积存食物，从而可以保持良好的口腔卫生。

4. 隐蔽美观

弹性仿生义齿除人工牙外，所有基托和固位体均有弹性，材料颜色与牙龈相近，且有透明性，戴在口中不易看出是义齿，没有传统义齿金属制作卡环、支架、支托等暴露在口腔内，增强了美学效果。

5. 咀嚼效率较低

用弹性树脂制作的可摘局部义齿一般为黏膜支持式义齿，因其基托、卡环有弹性、韧性，咀嚼时义齿有沉浮感，故咀嚼效率较低。

6. 抛光及修理难度大

弹性树脂不易高度抛光；因人工牙与基托材料不是化学结合，人工牙容易脱落；而且损坏后不易修理，不能重衬。

二、弹性仿生义齿的适应证与禁忌证

（一）弹性仿生义齿的适应证

1. 弹性仿生义齿的适应证与传统的可摘局部义齿基本相同，因其比较隐蔽、美观，故较多用于前牙缺损的修复，例如缺牙在三个单位的 Kennedy IV 类修复。

2. 牙列缺损的可摘局部义齿修复，在恰当选择适应证的基础上，也可用于缺牙在三个单位的 Kennedy III 类修复；在安放金属支架和固位体的条件下，也可对 Kennedy I 类、Kennedy II 类缺损进行修复。

3. 全口义齿修复适用于牙槽嵴和上下颌位关系正常的情况，对有组织倒凹固位的病例更理想。

4. 用于义龈、食物嵌塞防止器、牙周夹板。

5. 𬌗垫、腭护板。

6. 阻鼾器、正畸保持器。

（二）弹性仿生义齿的禁忌证

1. 缺牙间隙过小者。

2. 咬合较紧的低𬌗者。

3. 基牙牙冠过小、缺乏牙体和组织倒凹者。

4. 基牙 II° 及以上松动的牙周病患者。

第二节　弹性仿生义齿的制作

一、弹性仿生义齿制作的要求

制作弹性仿生义齿时，基牙预备的要求、方法与可摘局部义齿相同；要求制取功能性印模；灌注模型时应使用硬质石膏；尽量采用铸造𬌗支托；人工牙排列、蜡卡环、蜡基托及其他制作步骤、方法、要求与可摘局部义齿常规方法略有不同。

（一）临床操作

1. 口腔检查和修复前的准备

对患者口腔进行检查，目的是确定患者是否适合进行弹性仿生义齿的修复，并对影响修复的不利因素进行消除。如果有龋齿、牙髓疾病、根尖周疾病、牙周疾病，需先行相应的治疗；对于骨突、骨尖等必要时做外科处理。

2. 牙体预备

根据缺损情况和弹性仿生义齿材料有较大弹性的特点，基牙预备时，尽可能保留有利的倒凹，以利于义齿的固位。若为多个牙间隔缺失，应磨除基牙过大的倒凹，取得义齿的共同就位道。若为后牙游离缺失，应在末端基牙的近中𬌗边缘嵴制备𬌗支托凹。调磨缺牙间隙两端邻牙及余留牙影响义齿就位的不利倒凹；调磨过长的对颌牙，使牙列有较好的𬌗曲线；调磨过高的牙尖、过锐的边缘嵴，必要时可调磨基牙的外形等。

3. 制取印模，灌注模型

选用质量可靠的精确印模材料，最好是硅橡胶印模材料。制取印模时应注意进行肌功能修整，制取功能性印模。工作模型应使用硬石膏或者超硬石膏。制作模型时注意尽量不要产生气泡。常规确定颌位关系。

4. 比色

根据患者余留牙的颜色进行比色，指导人工牙的选择。具体选择方法与固定义齿的选择方法相同。比色时注意以下问题：

（1）如果选择与仿生义齿色号相同的比色板，在义齿加工单上填写时应与人工牙的色号方式相同。

（2）如果应用常规比色板，如 vita16 色或 3D 比色板，或其他比色板，要与技师沟通人工牙色号的差异，使技师在选择人工牙颜色时与临床尽量一致。

（二）义齿制作

1. 模型处理

常规修整模型，上观测仪进行观测，确定义齿的共同就位道，画观测线（图11 -1）；用有色石膏填补影响义齿就位的基牙及组织倒凹（图11 -2）。最后再用琼脂印模材料复制印模（图11 -3），超硬石膏灌注二次模型，为下一步义齿就位打磨做备用（图11 -4）。在二次模型上确定义齿基托、卡臂的伸展范围并画线，必要时工作模型上𬌗架（图11 -5）。

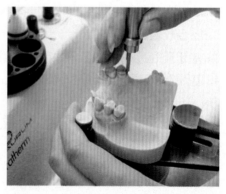

图 11 -1 模型放观测仪上确定共同就位道

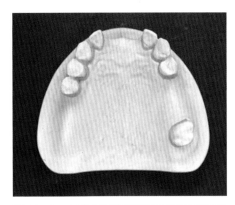

图 11-2　用有色石膏填补基牙及组织倒凹

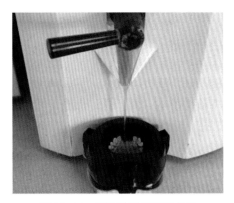

图 11-3　用琼脂进行模型复制

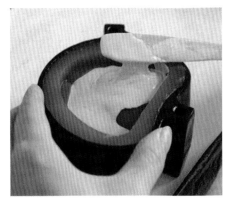

图 11-4　超硬石膏进行灌注

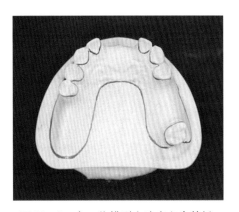

图 11-5　在工作模型上确定义齿基托、
　　　　　卡臂的伸展范围

2. 排列人工牙

选择大小、形态合适的人工牙，因人工牙与弹性树脂基托为机械性结合，必须在人工牙盖嵴部制备相应的 T 形倒凹。要求倒凹的大小为人工牙的近远中颈的1/3。制备时可用 700# 长柄裂钻打孔（图11-6）。注意打孔后要彻底去除余留残渣。

排牙时前牙应注意美观，中线与颜面中线一致，且左右对称；牙长轴倾斜的方向和角度合适；人工牙的颈缘线与余留牙连线自然；上前牙的切缘线与下唇的微笑线一致；上下前牙的覆𬌗、覆盖关系正常等。排列后牙的方法和注意要点与常规排牙相同。

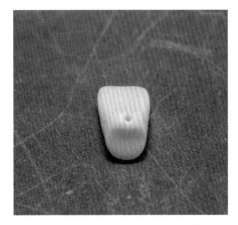

图 11-6　人工牙盖嵴部制备 T 形倒凹

3. 制作蜡型

（1）操作要点　根据设计的基托范围铺设蜡基托，缺牙区基托应与基牙邻面非倒凹区密贴，不能进入倒凹区。

舌腭侧基托边缘应位于余留牙舌面非倒凹区，与牙面密贴但不产生压力，这样既可以防止食物嵌塞，又可以对颊侧的卡环起到对抗臂的作用。

基托覆盖的余留牙龈缘区域要做缓冲，防止压迫牙龈，同时又不进入倒凹，以便于摘戴。

蜡基托厚薄要均匀一致，一般厚度为1.5mm，在上颌结节颊侧、腭乳头、上颌硬区、下颌隆突和下颌舌骨嵴以及牙槽嵴上的骨尖、骨突区，基托应适当加厚，以利于该区组织面的缓冲。

唇、颊、舌、腭侧边缘应适当增加厚度，以确保义齿的边缘封闭完全。同时边缘应圆钝，防止划伤黏膜。

在系带区域应形成 V 形切迹，避免产生压疼。

基托蜡型的外形在唇、颊侧及舌面应呈凹面，与所接触的唇、颊及舌的形态相适应，以利于唇颊舌的功能活动，并有助于义齿的固位和稳定。

基托唇、颊侧根面应根据不同的牙根形成长短、深浅不同的根面突度，使义齿龈缘形态逼真。

基托边缘应封闭牢固，避免装盒时石膏进入基托蜡与模型之间。

人工牙颈缘线应清楚，牙龈缘形态位置与相邻基牙的颈缘线或卡环蜡型应协调，过渡自然。

蜡型基托完成后，用软毛刷去除其表面的蜡屑，去净人工牙上的残留蜡，用酒精喷灯喷光蜡型表面，或用棉球蘸少许酒精轻擦蜡型表面，使其平整、光亮自然（图 11 – 7）。

（2）注意事项

①上半口义齿蜡型制作前应在后堤区钻一列小孔，直径大约2mm，深度为2～3mm，孔间距为5mm，以防树脂灌注后收缩。

②无论是蜡基托还是蜡卡环，厚度必须均匀一致，避免厚薄不一，以免应力集中，导致基托变形。

③去除干净人工牙表面的残留蜡。

④用酒精喷灯喷光蜡型表面时，不应距离太近，防止人工牙被烧焦变色，另外应让表面蜡熔而不流，防止破坏蜡基托的形态。

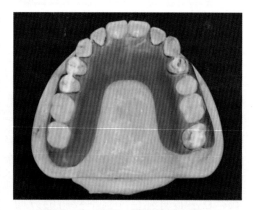

图 11 – 7　排牙、蜡型基托完成

4. 装盒

弹性仿生义齿装盒采用反装法，即只包埋模型部分，基托、卡环、人工牙完全暴露。

装盒的具体操作要点：

（1）弹性仿生义齿装盒要求采用硬石膏或超硬石膏，利用其高硬度，防止其在注压过程中因石膏破碎而引起义齿变形。

（2）选用大小合适的专用型盒。

（3）装盒前先注意修整石膏模型，修整模型的底壁和侧壁，使模型与型盒顶和侧壁之间有足够距离。要将石膏基牙全部去除，然后将模型浸入冷水中 5 分钟，浸泡至饱和程度，以防止装盒时模型吸收型盒中硬石膏或超硬石膏的水分，使凝固加快，膨胀加大，致装盒包埋不密实。同时石膏凝固加快，不利于装盒的各项操作（图 11-8）。

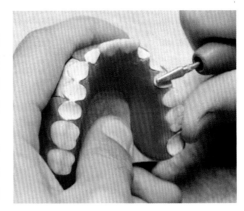

图 11-8　装盒前修整石膏模型

（4）装下层型盒。按规定的水粉比例调拌硬石膏或超硬石膏后，将其注入下层型盒。在石膏量约占下层型盒的 1/2 时，将模型按事先设计的方向和位置放入。在石膏具有流动性时，将模型部分包埋固定，将蜡卡环、基托和人工牙充分暴露（图 11-9）。趁石膏还未完全凝固，将型盒放在缓慢的水流下，冲去多余石膏，并用手指轻抹石膏表面，使其形成光滑圆缓的坡面。基托、人工牙及型盒边缘的石膏用毛笔刷干净，石膏表面切忌形成倒凹。待石膏凝固后，涂布分离剂，并安插铸道蜡（图 11-10）。

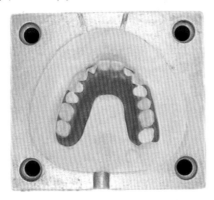

图 11-9　装下层型盒

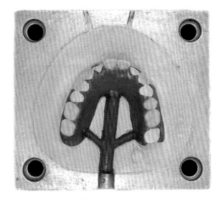

图 11-10　安插铸道

（5）装上层型盒，铸道安放好后盖好上层型盒，调好硬石膏或超硬石膏，沿上层型盒一侧边缘注入，边灌注，边震荡，以排除石膏内的气泡。石膏注满后，盖上型盒盖，轻轻加压，使上下型盒紧密贴合，并去除型盒周缘多余的石膏。

5. 开盒去蜡

待硬石膏或超硬石膏完全凝固后，将型盒浸泡于 80℃ 热水中 5~10 分钟，使蜡受热软化，然后取出型盒，打开上下层，取出软化的蜡，去除型腔多余的石膏锐边，并用 100℃ 热水彻底冲净型盒和铸孔中的余蜡和石膏碎屑。注意烫盒时间不宜过长或过短，时间过长蜡质过熔会浸入石膏模型内不易冲净，影响分离剂的涂布；时间过短蜡型没有充分软化，分离型盒时易损坏石膏模型。若人工牙有松动或脱落，应用磷酸锌粘固剂粘着固定（图 11-11）。

6. 灌注树脂

将电烤箱预热，设定温度 287℃，树脂套筒一并预热，达到 280℃ 后维持 7 分钟，再放入铝制树脂管（图11-12），加温，维持11分钟，待树脂熔化，加压灌注型盒内，维持压力3分钟，自然冷却后开盒（图11-13）。

7. 打磨、抛光

（1）修整外形及粗磨：用切断钳切断，或者用大的粗砂轮磨掉铸道（图11-14），之后进行粗打磨，去除义齿表面黏附残留的石膏、锐利菲边，以及基托过长、过厚部分和妨碍就位的倒凹，使基托大小、长短、厚薄合适，然后再用小号的柱状砂石去除组织面上的塑料小瘤。若基托厚薄均匀合适，用含砂橡皮轮磨平即可。在整个打磨过程中，应不断改变修复体的位置，以免树脂局部过热发生变形。注意不要伤及卡环和人工牙（图11-15A、图11-15B）。

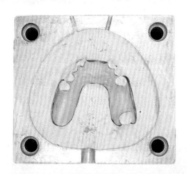

图11-11　冲净型盒，涂分离剂

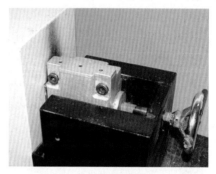

图11-12　树脂热处理

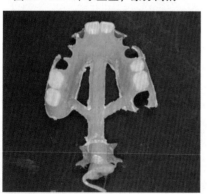

图11-13　开盒后的义齿

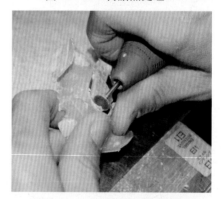

图11-14　用粗砂轮磨掉铸道

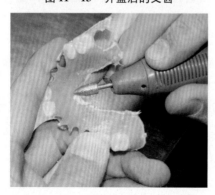

图11-15A　修整基托过长、过厚部分

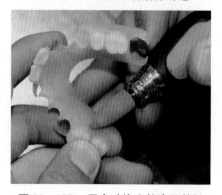

图11-15B　用含砂橡皮轮磨平基托

（2）细磨：将浸湿的第一个布轮装在打磨机上，蘸上湿磨光粉，把基托表面和边缘磨光。在磨光的过程中，应不断变换方向，从不同角度打磨被抛磨的部位，使基托表面均匀受力；不断添加磨光糊剂和水，防止义齿基托过热而焦化或变形；磨光卡环部位时，应防止卡环被旋转的布轮挂住、弹飞而损坏卡环或基托（图11-16）。

（3）将第二个布轮装在抛磨机上，分别蘸抛光粉、研磨膏进行抛磨（图11-17）。最后将第三个布轮装在抛磨机上，蘸上光膏给义齿上光（图11-18）。

（4）最后用超声波清洗机或高压喷枪彻底清除义齿表面附着物，并将义齿泡在清水中，防止基托变色（图11-19）。

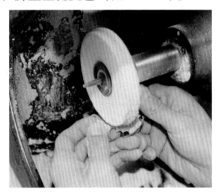

图11-16 布轮上湿磨光粉，将基托表面和边缘磨光

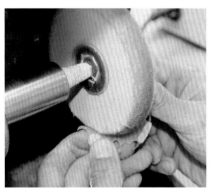

图11-17 布轮上研磨膏进行抛光

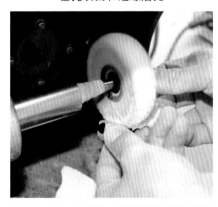

图11-18 布轮上光亮膏进行义齿抛光

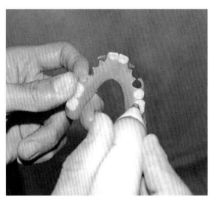

图11-19 清洗义齿表面附着物

（三）义齿试戴

义齿清洗后，先在复制的模型上进行初步试戴，调整就位，调𬌗。直至就位顺利，固位有力，咬合关系合适（图11-20）。然后在患者口腔内再次试戴，直到在口内能顺利戴入和取下，固位良好，咬合关系、邻接关系正常，患者能较快适应并能满意修复的效果。

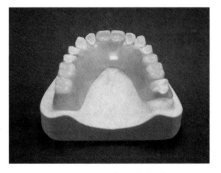

图11-20 义齿制作完成

二、义齿修复后出现的问题与处理

弹性仿生义齿在戴用的过程中较常出现的问题有疼痛、固位不良、就位困难、人工牙脱落或折断、义齿变色等。

（一）疼痛

1. 基牙疼痛

（1）原因 咬合早接触，或者义齿设计不当，基牙受力过大。

处理：调𬌗，减小基牙负担，如果无法减小基牙负担，则需重新设计制作义齿。

（2）原因 卡环或基托与基牙接触过紧。

处理：调磨卡环、基托。

（3）原因 牙体预备导致的牙本质过敏。

处理：牙齿脱敏治疗。

（4）原因 基牙发生牙体、牙髓或牙周病变。

处理：查明原因及时治疗基牙。

2. 软组织疼痛

（1）原因 取模不准，或者印模没有及时灌注，模型变形导致义齿基托变形。

处理：重新制作义齿。

（2）原因 基托边缘过长过锐；组织面有塑料瘤，或基托边缘进入牙槽嵴倒凹过大。

处理：调磨基托。

（3）原因 基托缓冲区没有缓冲或者缓冲不够。

处理：缓冲基托组织面。

（4）原因 义齿咬合力大而支持作用差，使义齿下沉，基托过度压迫软组织，或者𬌗支托折断、基托面积过小，𬌗力过于集中。

处理：重新制作义齿。

（5）原因 卡环位置过低，压迫牙龈，颊舌两侧力量不平衡。

处理：调整卡环位置。

（6）原因 开盒过早，或者冷却过快，义齿变形。

处理：重新制作义齿。

（7）原因 软组织有炎症、溃疡。

处理：待炎症消除、溃疡愈合后再戴义齿并调整。

3. 咬合痛

原因：咬合早接触，咬合时义齿不稳，发生翘动或者滑动，产生疼痛。

处理：调𬌗。

（二）固位不良

1. 卡环问题

（1）原因　主要是因义齿制作中卡环变形，或缓冲过多，或者卡环数目和分布不当引起。

处理：重新设计制作义齿。

（2）原因　戴用一段时间后出现固位力不良多由于反复取戴造成义齿卡环部分发生形变，与基牙出现间隙所致。

处理：将义齿卡环部位置于60℃～70℃热水中浸泡，用手向内紧收，再用冷水冷却，以增加卡环的卡抱力。

2. 基托问题

原因：基托不密合、基托面积过小或者基托边缘伸展过长，影响软组织活动，进而引起固位不良。

处理：基托不密合、重衬效果差、基托面积过小都需要重做；基托边缘伸展过长则需调磨。

3. 基牙选择不当

原因：基牙过于短小无倒凹，树脂卡环无卡抱力。

处理：弹性仿生义齿一般为黏膜支持式，主要是靠基牙倒凹、黏膜组织倒凹固位，故无倒凹者不宜选择弹性仿生义齿。

（三）就位困难

原因：卡环或者𬌗支托不能就位，基牙或者组织倒凹过大，或义齿变形。

处理：修改卡环、𬌗支托、基托，或重新设计制作义齿。

（四）人工牙脱落、折断

1. 制作缺陷

原因：①咬合太紧，𬌗力不平衡，有早接触；②人工牙没有设计T形凹槽，无机械嵌合固位作用；③去蜡时T形凹槽中的蜡未冲洗干净或被石膏、杂质等堵塞，灌注时树脂不能注入，没有固位作用；④前牙唇侧牙颈部埋入基托部分过浅可导致人工牙脱落，所以唇颊侧颈部在不影响美观的前提下至少包埋基托1mm；⑤弹性仿生义齿材料注压时加热温度不够，使材料流动性减弱，未能入凹槽。

处理：重新制作义齿，并注意纠正操作过程中的问题。

2. 设计不当

（1）原因　人工牙近远中孔过大，并与𬌗支托、𬌗面近远中沟呈一直线，从而易导致人工牙近远中向折断。

处理：为避免人工牙折断、脱落，应注意适应证的选择，前牙咬合过紧、间隙过小应慎用弹性仿生义齿，后牙咬合过紧者，可直接用仿生材料制作人工牙部分。

（2）原因　人工牙选择不当或材质差。

处理：重新制作义齿。制作时选用不易折断的树脂牙。

（五）义齿变色

原因：树脂的催化体系中含有氨，因氨的含量和纯度不同，会产生不同程度的变色，时间越长，变色越明显。

处理：重新制作义齿，或改作其他修复。

（石　娟）

第十二章　其他可摘修复体的制作

本章要点

1. 了解颌骨缺损的修复原则和颜面部缺损的修复方法。
2. 了解覆盖义齿、牙周夹板、殆垫式义齿的类型及修复原理。
3. 熟悉颌骨缺损的中空式赝复体的制作过程。
4. 熟悉覆盖义齿、牙周夹板、殆垫式义齿的制作要点。

在口腔医学中，有一些疾病如牙周病、颌面部缺损和颞颌关节病等，在进行口腔内、外科治疗的同时，常采用修复学的方法，制作各种针对性的修复体或赝复体，以取得更好的临床效果。本章介绍比较常见的几类运用可摘修复工艺制作的修复体。

第一节　颌面缺损的修复

一、概述

颌面部缺损的原因有先天性和后天性两个方面。先天性因素除耳缺损采用义耳修复外，唇、腭裂等基本以手术治疗为主。后天性因素有工伤、烧伤、爆炸伤以及交通事故所造成的颌骨、耳、鼻或眼缺损；因战争火器伤所造成的颊面部缺损较多；以颌骨肿瘤手术切除后所造成的缺损，以上这些单独采用外科手术难以取得好的修复效果。

因各种原因造成的口腔颌面部缺损，在通过颌面外科手术难以进行修复或效果不佳时，应用口腔修复学的原理和方法，以人工材料进行重建，称为颌面赝复学，制作的修复体称为赝复体。

颌面部缺损根据缺损部位的不同可分为两大类：

1. 颌骨缺损

包括上颌骨、下颌骨的部分或整个缺损。颌骨缺损后，可造成咀嚼、语言、吞咽、吮吸和美观等方面的功能障碍，赝复体可在一定程度上恢复这些功能。

2. 颜面部缺损

如眼眶缺损、耳缺损等，其可采取制作义眼、义耳等方法，虽然不能恢复其功能，可恢复患者的容貌。

二、颌骨缺损的修复

(一) 颌骨缺损的修复原则

1. 早期、系列修复

颌骨缺损不仅会造成口腔生理功能障碍，还可造成不同程度的面部畸形，故应尽早进行修复治疗。永久性的修复最好在创口愈合后（一般在 2～3 个月）制作，临时性的修复则应越早越好。

2. 尽可能恢复生理功能

颌骨缺损的修复以尽可能恢复咀嚼、语言、吞咽、吮吸等生理功能为目的。在恢复生理功能的基础上，再根据颌面部的具体情况，尽量恢复患者的面部外形。如果功能修复与外形恢复之间存在矛盾，应以功能恢复为主。

3. 保护余留组织

除必须拔除的残根或过度松动牙，骨尖、骨突的修整，以及瘢痕组织的切除等情况外，应尽量保留余留组织。上颌骨缺损后，口腔中的余留组织对于修复体的固位和支持极为重要。因此，在修复过程中，应特别注意保护余留的口腔组织。

4. 有足够的固位

颌骨缺损的修复体往往大而重，由于支持组织较少，修复体的翘动和摆动较大。在设计时需仔细检查，周密考虑，尽量利用现有组织及倒凹获得足够的固位力，必要时设计种植体改善固位。

5. 修复体要坚固而轻巧，使用方便而舒适

在满足固位、支持的前提下，修复体必须设计得既轻巧，又牢固，支架不宜过于复杂，一般要求修复体的总重量不超过 20g，便于患者取戴。

(二) 颌骨缺损的修复特点

作为一种特殊的缺损形式，颌骨缺损的修复方法与常规义齿有较大差异，主要表现为以下四个方面的特点：

1. 印模特点

颌骨缺损是多种多样的，其使口腔颌骨的原有解剖形态发生了很大变化，且需制取印模的范围通常较大，同时患者常有张口受限，需采用一些特殊的取模方法。

(1) 个别托盘印模法　此种方法可在张口受限的情况下采用。将软化的印模膏或蜡片直接放于口中缺损部位，用手指压其边缘，使其覆盖整个工作面，稍冷却即取出，将其内层及边缘区均匀刮除少许，或做粗糙面，此即成为个别托盘。然后再以弹性印模材料取得较准确的印模。

(2) 分段印模法　用两个半侧部分托盘，先取一侧印模（压入口内后不取出），然后再取另一侧印模，使托盘之间有部分重叠，最后分别取出印模，将其拼在一起，灌注一完整模型。

（3）其他　如分瓣印模法、分层印模法、裂缝托盘印模法等。

2. 固位技术

由于颌骨缺损所形成的特殊解剖结构和组织特点，以及修复体的特殊固位要求，常规的义齿固位方法已不能满足修复体的固位要求，需采用一些特殊的固位技术。

（1）磁性固位技术　磁性附着体的应用方式主要有三种：①将衔铁设置在余留牙根或残冠上，将闭路磁体设置在义齿或修复体的对应部位；②将衔铁和闭路磁体分别设置在修复体的两部分的相应位置上；③将衔铁设置在种植体顶端，作为种植体的上部结构，将闭路磁体设置在修复体的对应部位，利用衔铁与闭路磁体间的磁引力使修复体获得良好的固位。

（2）种植体技术　在颌骨缺损修复中最常用的是螺旋形或圆柱形的骨内种植体；在颌骨再造等手术中也应用黏膜下种植体；在下颌骨骨折并缺损修复时，也应用穿骨式种植体。在颌骨缺损修复中应用最多的是杆卡式、磁附着式和螺丝固定式三种上部结构。

（3）组织倒凹固位修复　临床在颌骨及颜面部缺损修复中，常用的利用组织倒凹固位的方式有以下两种：

①阻塞器：部分上颌骨缺损后，缺损腔的鼻腔侧常有一个较大的倒凹区，以硅橡胶等弹性材料制成富于弹性的阻塞器，使其发生弹性变形后进入倒凹区，阻塞器依靠弹性恢复原来的形状后，即可稳固地保持在缺损腔内，获得良好的固位。

②弹性基板：利用弹性基托材料的弹性变形，使修复体的部件伸入组织倒凹中，也可使修复体获得较好固位。

（4）卡环固位　卡环固位是口腔缺损修复中最常用的方式，在有余留牙的颌骨缺损修复中，其仍然是主要的固位形式。各种类型的卡环和卡环组都可被用于颌骨修复体的固位，其中以单臂卡、联合卡、间隙卡和RPI卡环组的应用最为常见。通常颌骨修复体所应用的卡环数量多于普通义齿。

3. 颌位关系记录

通常采用恒基托记录法，即在取得余留颌骨、牙列及缺损区准确印模的基础上，按照设计的修复体形式，在模型上制作卡环等固位体，继而用热凝塑料制作基托，利用恒基托来记录颌位关系。

4. 咬合设计

颌骨缺损患者通常伴有咬合关系错乱，以外伤及先天性唇腭裂、颌骨裂的患者尤为严重，因此，在人工牙排列和咬合设计上都有其特点：

（1）口内排牙　颌骨缺损患者的人工牙排列应考虑以下三个方面：恢复咬合关系；重建咀嚼功能；恢复患者颜面部外形。赝复体在口外模型上排牙难以达到此目的，因此，多采用口内直接排牙法。

（2）咬合设计　在颌骨缺损修复中，必须注意尽可能恢复患者的咬合关系，使患者能较好地恢复咀嚼功能，通常采用下述方法重建咬合关系：

①选磨：由于个别牙牙尖突出𬌗平面而造成的早接触，可以磨改牙尖，使所有牙都

有殆接触。对明显的伸长牙，应在牙髓治疗后，行部分截冠术。

②人造冠：个别牙完全无咬合关系时，可采用人造冠恢复殆关系，如铸造全冠、烤瓷冠等，还可采用高嵌体。如果数个相邻牙无咬合时，可做联冠修复。

③殆垫：上、下颌牙列间，只有个别牙有殆接触，多数牙无殆接触，可采用铸造殆垫来恢复殆关系。

④双重牙列。

（三）中空式赝复体的制作

颌骨缺损的类型不同、固位设计不同，赝复体的制作材料和制作方法也不同。可摘局部义齿的修复方式，以中空式胶托赝复体的应用最为常见，制作技术也具有一定的代表性。本章以上颌骨缺损为例，重点介绍中空式胶托赝复体的制作方法。

1. 基牙制备

按照设计进行基牙制备，一侧上颌骨缺损者，通常在健侧中切牙、侧切牙的联冠腭面预留支托凹，在尖牙上制备环形支托凹。再按设计制备支托凹或卡环间隙。经磨改的基牙牙面均应进行抛光。

2. 印模制取

对一侧上颌骨缺损的患者，如设计制作中空式上颌修复体，一般采用分层印模法或个别托盘法制取印模。首先将盐水纱条或盐水棉球对缺损腔中一些大的不准备利用的倒凹区进行填塞，至缺损腔顶部的上鼻道、软腭上方及鼻前庭，以免取模时印模材料流入上述部位而影响印模制取；然后先将少量藻酸盐印模材料按压在缺损部位，再将承有印模材料的托盘放入口腔内，常规方法制取印模。

对于口裂较小或张口受限的患者，先将少量印模材料放入缺损区，待凝固后再以同样方式放入一次，最后将托盘放入；待印模材料彻底凝固后逐块取出，按印迹堆叠成最终的印模。为防止印模块不能准确对位，可在分次印模材料之间裹入纱条连接。由于操作空间狭小，需要一定的耐心完成。

3. 模型灌制及修整

（1）在印模完成后，将其置于振荡器上，以硬纸板卷成直径 8～9cm、高 5～6cm，即高出印模总高度约1cm的圆筒，在托盘外周留出 5mm 的空隙，在圆筒的下方剪去一缺口，以留出托盘手柄的位置，圆筒的接口处用圆形针固定。然后，用真空搅拌机调拌人造石灌注模型。

（2）模型脱模并消毒处理后，根据修复体的设计，用人造石作模型修整和填倒凹。一般除保留颊侧瘢痕组织索上方的倒凹区外，其余的倒凹部分均要填补；对于明显的骨突、薄弱的鼻中隔等部位要缓冲。模型经修整后，形成制作修复体的工作模型。

4. 颌位关系记录

颌位记录的方法有两种，各有特点。

（1）*蜡基托法* 适于颌骨缺损范围小、有一定量支持的患者。将缺损部位用蜡填补后制作蜡基托，常规做颌位关系记录。其操作简便，有利于后续操作。对于颌骨缺损

范围比较大的患者，缺损区已失去骨支持，如采用常
规蜡基托做颌关系记录会因软组织受力后的移位引起
蜡基托变形，导致颌关系记录的误差与失败。

（2）恒基托法 即先在模型上制作恒基托，利用
卡环、𬌗支托及基托的强度取得支持，保证颌位记录
的准确性。恒基托可采用塑料或金属－塑料联合的制
作方法，操作相对复杂，具体制作详见后面义齿制作
的相关部分（图12－1）。

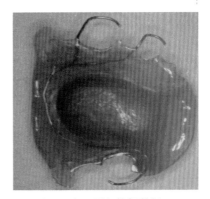

图12－1 赝复体恒基托

5. **一次法中空式赝复体的制作方法**

一次法适合于蜡基托建立颌位关系后的制作。

（1）在模型上的缺损腔内铺蜡片（即阻塞部分），形成该部位基托蜡型，厚度为
2mm左右，以备将来磨改和调整；修整蜡型表面，形成光滑的空腔。注意蜡型厚度不
一定均匀，以形成圆弧形空腔雏形为原则，以利于后面填埋料的取出。

（2）通过弯制或铸造的方法完成赝复体支架，注意连接体在缺损腔的部位伸展过
基托薄弱区即可，不要伸展太长，以免影响中空体的制作（图12－2）。

（3）在铺好蜡的空腔雏形内将石英砂与石膏按2∶1的比例调拌好后填入空腔，形
成填塞块。注意：石膏太多不利于将来取出，太少又影响填塞块的强度。填塞块的排牙
面在不影响基托强度的前提下可适当加高，目的是增大空腔的体积，减轻修复体的重量
（图12－3）。

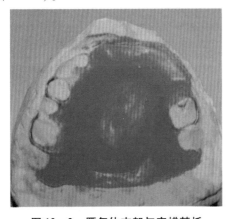

图12－2 赝复体支架与底蜡基托

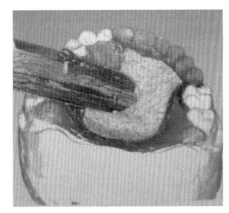

图12－3 制作填塞块

（4）填塞块凝固后，常规完成赝复体的蜡基托。基托的后部边缘必须包埋过缺损
区的边缘5mm以上，以便形成较好的口鼻腔封闭，防止食物从赝复体与缺损区边缘的
缝隙进入缺损腔。

（5）排列人工牙。前牙排列后，观察两侧面形是否对称，再次调整牙位至满意。
后牙通常只排列第一磨牙；因前磨牙有密切的𬌗接触关系，第一磨牙无须排列紧密，有
𬌗接触关系即可。必要时可将第二前磨牙和第一磨牙排成反𬌗关系，以利于赝复体的
稳定。根据患者颊部的外形凹陷与否，适当调整后牙的基托蜡型，直至两侧基本对称

（图 12-4）。

（6）基托蜡型修整后常规装盒，如果型盒高度不够，可用一完整型盒作下半盒完成下层盒的石膏包埋，涂分离剂后上加一上半盒形成上层型盒（图 12-5）。

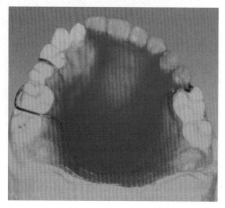

图 12-4 排牙与基托完成

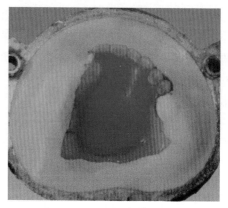

图 12-5 装盒与包埋

（7）型盒烫蜡后打开，从软的蜡基托里小心取出填塞块，冲干净后整个表面涂分离剂后备用。常规完成冲蜡，上下层型盒涂布分离剂（图 12-6）。

（8）将调拌成面团期的塑胶先按铺蜡时的厚度平铺在缺损腔内，在填塞块表面包裹一层玻璃纸后按压在缺损腔，确定复位后取出，检查空腔壁塑胶厚度，调整后再将填塞块复位。随后常规完整塑胶充填、热处理。

（9）将成形的赝复体开盒、打磨成形后，在阻塞器基托的腭侧组织面找一相对薄弱的区域开一个小洞，用探针或其他利器在水流下将填塞块逐步取出。确定填塞块完全没有后，调拌少量自凝塑胶堵塞开孔，形成中空式赝复体（图 12-7）。

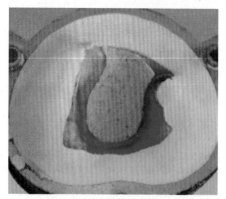

图 12-6 恒基托法取出填塞块

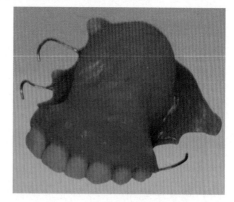

图 12-7 完成后的中空式赝复体

这种方法制作的中空式赝复体为一完整的整体，既不会变颜色，也不会出现漏水，是一种较理想的方法。缺点是不利于颌位记录的准确，影响赝复体的质量。

6. 填石膏法

填石膏法又称二段拼接法。将制作好的赝复体蜡型装盒，牙列部分装在上半盒，阻塞部分装在下半盒。在恒基托阻塞器的腔中涂布分离剂后，灌制一个石膏块，石膏块朝着腭部基托的一面应留出充填塑料的间隙，而后分别充填上半盒和下半盒。在下半盒表面覆盖一张玻璃纸，以使上下盒分开。试压后修去多余的塑料，仍将玻璃纸隔于上下盒之间。加压热处理后，由于上下盒间玻璃纸的隔离，故上下盒可分开。此时赝复体不出盒，只取出玻璃纸和石膏块，用磨石将赝复体空腔周壁尽量从里面磨薄至 1.5mm，以进一步减轻重量。在上下盒赝复体结合部，再加少许热凝塑料，关闭上下盒，再次热处理后，即可获得一完整的中空式赝复体。

（四）赝复体试戴

颌骨缺损后，缺损区的黏膜组织较脆弱，很易受损伤，初戴时必须小心谨慎。赝复体的表面及边缘应打磨光滑，使之无粗糙面或尖锐边缘。赝复体就位后，应仔细检查基托与黏膜组织是否密合，有无压痛；固位情况如何，有无翘动或摆动；咬合是否良好，有无早接触等。如有不合适之处，应给予修改、调整。最后再检查发音情况。由于患者对赝复体尚未适应，故在发音方面可能还不清晰，患者逐步适应后，发音基本上可以恢复正常或接近正常。初戴合适后，嘱患者先练习使用，但在颌骨缺损侧暂不宜咀嚼食物，以免损伤组织。其他医嘱与一般可摘局部义齿相同，并约期复查修改。

三、颜面部缺损的修复

颜面部被称为人体的风景区，又是视觉、听觉、嗅觉、咀嚼及呼吸等多个重要器官所在部位，承担着人体感觉、呼吸、进食和情感等重要功能，颜面部组织缺损带给患者生理、心理的创伤较其他部位严重得多。随着颌面外科学、整形外科学的发展，许多面部缺损已能用自体组织移植的方法进行较好的修复，但如果缺损较多的话，尚不能达到满意的修复效果。特别是眼球、耳或鼻等缺损，仍需采用赝复体进行修复。

（一）颜面部缺损的修复原则

1. 早期修复

面部缺损的修复，虽然主要是恢复缺损区的外形，但对保护创面、防止周围组织挛缩也起一定的作用。面颊部及鼻的缺损，如能及早修复，对恢复患者的发音、吞咽以及呼吸等功能也是有利的。因此，面部缺损也以早期修复为原则。如果在手术后不久即配上临时性的赝复体，不但有利于伤口的愈合，而且对患者在精神上也会起到一定的安慰作用。

2. 尽可能恢复面部的正常外形

虽然有时面部缺损修复也能起到一些恢复功能的作用，但主要目的在于恢复外形。因此，除形态外，赝复体表面颜色及透明度应要求自然，质地要柔软，不能发光发亮。赝复体边缘应止于面部的自然凹或沟内，或止于正常解剖外形边界外，以便尽可能地隐蔽连接线。面部赝复体因经常暴露于外面，故尚需能够耐受阳光直晒和温度变化，不至于变形或褪色。

3. 要有足够的固位力

面部赝复体因经常暴露在外面，容易受到碰撞或挤压，故无论是机械性固位还是黏着性固位都必须具有足够的固位力，以免松动脱落。对于义眼来说，眼窝的深浅、下穹隆的深浅对义眼的固位有很大关系。义耳常采用在种植体顶端设置杆卡式附着体的杆式支架，通过杆卡间的弹性卡抱力使义耳获得固位。

4. 要简单轻巧、使用方便

设计时应尽量减轻赝复体的重量。除义耳外，一般都做成薄壳中空式。大面积面部缺损者，有时可以只做表面的一层而不必深入到缺损腔内。在固位设计上，一方面要有足够的固位，但又不能过于复杂，要使患者使用方便，戴着舒适，易于清洁，且对组织无刺激，不产生过大压力。

（二）颜面部缺损的制作

1. 义眼的制作

外伤或眼病常导致眼缺损，包括眼球摘除和眼球萎缩两种情况。临床采用义眼进行修复，有成品义眼法和个别义眼法。个别义眼制作复杂，逼真程度差，本节重点介绍眼球已摘除的成品义眼制作方法（图12-8）。

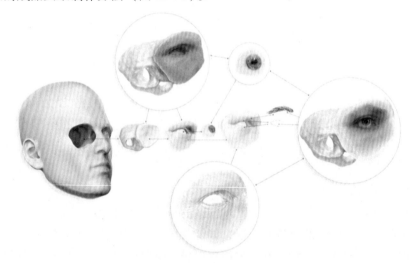

图12-8 义眼的制作过程

（1）成品义眼的选择　选择时应区别左、右，注意义眼虹膜的颜色和大小，巩膜的颜色及角膜的突度均应尽量与健侧相似。

（2）试戴与修改成品义眼　将义眼戴入眼眶内，请患者向前平视，检查瞳孔、虹膜与巩膜在眼裂中的位置，应尽量与健侧相似。试戴义眼时，请患者做闭眼动作，无任何不适时，则义眼大小及丰满度均较合适。义眼每次磨改后必须磨光方可放入眼窝，以免损伤黏膜。

（3）装盒、填胶　成品义眼经磨改、加蜡及试戴合适后，进行装盒。装盒时应将义眼的组织面向上，装于下半盒。充填自凝塑料时，需将上下型盒对齐压紧，待自凝塑料固化后再出盒。

2. 义耳的制作

耳缺损分为全耳缺失和部分耳缺损。部分耳缺损因缺损范围小，采用外科手术整复效果好；全耳缺失因现有整形手术还不能达到仿真效果，故目前仍多采用义耳修复。

以种植式义耳为例介绍义耳的制作方法（图12－9）。

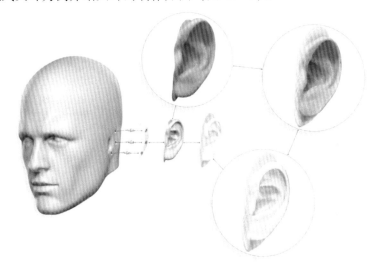

图 12－9　种植式义耳的制作过程

（1）种植体植入　种植体的植入部位应避免在头发中，因毛发上携带的病菌极多，易通过毛囊引起种植体周围组织的感染。于患侧外耳道后上方3cm处作"C"形切口，在相当于右侧外耳道12点、10点、8点，或左侧外耳道12点、2点、4点的位置，各植入3个钛合金螺旋式种植钉，长度一般为4～5mm，术后4个月行二期手术。

（2）取模　二次手术后1周，待局部水肿消退后，以印模材料制取耳缺损区印模，灌制人造石模型，此时，种植体的替代物被准确地固定在模型中。

（3）制作义耳固位支架及基板　将种植体专用基桩用螺丝固定在种植体替代物上，将成品的杆卡式附着体用蜡固定在3个基桩之间，常规包埋铸造，喷砂抛光。在支架周围0.8～1.0cm范围铺一层1mm厚的蜡片，而后用自凝塑料涂布在支架和铺的蜡片上，形成义耳基板。

（5）制作义耳　将基板复位于模型的杆架上，在基板上堆蜡，用镜子反射对侧健耳的石膏模型，雕刻耳廓蜡型。蜡型完成后，仔细检查义耳的水平和侧方位置及角度，使之与健侧一致。而后将杆式支架与蜡型复位于模型上，修整终蜡型，并制作皮纹。装盒冲蜡后，充填（或灌注）配好基色的硅橡胶。出盒后，义耳表面进行着色处理。

（6）戴义耳　将义耳的固位杆架从模型上卸下，将义耳基部准确对位于固位杆架上，轻施压力，使义耳就位。在义耳的菲薄边缘涂少量凡士林，使其贴附在皮肤上，增加美观效果。

3. 义鼻的制作

鼻缺损也是一种较常见的面部缺损，分为全鼻缺损和部分鼻缺损。鼻缺损的特点是缺损区较大，周围组织的移动性大，缺损区的上方、侧方均无足量的骨组织。此外，鼻赝复体的外形凸点高，所受侧向力大，固位难度较大。鼻缺损修复的目的不仅是恢复面部容貌，而且要改善鼻的通气条件，防止鼻及呼吸道黏膜直接暴露在外部空气中，保护呼吸道黏膜。鼻损修复中，常用的设计有种植式设计、阻塞器加磁性附着体设计、粘贴式设计和眼镜架设计。

本节主要介绍种植式义鼻的制作方法（图12-10）。

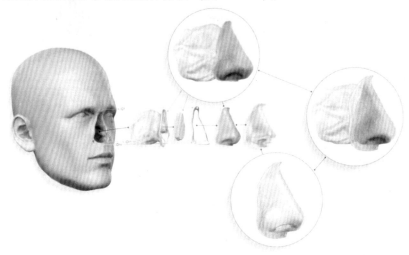

图 12 – 10　种植式义鼻的制作过程

（1）种植体定位与设计　先为患者制取一个清晰的面部模型，在此模型上按患者以前的照片为患者制作一个蜡义鼻。根据蜡义鼻的外形和位置确定种植体和支架的位置，以保证种植体与支架不会影响义鼻的外形。注意种植体两侧都应留出一定的空间，以保证支架和赝复体有足够的位置。

（2）植入种植体　以常规手术方法植入种植体。

（3）制作支架　二期手术后两周即可进行赝复体修复。先以硅橡胶印模材料或弹性胶体印模材料常规制取面部模型，灌注人造石模型，再将种植体的桥架接圈固定于种植体的顶端，于其上按原设计制作义鼻固位支架。蜡型制作完毕，将义鼻蜡型进行适当修整后放在模型上，检查支架是否影响义鼻外形，然后取下支架蜡型，常规包埋铸造。

（4）制作固位基板　将铸好的支架复位于模型上，用自凝塑料在模型上直接制作义鼻的固位基板，并将几个固位卡连接成一个整体。在基板的延伸部分做孔，以增加塑料与硅橡胶的连接。

（5）义鼻制作　将固位基板复位于模型上，常规雕塑蜡义鼻，要将义鼻的菲薄边缘做在鼻面沟内，刻皮纹，装盒，硅橡胶配色，常规充填热处理。出盒后在临床进行表面着色处理，经烘烤固化后即完成义鼻。

（6）装戴义鼻　将义鼻放在缺损区上，轻施压力即可使义鼻就位，并与皮肤形成密切接触的界面。摘取赝复体时，可按就位的相反方向牵拉即可取下。

（许　胜）

第二节　覆盖义齿

一、概述

（一）概念

覆盖义齿是指义齿的基托覆盖在牙根或牙冠上的一种全口义齿或可摘局部义齿。

覆盖义齿尤其适用于余留牙少、且基牙牙周条件较差、不能直接作为可摘局部义齿基牙使用的情况。由于覆盖义齿基托下有牙根，故可减少牙槽骨的吸收，并可增加义齿的支持、固位和稳定。

（二）覆盖义齿的优缺点

1. 覆盖义齿的优点

（1）义齿稳定性好　因覆盖基牙附近牙槽骨得以保存，剩余牙槽嵴丰满，故义齿行使功能时稳定性好。因为保留了牙根，故可利用牙根的生理力学，改善义齿的支持和固位情况。

（2）义齿固位力强　因保留了牙根防止或减缓基牙区及附近牙槽骨的吸收；又因覆盖基牙放置了各种类型的固位装置，故可提高义齿的固位力。

（3）可改善义齿的支持方式　覆盖基牙可提高义齿的支持作用。另外，合理的设计也对基牙及牙槽嵴有保健作用。

（4）咀嚼效率高　因义齿的固位、支持、稳定性增强，故使义齿的咀嚼率得到提高。

2. 覆盖义齿的缺点

（1）基牙易龋坏，或患牙周炎。

（2）增加了治疗周期、治疗费用和制作难度。

（三）覆盖义齿的类型

1. 按照义齿修复的程度分类

（1）全口覆盖义齿　是指口腔内虽有少数牙冠或牙根，但不能设计为套筒冠或可摘局部义齿，而采用全口义齿的方式修复的义齿类型。

（2）可摘局部覆盖义齿　是指对于牙列缺损，有牙根可保存，而采用可摘局部义齿进行修复的类型。其具有广泛的适应证和理想的效果。

2. 按照义齿的固位方式分类

（1）常规覆盖义齿　是指基牙经过完善的治疗后，磨平根面，或根面覆盖钉帽，只起到支持作用的覆盖义齿。

（2）附着体覆盖义齿　是指利用放置在牙根上的按扣式或杆卡式附着体起固位及

支持作用的覆盖义齿。

（3）衔铁式覆盖义齿　是指利用放置在牙根和基托内的阴阳两极衔铁起固位及支持作用的覆盖义齿。

（4）种植体覆盖义齿　是指利用放置在种植体上的按扣式、杆卡式附着体或衔铁起固位及支持作用的覆盖义齿。

3. 按照义齿修复的时机和作用分类

（1）即刻覆盖义齿　一些患者的残冠（根）和牙周组织需要长时间的治疗及牙周维护，或剩余牙槽嵴因拔牙时间过短，而患者不能有缺牙时间，可预先制作覆盖义齿，在截冠或拔牙后即可戴入。临时性覆盖义齿可恢复患者在过渡期的美观与咀嚼功能，也可获得一定的戴义齿经验和心理适应能力。尽管即刻覆盖义齿通常只戴用一段相对较短的时间，但它们不可损伤黏膜、牙周组织或剩余牙齿结构。

（2）过渡性覆盖义齿　一些患者因原可摘局部义齿的基牙出现病变无法保留牙冠时，需将基牙截冠并行牙体、牙周治疗，这种情况下采用将旧义齿上添加人工牙改为覆盖义齿继续使用。

对于牙列缺损严重或缺失后进行种植修复的患者，在种植体植入口内后的愈合期制作可摘局部义齿，用以恢复种植义齿修复前过渡期的咀嚼及美观功能。这种过渡性覆盖义齿，不能对种植体产生压力，常采用承压区缓冲或应用弹性仿生材料制作。

（3）永久性覆盖义齿　也叫长期性覆盖义齿，是患者使用即刻覆盖义齿或过渡性覆盖义齿一段时间后，口腔各种条件达到修复要求，通过合理设计、系统制作的覆盖义齿。本节重点介绍永久性覆盖义齿的临床操作和义齿制作。

（四）覆盖基牙与固位的选择

1. 基牙数量与分布

如果患者单颌有四个以上的基牙，并且牙周情况好，可以考虑用其他方法治疗。如果有四个以下基牙，可以考虑用覆盖义齿。如果患者上下颌均为覆盖义齿，则下颌基牙力量应与上颌尽可能相同或比上颌强。四个分散的基牙最为理想。覆盖义齿基牙最好分布于牙弓的两侧，不得已时也保留一个基牙。这种情况下，基牙支持与无牙区黏膜提供的大面积支持之间较难维持均匀的咬合力。

2. 基牙位置

四个分开的基牙提供覆盖义齿理想的支持和稳定。两个尖牙和两个第二双尖牙做基牙是最普遍的类型。如果是三个基牙，可以是两个尖牙和一个双尖牙，或两个尖牙和一个中切牙，这种分布提供了三角形支持。在对颌为自然牙时，利用两个尖牙作覆盖义齿的情况很多。两个邻近的自然牙不必一起选择，因为它并不能较一个基牙提供更好的支持和稳定，另外，患者清理也困难，可影响口腔卫生，甚至影响一个或两个基牙的预后。同时易增加义齿的体积，使义齿就位困难，美观差。

挑选基牙时，应避免斜线式支点线。因为将覆盖义齿基牙选在斜线式支点线，患者常常主诉义齿不稳，甚至覆盖义齿基牙与软组织之间的接触也不稳定，这个问题在下牙弓比上牙弓显得更严重。

3. 基牙的选择标准

（1）牙周情况

①骨支持：至少 5mm 的骨支持是必要的。如果少于 5mm，则预后明显下降。

②附着龈：需 3～4mm 的附着龈，少则增加不良反应。经验表明，覆盖义齿基牙比非覆盖义齿基牙需要更宽的附着龈。

③牙周袋深：如果牙周袋深超过 3mm，且牙龈健康差，应给予牙周治疗。

（2）牙髓情况　牙髓治疗后预后肯定的牙，优先选为基牙。

（3）基牙的外形　无论是自然牙还是使用金属根帽，理想的覆盖义齿基牙外形是圆平顶形。圆平顶形有利于取印模，而且可以允许义齿在不损伤覆盖义齿基牙的情况下有一定的运动。这种形状为义齿提供了支持与稳定。

（4）基牙的高度　理想的基牙高度为上牙弓 2mm，下牙弓 3mm，测量是从相邻的牙槽嵴到基牙切缘或𬌗面。由于可利用空间有限，通常上颌基牙略短于下颌基牙。2～3mm 的高度可提供足够的支持与侧方稳定性。如果太高，义齿折裂的机会就会增加，同时损伤基牙的风险也会增大；如果太低，牙周会因义齿活动导致损伤。

（5）金属根帽的适应证　基牙没有足够的高度或外形不能直接用修复材料修复时，如严重磨损、颈部有充填体或龈下龋等，均应使用金属根帽。基牙对颌为自然牙者是应用的另一指征。

对颌有自然牙存在时有两个问题：晚上摘下覆盖义齿，如果病人有夜磨牙习惯，则覆盖基牙会磨损；如果不戴覆盖义齿，则覆盖基牙折裂的危险性会增加。因此当覆盖基牙对颌为自然牙时，应该用金属根帽。

（6）附着体的适应证　仅有部分情况需要用附着体固位。①患者不能成功应用简单覆盖义齿；②附着体已作为原有可摘局部义齿的固位体；③患者希望义齿有非常好的固位稳定性。

二、覆盖义齿的制作

（一）覆盖义齿的临床操作

只有初步治疗（即拔牙、牙周治疗）结束后，并且在有明确效果的情况下，才能对余留牙进行预备。

1. 覆盖义齿的基牙预备

根据覆盖基牙的作用不同，进行不同的预备。

（1）简单覆盖义齿的牙根预备

①截短牙冠：截除的量由牙髓的活性、牙根预期负荷及空间位置关系决定。如果牙根仅用于支持义齿，可以截短至牙龈上 1.5mm。如果牙根要用于抵抗侧向力，至少要保留 3mm 高度。不能将牙根截至龈缘以下。

②磨改锐边缘，使其圆滑。

③封闭根管口。

（2）直接应用预成固位装置的牙根预备　直接的固位装置可以直接旋入或粘固于已行根管治疗的牙根，不戴根帽。由于使用简单，价格便宜，尤其适用于临时覆盖义齿的固位，以便将来使用更贵的固位体。基本形式是一个球形突起连在一个螺纹桩上。

（3）桩-根帽的牙体预备　作为基牙与义齿基托间连接的桩-根帽需要通过充分的牙体预备而获得。因此牙体预备是非常严格的，需要考虑牙周、功能、美观和技术方面的因素。

目前不倾向牙体预备产生龈下冠边缘。对于桩-根帽来说，龈上预备更好，因为这对牙龈影响少，且边缘易于清洁。为了达到龈上边缘，需达到以下条件：完整的牙体组织至少在龈上1.5mm；在根帽边缘没有急性龋形成的危险；尤其在上前牙区，根帽边缘不能影响美观。原则上可在舌侧和邻面进行龈上预备。下列情况需要部分根下预备：①因为美观需要龈下边缘；②根帽能逐渐移行达到一个完好的边缘，预备体和根帽边缘可置龈下0.5mm；③颌间间隙不够或高龋坏率的患者也需龈下预备。

桩-根帽牙体预备必须截冠，以便为固位单位提供足够的间隙，同时还要保留足够的牙体组织，为根帽提供足够的固位。可通过使用标准化预成桩，并且预备根面外壁使其与桩长轴平行来获得固位。为了防止桩水平折断，需扩大桩、根帽结合区域，形成一个平行于内壁的𬌗面箱形，但不应过度减少根截面直径，以防根折。

（4）牙体预备易出现的问题及后果

①基牙截短至龈下，牙龈出现增生反应。

②外壁过于向桩长轴聚拢，会减弱固位效果造成根帽脱位，需要不断地重新粘固或重做。

2. 覆盖义齿的印模制取

简单覆盖义齿采用常规印模技术。不同的固位体设计采用不同的印模制取方法。

（1）基牙印模　需放置桩-根固位体的覆盖义齿，要在基牙根管预备后放置预成桩，然后使其复位在所制取的印模中，灌注模型后可准确复制出预备牙的形状和大小。模型将制作可卸代型，完成基牙固位体部分。印模不能用来完成义齿的后续制作，一般使用精确度较高的硅橡胶或琼脂等可注射的弹性印模材。

（2）全牙弓印模　有的覆盖义齿需要一个既能复制出无牙区牙槽嵴又可将桩和根帽固定在正确位置的工作模型。此模型完成整个义齿的制作过程。全牙弓印模的制取方法有两种：

①两步法：取无牙部分的印模和加入根帽要分步进行。第一步与全口义齿一样，取无牙区的氧化锌糊剂印模，在个别托盘上相应基牙的部位开窗。无牙区印模满意，即可加入桩-根帽，并将其固定在个别托盘上。注意使用弹性印模材料效果最好。如果取下印模时根帽留在基牙，需将根帽重新放在印模的正确位置。

②一步法：个别托盘要放在根帽和将要装于其上的转移装置之上，且不能接触它们，所以会相对较大。采用硅橡胶印膜材料同时取得无牙区和桩-根帽的印模。如果取下印模后根帽留在牙根上，可以在印模上正确复位。这种方法可用于固位力强的固位体或分岔根的病例。

一步法全牙弓印模也可用于已有固位附着体的情况。在要取模的附着体上放置转移用的阴型，取印模时将阴型带下。采用这种方法也要使用个别托盘，托盘不能接触根帽或是转移用的阴型。

（3）颌位关系记录　覆盖义齿颌位记录基本上与可摘局部义齿一样。覆盖基牙增加了𬌗堤的稳定性，更容易取得准确的颌位记录。

（二）覆盖义齿的制作要点

覆盖义齿制作与普通可摘局部义齿基本相同，重点需注意以下几个问题。

1. 基托的要求

（1）采用环基牙开放式基托，不会引起菌斑的聚集，不会对边缘龈造成机械性损伤，且有一定的自洁作用，有利于保持口腔卫生，防止牙龈发炎或增生。

（2）覆盖基牙的唇颊侧可不设计基托，因为不会影响美观和功能。

（3）无牙区的基托伸展范围和形状与全口义齿极其相似，有利于义齿的固位和稳定，且不干扰唇、颊、舌的正常功能。

（4）基牙区的基托因位置局限，制作时容易薄而折断，必要时可采用铸造金属基托予以加强。

2. 对基牙的保护

（1）覆盖基牙易发生龋坏，制作金属顶盖时要注意边缘的位置和密合性。

（2）基托组织面与覆盖基牙间要留有1mm的间隙，该间隙根据义齿承托区黏膜的厚度和致密度而略有差异。该间隙有利于基牙的均匀受力。

（3）附着体、磁体等固位装置的设计、制作及安放要合乎要求。

（常　江）

第三节　𬌗垫式修复体

𬌗垫式修复体是一种用树脂或金属制成的覆盖牙冠咬合面的可摘或固定装置，可用于治疗一部分颞下颌关节疾患；对磨牙症、交感神经功能亢进并发症尤为奏效；也可用于对牙列的咬合重建。𬌗垫式修复体又称咬合板，或𬌗间矫治装置。

一、𬌗垫式修复体的作用

1. 减弱来自口腔各感受器的刺激，缓和其不良的反馈影响。

2. 改善咬合关系，使禁锢的髁突获得自由，保护关节。

3. 减轻夜磨牙，或纠正口腔不良习惯。

4. 通过某些心理作用，缓解肌痛和功能障碍。

𬌗垫的修复治疗需注意以下几个问题：

①X线照片，对比戴𬌗垫前后髁突在关节窝内位置的变化、盘突关系的改善情况。

②定期随访，观察患者戴𬌗垫后的症状变化，适时调整治疗计划。

③检查并记录咬合变化，调磨𬌗垫与自然牙的接触关系。

二、殆垫式修复体的类型

（一）前牙接触型殆垫

前牙接触型殆垫又称松弛型殆垫，是一种戴在上颌，仅与下前牙产生接触的殆垫，用于颞下颌关节紊乱的病因诊断（判别与咬合因素是否有关），预测咬合治疗的效果（戴该殆垫后见效者预示咬合治疗效果好）。该型殆垫的最长使用期不宜超过6周，否则会导致后牙移位，使关节负担过重。

（二）稳定型殆垫

这是一种戴在上颌，与所有下颌牙切端、牙尖产生接触的殆垫。殆垫的厚度一般低于2.0mm，牙尖嵌入殆垫的深度在0.5~1.0mm之间。该型殆垫几乎适用于所有颞下颌关节紊乱病，不受患者年龄、颞下颌关节紊乱病类型限制，也适用于前牙接触型殆垫治疗未奏效的患者。戴用稳定型殆垫6~8周，一般都能出现较好的效果，特别疑难的病例（器质性病变除外）戴用此型殆垫后，颞下颌关节紊乱的症状一般能在2年之类消失。该殆垫的特点是对矫正踝突在颞下颌关节窝内的位置效果明显。由于殆垫覆盖全牙列，不会出现后牙移位或咬合向萌出，所以适合长期使用。为保证此殆垫的治疗效果，要求患者常做叩齿练习，叩齿速度以每秒3次为宜，并定期复诊和进行咬合磨改。

（三）再定位型殆垫

该型殆垫主要为了纠正髁突与关节盘之间的不当位置关系，适用于结构紊乱类颞下颌关节紊乱病，如关节盘前移位、弹响以及因关节绞索出现的急性疼痛等。此殆垫的关键是要找到一个合适的颌位，在这个颌位髁突与关节盘能保持正常的位置关系。临床上需反复引导患者张闭口、下颌前伸、后退，或张闭口伴下颌前伸或后退运动，观察症状（弹响、疼痛）在不同颌位的改善情况，将症状完全消失或达到最轻的颌位确定下来，通过制作殆垫维持此颌位关系。再定位型殆垫一般戴在上颌。殆垫覆盖上颌牙面，并与下颌牙形成良好的扣锁关系，必要时需加前牙导板以维持咬合时下颌的位置。此殆垫一般需连续戴用1年左右。为解决美观问题，可以另做一副戴在下颌专供白天使用的殆垫。症状消失后，改用咬合垫，再逐步降低咬合垫的高度（以不出现症状为宜），最后酌情调整咬合或进行咬合重建。值得指出的是，此型殆垫改变了关节内结构，因此，戴用殆垫后症状未能缓解甚至出现加重者，应该停用并查明原因，或改变治疗方案，以防止引起医源性疾患。

（四）枢轴型殆垫

这类殆垫主要用于关节绞索或结构紊乱类颞下颌关节紊乱病使用前三类殆垫无效的患者。枢轴型殆垫与再定位型殆垫相比，特点是戴在下颌。殆垫覆盖下颌牙面，在两侧最后磨牙颊尖处各有一个突向上的枢轴，全殆垫仅有枢轴与对颌（上颌）磨牙中央窝接触。必要时可加用颏兜和头帽，牵引额部向上，以改善髁突与关节盘的位置关系，减轻关节内压。此殆垫最长连续戴用期一般限 3 周左右，未奏效的患者可以复用以前的殆垫，1 个月后再用枢轴型殆垫。

（五）殆调位性殆垫

此类殆垫适用于垂直距离过低，需要做咬合升高的患者，戴在上颌或下颌均可。可先做成稳定性殆垫，待用数周使肌功能得以调整后，再磨改咬合面，使之成为与义齿类似的咬合关系。经调改合适后再试用 3 个月左右，患者感到舒适好用，则确定为最佳高度。依此高度及颌位作为恒久性咬合重建的依据。

（六）软弹性殆垫

这类殆垫用于缓解紧咬牙症状的患者，一般为全咬合殆。若咬合面有咬穿处，则可找到早接触点。缺点是难以调磨或加高咬合面，遇热易变形，且光洁度不佳，不易保持口腔卫生。

三、可摘式殆垫修复体的制作工艺

可摘式殆垫修复体的制作方法与可摘局部义齿相似，但需注意以下几个方面：

1. 口腔准备

对口腔的牙列、颌位关系要仔细检查，必要时上可调式殆架进行系统分析，找出病因；确定合理的颌位关系后，设计殆垫的类型和高度。

2. 牙体预备及取模

牙体预备按可摘局部义齿的要求进行，必要时调改牙尖高度。常规制取印模和灌注模型（图 12 – 11）。

3. 颌位转移

一般用硅橡胶作准确的颌位记录，按照正中殆关系记录将上下颌模型准确地转移到殆架上，对患者颌关节运动特点予以记录（图 12 – 12）。

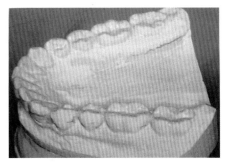

图 12 – 11　殆垫式修复体的下颌模型

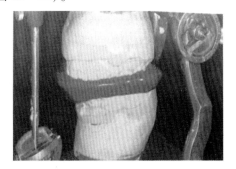

图 12 – 12　硅橡胶咬合记录

4. 制作支架及蜡型

（1）制作支架　按设计完成支架。

（2）制作蜡型　按照殆型设计，在殆架上完成修复体蜡型，使咬合面形态与颞下颌关节运动、咬合运动及前牙覆殆、覆盖关系相协调，避免咬合干扰（图12-13）。

5. 完成修复体

常规装盒、去蜡、充填、打磨完成（图12-14）。

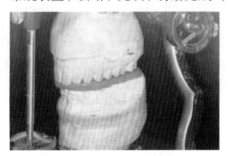

图12-13　制作蜡型

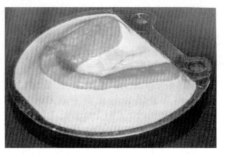

图12-14　装盒

6. 口内试戴

将已完成的修复体进行试戴调磨（图12-15），可摘型的殆垫可直接戴用，要嘱咐患者必须按要求戴用，定期复诊对其进行修理。

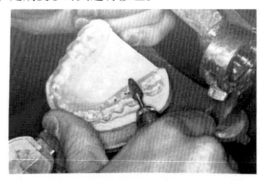

图12-15　压模式制作的殆垫

（许　胜）

第四节　牙周夹板的制作

牙周夹板是牙周炎修复治疗的重要方法，也是必要的措施。

一、牙周夹板的原理

牙周夹板是将两颗或多颗因牙周炎松动的患牙连接在一起；或者在修复缺失牙的同时固定松动牙，将多个松动牙连接在一起；或将松动牙固定在另外牢固的健康牙上，提高患者的咀嚼功能。

牙周夹板的原理是将多个松动牙连接成一个新的"多根牙"，建立起一个新的咀嚼单位。当牙齿受到不同方向殆力时，牙齿不会再像单个牙那样各自受力而发生倾斜移位，而是由多个牙根的牙周膜纤维共同负担咬合力量，且能承受各个方向的外力，因而可分散殆力，减轻每个患牙的负担，以利于牙周组织恢复健康。

二、牙周夹板的分类

牙周夹板可分为暂时性牙周夹板和恒久性牙周夹板两类。

暂时性牙周夹板使用时间较短，视牙周炎治疗过程而定，一般为几周到数月不等。暂时性牙周夹板固定松动牙后，待牙周组织愈合，可拆除夹板。暂时性夹板戴入后，如果牙周组织显示有初步的修复或再生现象可考虑换恒久性牙周夹板。恒久性牙周夹板为长期戴用的牙周夹板，与牙周炎的病理性松动牙的控制和牙周组织的修复有密切关系。

暂时性牙周夹板有结扎固定夹板、光固化树脂夹板、尼龙丝加复合树脂夹板等，一般由牙周医生在口腔内操作。本节主要介绍恒久性牙周夹板的制作工艺。

三、恒久性牙周夹板

（一）恒久性牙周夹板的种类与制作方法

1. 可摘式恒久性牙周夹板

此类夹板易于保持口腔卫生，并便于进行其他牙周治疗。制作时，磨削牙体组织少，在美观方面由于卡环金属暴露有一定影响。可摘式夹板在有无缺牙的情况下均可采用。

（1）可摘式恒久性牙周夹板的固位体　常采用各类卡环、切端钩、间隙钩、唇弓等装置。牙周组织破坏吸收的患牙上夹板固定装置应在倒凹区以上（图12－16）。

①固定卡环：可由锻丝弯制或金属铸造。与固位卡环不同的是，卡环臂不能进入倒凹区而要置于导线之上。双臂卡环颊舌两臂相互作用，单臂卡环需要对侧高基托相对抗，基托边缘需置于导线以上，环抱外形高点区，才能达到固定松动牙的目的。固定卡环能有效地控制患牙近中、远中和颊舌方向的松动，对殆龈方向松动的控制力较差。

②长臂卡环：即延伸卡环，常用于邻缺牙区基牙松动、相邻牙健康的情况。卡环近体部分置于患牙导线之上，以固定松动牙；卡环臂端部分置于健牙导线之下，利用健牙倒凹达到固位目的（图12－17）。

③连续卡环：用卡环丝弯制或金属铸造而成，用于固定相邻的松动患牙。卡环丝位于患牙外形

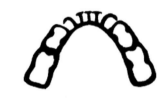

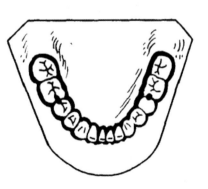

图12－16　铸造卡环的牙周夹板

高点，不进入倒凹区，无游离臂端。弯制连续卡环需与舌侧高基托共同使用。铸造者两侧均可为连续卡环，相互作用之下起固定松动牙的作用。

④颊钩：金属铸造制成，用于两相邻后牙之间。钩端置于颊侧外展隙近𬌗部，体部越过𬌗面进入舌侧，与树脂高基托相连接，起固定松动牙的作用。越𬌗部分有防止食物嵌塞、恢复咬合和分散𬌗力的作用。

⑤双翼钩：用于相邻两前牙之间切 1/3 外展隙处，由金属铸造制成，用一个双翼钩固定两个松动前牙。

（2）其他要求

①牙周炎伴牙列缺损的可摘式恒久性夹板基托的伸展范围与可摘局部义齿基本相同，基托位于牙的外形高点线处，并接触密合，在龈乳突处的基托组织面则要有足够缓冲。

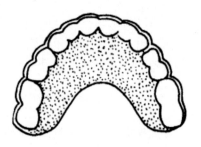
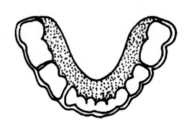

图 12 - 17　弯制连续卡环的塑料基托式牙周夹板

②对于伴有𬌗高度降低的深覆𬌗或夜磨牙症及关节疾病的牙周病患者，可设计为𬌗垫式可摘恒久性牙周夹板。制作要求参考𬌗垫式义齿部分。

③可摘式恒久性牙周夹板与可摘局部义齿支架的制作方法基本相同。夹板的金属支架和基托应该高度抛光，在夹板使用中还必须每天或每餐后对牙和夹板进行清洗，以免长期使用出现菌斑附着。

2. 固定式恒久性牙周夹板

固定式恒久牙周夹板是指经过粘固，患者不能自行取下的夹板。其制作方法与固定桥基本相同。固定式恒久性牙周夹板设计通常采用联冠方式，在夹板固定范围之内，根据不同的口腔情况，在基牙和患牙上选择全冠、部分冠等作为固位体，如有缺牙间隙则做成桥体。固定式恒久性牙周夹板经制作、试合、粘固，达到固定松动牙的目的。

固定式恒久性牙周夹板的制作要求：

①牙体预备时，作为夹板固位体的人造冠的龈边缘，除了要求与基牙密合、与牙体外形一致、高度抛光之外，一般置于龈缘之上，牙冠的颈 1/3 区。

②𬌗面的预备应注意磨改𬌗面的形态，降低牙尖高度，增加溢出沟，加大外展隙，以降低𬌗力，消除扭力。

③要注意去除轴面过突外形，减小倒凹，加大颊舌外展隙，以免菌斑聚集和食物滞留。

④若固定松动牙同时需修复缺牙，其桥体一般做成卫生桥体。前牙桥体为了美观和发音，可采用改良接触式桥体。

另外，圆锥形套筒冠夹板也具有可摘式恒久性牙周夹板和固定式恒久性牙周夹板特点，有利于牙周组织的修复，是比较特殊的夹板类型。

（二）恒久性牙周夹板制作注意事项

恒久性牙周夹板的制作与可摘局部义齿、固定义齿、圆锥形套筒冠义齿的方法基本相同，因口腔情况和夹板要求不同，在制作中应注意以下几点：

1. 需取研究模型，作为进一步检查、夹板修复设计和选择托盘等使用，研究模型还可用于观察和对比疗效。

2. 牙周病松动牙的取模，特别要注意防止因托盘选择不当将患牙推移而移位；要正确调拌、使用印模材料，保持良好的弹性。

3. 可摘式恒久性牙周夹板的支架制作，要求按共同就位道正确描画导线，倒凹区和非倒凹区需界限分明，设计明确具体。

4. 固定式恒久性牙周夹板和圆锥形套筒冠牙周夹板的固位体制作要有共同就位道，可摘式代型制作中不能有代型移位，防止夹板对患牙产生不应有的推拉力量，损伤牙周组织。固位体和桥体外形应符合减小𬌗力、避免扭力、有利于保护牙龈组织和自洁作用的要求。

5. 夹板初戴后应定期复查，每 3 个月、半年随访，了解患者适应和使用情况，以及夹板修复体的状况、牙周组织炎症控制和修复体、牙列是否清洁等情况，发现问题，及时处理。

（许　胜）

附录一 钴铬合金铸造卡环固位力表

弹性极限

卡环长度 (mm)	0.1*						0.2*						0.3*						0.4*					
	0#	1#	2#	3#	4#	5#	0#	1#	2#	3#	4#	5#	0#	1#	2#	3#	4#	5#	0#	1#	2#	3#	4#	5#
30	60	72	80	95	110	125	120	144	160	190	220	250	180	216	240	285	330	375	240	288	320	380	440	500
29	63	75	85	100	115	130	126	150	170	200	230	260	189	225	255	300	345	390	252	300	340	400	460	520
28	66	78	90	105	120	135	132	156	180	210	240	270	198	234	270	315	360	405	264	312	360	420	480	540
27	69	81	95	110	125	145	138	162	190	220	250	290	207	243	285	330	375	435	276	324	380	440	500	580
26	72	84	100	115	130	155	144	168	200	230	260	310	216	252	300	345	390	465	288	336	400	460	520	620
25	75	88	105	120	140	165	150	176	210	240	280	330	225	264	315	360	420	495	300	352	420	480	560	660
24	80	92	110	125	150	175	160	184	220	250	300	350	240	276	330	375	450	525	320	368	440	500	600	700
23	85	97	115	135	160	185	170	194	230	270	320	370	255	291	345	405	480	555	340	388	460	540	640	740
22	90	102	120	145	175	200	180	204	240	290	350	400	270	306	360	435	525	600	360	408	480	580	700	800
21	95	112	130	160	190	215	190	224	260	320	380	430	285	336	390	480	570	645	380	448	520	640	760	860
20	100	122	145	175	205	235	200	244	290	350	410	470	300	366	435	525	615	705	400	488	580	700	820	940
19	110	132	160	195	230	265	220	264	320	390	460	530	330	396	480	585	690	795	440	528	640	780	920	1060
18	120	142	175	210	255	295	240	284	350	420	510	590	360	426	525	630	765	885	480	568	700	840	1020	1180
17	130	157	195	230	280	335	260	314	390	460	560	670	390	471	585	690	840	1005	520	628	780	920	1120	
16	140	172	215	260	320	380	280	344	430	520	640	760	420	516	645	780	960	1140	560	688	860	1040		
15	150	187	235	300	365	465	300	374	470	600	730	930	450	561	705	900	1095		600	748	940	1200		
14	165	205	260	345	425	540	330	410	520	690	850	1080	495	615	780	1035			660	820	1040			
13	185	235	300	400	500	675	370	470	600	800	1000		555	705	900	1200			740	940	1200			
12	215	265	340	460	630	835	430	530	680	920	1260		645	795	1020				860	1060				
11	245	301	410	535	770	1095	490	602	820	1070			735	903	1230				980	1210				
10	275	350	475	695	990		550	700	950				825	1050					1100					
9	315	410	585	885			630	820	1170				945	1230					1260					
8	390	510	760	1185			780	1020					1170											
7	500	720	1060				1000																	
6	690	950																						
5	1200																							

注：
1. 本表使用的卡环蜡模标准宽：厚比为 10∶8，卡环末端宽：厚比为 0.80∶0.64mm。表中数值为 g。
2. *表示卡环末端进入基牙倒凹的深度（mm）。
3. #表示卡环蜡模型尖端切除量（mm）。

附录二

可摘局部义齿工艺技术实验指导

实验一　口腔检查与牙体预备

【目的和要求】

1. 了解可摘局部义齿修复前的口腔检查和准备。
2. 掌握可摘局部义齿𬌗支托凹和隙卡沟的预备要求和方法。

【实验内容】

1. 在仿生头模上进行修复前的口腔检查和准备。
2. 在仿生头模模型上进行𬌗支托凹和隙卡沟的预备。

【实验时间】

4学时。

【实验用品】

口腔检查器械、仿生头模、牙列缺损石膏工作模型、低速手机、长柄车针、砂石等。

【方法与步骤】

（一）示教

1. 操作前准备
做好口腔治疗前的器械准备，并将牙列缺损模型固定于仿生头模上。

2. 体位调整
调整仿生头模为上颌或下颌治疗位。

3. 口腔检查和准备
（1）检查缺牙部位和数目　查看缺牙间隙的大小和宽窄，缺隙两端牙齿是否有过大倒凹，影响义齿就位。

（2）检查缺隙牙槽嵴情况　查看剩余牙槽嵴的高低和愈合情况，是否有较大的骨尖、骨突。

（3）检查余留牙的情况　若患者口腔内余留牙有牙体、牙周疾病，则需先行治疗。对影响义齿修复且无法保留的牙齿予以拔除。

（4）检查咬合关系　咬合接触是否过紧，是否有安放殆支托和卡环的间隙。上下颌牙的覆殆和覆盖情况。余留牙殆面是否有过尖、过锐的牙尖和边缘嵴。

4. 义齿设计

根据检查，初步确定可摘局部义齿的设计：包括修复牙的数目和部位、固位体的分布和类型。

5. 余留牙预备

低速手机接通电源，装好直手机。根据预备牙的位置和要求选择合适的砂石车针。

（1）去除过大倒凹　如果余留牙（尤其是基牙）有倾斜，存在过大倒凹，需用细圆柱形车针磨去。

（2）调整咬合　如果余留牙存在过尖、过锐的牙尖和边缘嵴，用圆柱形或轮形砂石调磨。

6. 基牙预备

（1）殆支托凹预备　以6|缺失设置铸造殆支托为例：在5|的远中殆边缘及7|的近中殆边缘处，按要求用大小合适的刃状或轮状砂石在基牙的牙釉质上磨出所需的大小、形状和深度。

为了获得足够的间隙，必要时可调磨对颌牙。在制备时应充分利用自然间隙，后牙殆面近中窝或远中窝尽可能少磨牙体组织。

预备殆支托凹时，应随时检查。检查的方法可在正中咬合下直视或用口镜反射，观察预备间隙的大小；或在正中咬合下用探针检查预备间隙；或取小片基托蜡烤软后，放于预备牙殆面上，作正中咬合，然后取出蜡片，观察蜡片厚度以确定预备间隙是否足够。

（2）隙卡沟预备　用刃状砂石在54|45的殆外展隙沿颊、舌、龈方向和近远中方向滑动，磨除两牙的釉质，沟深 0.9 ~ 1.0mm，沟底为圆形，与卡环一致。如果咬合紧、空间小，无法获得足够间隙，适当调磨对颌牙尖，最后用橡皮轮抛光牙面。

（二）学生操作

学生按上述示教进行操作。

【注意事项】

1. 注意医生和患者的体位是否正确，工作模型是否完整。
2. 预备殆支托凹、隙卡沟要充分利用天然间隙，尽量少磨牙体组织。
3. 隙卡沟沟底不能为楔形，防止两邻牙受楔力而移位。
4. 隙卡沟不能破坏两邻牙的邻接点。

（石　娟）

实验二　制取印模和灌注模型

【目的和要求】

1. 了解印模材料和模型材料的性能特点。
2. 知道托盘选择的要求及方法。
3. 知道制取印模时医师与患者的体位。
4. 掌握制取印模和灌注模型的方法、步骤。

【实验内容】

1. 学生分组操作，相互制取印模。
2. 用各自制取的印模灌注模型。

【实验时间】

4 学时。

【实验用品】

口腔检查器械、各型托盘、平头技工钳、酒精灯、火柴、雕刻刀、红蜡片、橡皮碗、石膏调刀、藻酸钠印模材料、石膏、石膏模型修整机等。

【方法与步骤】

(一) 示教

1. 制取印模

(1) 调整体位

①医生：取上颌印模时站立于患者的右后方，取下颌印模时站立于患者的右前方。

②患者：调整牙椅靠背和头靠，使患者头部直立，张口时使𬌗平面与地面平行，医生肘部与患者口腔基本等高。

(2) 托盘选择　托盘一般有：①全牙列托盘：平底有孔或圆底无孔，平底有孔用于有牙颌、圆底无孔用于无牙颌取印模。②部分牙列托盘：用于取小范围印模。

要求托盘的形状与牙弓形状相适应，托盘内表面与牙弓内外侧应有 3 ~ 4mm 的间隙；托盘的翼缘距黏膜皱襞 2mm，不妨碍唇、颊、舌的活动。上颌托盘的后缘应盖过上颌结节和颤动线，下颌托盘的后缘应盖过最后磨牙或磨牙后垫。

(3) 制取印模

①取上颌印模：调拌好适量藻酸盐弹性印模材料装入上颌托盘内，医生位于患者右后方，用左手持口镜或用左手食指牵拉患者的左侧口角，右手持托盘，从左侧口角将托

盘旋转进入口内，左右对称对准牙列，并使托盘柄对准面部中线，由后向前轻轻均匀加压于托盘，使托盘就位。在印模材料凝固前，嘱患者发鸣音，进行主动肌功能修整；或者由医生做被动肌功能修整：医生双手中指和无名指固定托盘，拇指和食指将上唇向前、向下牵拉，做唇肌功能修整。然后再用左手固定托盘，用右手做右侧颊组织的肌功能修整，同法右手固定托盘，用左手做左侧颊组织的肌功能修整，最后用双手的中指和食指在相当于两侧前磨牙区将托盘固定，保持稳定不动，待印模材料凝固后，将印模由口内取出。一般先取后部，再沿前牙长轴方向取下印模。印模取至口外后，要对照口腔情况进行检查。印模要完整、清晰、边缘伸展适度，印模材料不得与托盘分离。如符合要求，即可用清水轻轻冲去唾液和碎屑，用干棉球将水吸干后立即灌模。

②取下颌印模：调拌好印模材料放入下颌托盘，医生位于患者右前方，用左手持口镜，或用左手食指牵拉患者的右侧口角，右手持托盘，将托盘从右侧口角旋转进入口内，使托盘由后向前就位。让患者发鸣音，然后舌尖微抬，并向前伸和左右摆动，以确保舌侧、口底部印模边缘的准确。或者由医生进行被动肌功能修整，用左手固定托盘，右手做患者左侧肌功能修整，再换右手固定托盘，左手做患者右侧肌功能修整。最后用双手在前磨牙区将托盘固定，待印模材料凝固后取出并检查。

如果印模上出现较大气泡，则需要重新制取，如果符合要求则立即灌模。

2. 灌注模型

（1）灌注前的准备　印模上的气泡或小的缺损或较薄的边缘，可调拌少许印模材料予以填补和加固，以免印模变形。

（2）灌注模型的方法　按常规方法灌注模型。

（3）分离模型　普通熟石膏灌注模型 0.5~1 小时后，即可脱模，硬石膏和超硬石膏应在灌注后 6 小时再脱模。

（4）修整模型　脱模后应及时地利用模型修整机磨去或用直剪刀剪去模型多余部分，用雕刻刀修去咬合障碍和黏膜转折处的边缘，去除小石膏瘤，或者填补小气泡，使模型整齐、美观，便于义齿的制作。

（二）学生操作

学生两人一组，按上述示教进行操作。

【注意事项】

1. 体位要正确，同时印模就位时由后向前就位，挤出多余的印模材料，以免刺激软腭，引起患者恶心、呕吐。

2. 取模过程中托盘在口内应保持稳定，以免印模变形，影响其准确性。

3. 分离模型时应注意力量及方向，防止牙冠折断。如果牙冠折断，需用胶水固定，否则需要重新取模灌模。

（石　娟）

实验三　个别托盘的制作

【目的和要求】

掌握个别托盘的制作要求和方法。

【实验内容】

在上、下颌初模型上制作个别托盘。

【实验时间】

4 学时。

【实验用品】

自凝牙托粉/液、上颌或下颌牙列缺损初模型 1 副、红蓝铅笔、基托蜡片、蜡条、条状印模膏、石膏粉、酒精灯、蜡刀、调杯、玻璃板等。

【方法与步骤】

（一）示教

1. 确定边缘范围。在上、下颌初模型上用红笔画出个别托盘伸展的范围。余留牙区域，边缘应全部覆盖余留牙，在缺牙区，边缘伸展至距前庭沟底 3mm 处，唇、颊系带要让开，上颌后缘为两侧翼上颌切迹与腭小凹后约 2mm 处的连线。下颌系带处要形成与之相应的切迹，后缘为磨牙后垫前 2/3 处。

2. 填补倒凹。在观测仪上画出模型上余留牙和牙槽嵴的倒凹，用蜡或填凹石膏填补托盘边缘线内过大倒凹，便于个别托盘顺利取戴。

3. 模型上预留空间。在处理过的模型上按照画出的边缘线铺贴不同厚度的蜡片。余留牙上铺蜡厚 0.5～2.0mm，缺牙区铺蜡厚 1.0mm，或者不铺蜡片。铺好蜡片后，在余留牙的𬌗面、切缘或义齿承托区部位的蜡片上，用蜡刀开约 2mm×2mm 的方形小窗作为终止点，注意避开支托部位。

4. 制作托盘。在模型上涂布分离剂，调拌自凝塑料至面团期，将捏制成上下颌初步形状的塑料置于一块玻璃板上，用另一块玻璃板加压形成厚约 2mm 的平面状，铺在处理好的模型上，保持各部位厚度均匀，并无皱褶。塑料硬固前，按照边缘线位置裁切。然后，在形成的个别托盘前部中线牙槽嵴顶区，用剩余的塑料形成手柄，注意不能妨碍口唇的运动。

5. 打磨塑料固化后，按照画定的边缘线打磨修整个别托盘。

6. 完成个别托盘。在需要做肌功能修整的个别托盘边缘上放置软化的条状印模膏，将其按压就位，印模膏硬固后，修整外形，使托盘厚度、宽度均匀，边缘伸展合适。最后喷光印模膏表面。

（二）学生操作

学生按上述示教进行操作。

【注意事项】

操作中不应损伤石膏模型。

（石　娟）

实验四　弯制支架义齿的模型观测和石膏法倒凹填补

【目的和要求】

1. 熟悉模型观测的方法。
2. 掌握石膏法填补倒凹的方法和步骤。

【实验内容】

1. 6｜和1｜1 缺失可摘局部义齿的模型观测。
2. 6｜和1｜1 缺失可摘局部义齿模型填补倒凹。

【实验时间】

4 学时。

【实验用品】

6｜和1｜1 缺失的石膏模型 1 副、模型观测仪 1 台、清水盆、雕刻刀、粘固剂调拌刀、小橡皮碗、毛笔、毛巾、着色的硬石膏粉等。

【方法与步骤】

（一）示教

1. 模型观测

（1）检查模型　要求模型完整，无气泡，咬合关系好，如有石膏小瘤则应修除，对好上、下颌模型，画出咬合标志线。

（2）固定模型　把工作模型固定在观测仪的观测台上。

（3）确定就位道　根据义齿设计的类型，并参考基牙情况，确定就位道。

（4）描绘观测线　就位道确定后，固定观测台，在基牙轴面和软组织上画出观测线。

2. 填塞倒凹

（1）浸泡模型：把模型从观测仪上取下，放入盛水的水盆中，浸泡 10 分钟，充分吸水。浸泡后，取出模型，并用干毛巾轻轻吸干表面水分。

（2）用雕刻刀在模型上要填塞的倒凹区刻出花纹。

（3）用粘固粉调拌刀在小橡皮碗内调拌着色的硬石膏粉，调拌均匀后，用调拌刀取适量硬石膏粉糊剂填入5⌞和7⌞牙冠轴面倒凹区，从龈缘向𬌗方进行填补。填塞牙冠轴面倒凹时，应注意刀面与就位道保持一致。1│1 缺失需填补牙槽嵴唇侧的过大倒凹。

（4）在硬石膏固化前用雕刻刀刮除多余的硬石膏。不足处再添加，使完全合适。

（5）用小排笔沿就位道方向，从龈到冠方将硬石膏刷平。

（6）观测线以上的非倒凹区，尤其是𬌗支托凹内若有填塞的硬石膏，需清除干净。

（7）硬石膏初步凝固后进行精修。将模型放回观测仪的观测台上，按模型的设计原则，顺就位道方向，用带刃的分析杆去除多余的硬石膏，要求适量、适度。

（二）学生操作

学生按上述示教进行操作。

【注意事项】

1. 注意仔细检查并修整模型。

2. 填塞倒凹前，模型要浸泡 10 分钟充分吸水。

3. 填凹硬石膏稀稠度要适当，并注意从龈缘向𬌗面方向进行填补倒凹。

4. 观测线以上的非倒凹区，尤其是牙合支托凹内若有填塞的硬石膏，需彻底清除干净。

（石　娟）

实验五　后牙缺失的𬌗支托弯制

【目的和要求】

1. 了解各种弯制卡环的器械，会熟练使用各种器械。

2. 掌握𬌗支托的弯制方法。

【实验内容】

在工作模型上按设计要求弯制𬌗支托。

【实验时间】

4 学时。

【实验用品】

6｜缺失的牙列缺损石膏模型（1 副）、尖头钳、日月钳、平头钳、切断钳、雕刻刀、蜡片、酒精灯、火柴、成品𬌗支托扁钢丝（1.2mm 不锈钢丝）、低速手机等。

【方法与步骤】

（一）示教

第一种弯制方法：

1. 目测缺牙间隙的大小，取一段长短合适的扁钢丝或者直径 1.2mm（18 号）不锈钢丝，将其锤扁，把钢丝放在缺牙间隙比试，取稍短于缺牙间隙的中间段钢丝，用记号笔在稍靠近缺隙两侧邻牙近缺隙面的地方做标记，在标记点位置用尖头钳将两端向上弯曲约 60°，与中间水平部分形成约 120°夹角，形成𬌗支托连接体的水平段。

2. 将扁钢丝放在模型缺牙区上比试，调整钢丝水平部弧度，使连接体的水平段离开牙槽嵴顶 0.5～1.0mm，同时调整钢丝两端，使其与两侧基牙𬌗支托凹边缘处轻轻接触，形成𬌗支托连接体的垂直段，在钢丝与两侧基牙𬌗支托凹边缘接触处用记号笔做标记。

3. 在𬌗支托凹标记点处，用尖头钳将钢丝向下弯曲，形成𬌗支托，再放在模型上比试，调整钢丝的弯曲角度，使𬌗支托长度与支托凹长度贴合。然后用剪断钳切断钢丝的多余部分。

4. 将𬌗支托末端磨成圆三角形，底面与基牙呈球凹接触关系，𬌗支托由𬌗边缘嵴处向𬌗面中央逐渐变薄。

5. 用雕刻刀滴蜡将𬌗支托固定于模型上，滴蜡位置位于连接体的垂直段，注意不要在𬌗支托凹处滴蜡固定。

第二种弯制方法：

弯制𬌗支托也可从一侧基牙的𬌗支托凹处开始，按顺序弯制到另一侧基牙的𬌗支托凹处，各拐角之间做好比试，拐角处做好标记，连接体水平段与垂直段夹角呈 120°。

（二）学生操作

学生按示教内容练习操作。

【注意事项】

1. 𬌗支托连接体的水平段距离牙槽嵴顶 0.5～1.0mm，不宜太远，以免影响排牙，也不宜太近，以免影响基托树脂填塞，同时𬌗支托水平部走行与牙槽嵴顶部一致。

2. 𬌗支托连接体垂直段不能进入基牙邻面倒凹，并与基牙邻面保持一段距离。

3. 𬌗支托与支托凹完全密合，不能影响咬合。

4. 殆支托各部分转角成钝角，并且应减少钳痕，避免在同一部位反复弯折。

（石　娟）

实验六　后牙缺失的三臂卡环弯制

【目的和要求】

1. 了解各种弯制卡环的器械，会熟练使用各种器械。
2. 掌握三臂卡环颊、舌臂的弯制方法。

【实验内容】

在工作模型上按设计要求弯制三臂卡环颊、舌臂。

【实验时间】

12 学时。

【实验用品】

6|缺失的牙列缺损石膏模型（1 副）、尖头钳、日月钳、平头钳、切断钳、三喙钳、雕刻匙、蜡片、酒精灯、火柴、0.9mm 不锈钢丝、低速手机等。

【方法与步骤】

（一）示教

1. 弯制卡环臂

首先目测基牙牙冠弧形的大小，取一段直径 0.9mm 不锈钢丝（20 号），按照基牙上所画的卡环线，右手握尖头钳夹紧钢丝的末端，左手中指、无名指、小指抓住钢丝，食指和拇指捏住钢丝靠近尖头钳的地方，用食指指尖或者指尖内侧顶住钢丝，两手同时用力向外旋转，使钢丝弯曲成弧形。放到模型上比试，调整弧度大小，使钢丝的弧度与卡环臂设计线走行一致，并与基牙颌面或舌面贴合。

2. 弯制卡环体和连接体的下降段

卡环臂弯制完成后，放到模型上比试，按照牙面上画的卡环体线，在钢丝上颊舌面和邻面的轴角转弯处做标记，然后弯制钢丝形成卡环体和连接体。转弯有正手、反手之分。5|的舌侧臂和7|的颊侧臂为正手转弯，5|的颊侧臂和7|的舌侧臂为反手转弯。

（1）**正手转弯**　左手持钢丝，卡环臂弧形开口朝向内侧，右手握钳夹紧卡环臂，钳喙靠近卡环臂弧形标记处。如果卡环臂弧度较小，就用钳夹住卡环臂弧面。用左手中指、无名指抓住钢丝，食指抵住钳喙和钢丝，拇指用力向内、向下（龈方）弯曲钢丝约120°，并将钢丝向远中微拉少许，以免连接体下降段进入基牙邻面的倒凹区，形成卡环体和连接体的下降段。

（2）反手转弯　左手持钢丝，卡环臂弧形开口朝向外侧，右手握钳夹紧卡环臂，钳喙靠近卡环臂弧形标记处。如果卡环臂弧度较小，就用钳夹住卡环臂弧面。用左手中指、无名指抓住钢丝，拇指抵住钳喙和钢丝，食指用力向外、向下（龈方）弯曲钢丝约120°，并将钢丝向远中微拉少许，以免连接体下降段进入基牙邻面的倒凹区，形成卡环体和连接体的下降段。

（3）弯制连接体的水平段和上升段　连接体的下降段弯制好后，目测缺隙区高度，或者将卡环体部朝下，放在缺隙邻牙的近缺隙面比试殆龈高度，在适当位置做标记点，在标记点处将钢丝向水平方向弯曲，形成连接体的水平段。再目测，钳夹适当的部位，将水平段向上弯曲约90°，形成连接体的上升段，使其距离牙槽嵴顶0.5～1.0mm。然后放到模型上比试、调整，使水平段与殆支托的连接体水平段平行，再将连接体上升段向外下弯曲，使其搭在殆支托的连接体上，切断多余钢丝，卡环臂尖端磨圆钝。最后在卡环臂末端处滴蜡将其固定在基牙上。

（二）学生操作

学生按示教内容练习操作。

【注意事项】

1. 严格按照设计走行卡环，卡环臂与模型轻轻接触，不能磨损模型。

2. 钢丝各部分转角成钝角，最好一次弯制完成，避免在同一部位反复弯折，以免钢丝受损或折断。

3. 钢丝各部分转角、弯曲尽量用手弯制，同时选用对钢丝损伤小的器械，减少钳夹的痕迹。

4. 卡环弹性部分位于基牙倒凹区，坚硬部分及卡环体位于非倒凹区，坚硬部分和卡环体部不能影响咬合。

（石　娟）

实验七　后牙缺失的人工牙排列和基托蜡型

【目的和要求】

1. 掌握后牙雕刻的基本技能。
2. 掌握可摘局部义齿蜡基托的塑形。

【实验内容】

1. 雕刻后牙6│。
2. 6│缺失可摘局部义齿蜡基托的塑形。

【实验时间】

4 学时。

【实验用品】

石膏工作模型、低速手机、蜡勺、雕刻刀、酒精灯、红蜡片、酒精喷灯、咬合纸等。

【方法与步骤】

（一）示教

1. 雕刻后牙6│

雕刻后牙应以熟练牙体解剖知识为基础，再掌握雕刻塑形技术。

（1）置蜡　按照缺隙大小，选择一合适大小的蜡片，烤软后捏成团块状，填满6│缺隙区，并略高出𬌗面，用热蜡刀将蜡块近、远中和颊舌侧烫软固定住，趁𬌗面尚软时，用对颌模型做正中咬合，形成对颌牙𬌗面印迹。

（2）去除多余的蜡　用蜡刀除去邻牙及𬌗面上多余的蜡，并确定出𬌗面近、远中宽度。

（3）画线　根据缺隙大小和对侧同名牙的牙冠形态，修整颊、舌面形态和颈缘线，使6│近中颊舌径大于远中颊舌径。颊侧的外形高点在中 1/3，舌面外形高点在颈 1/3，颈缘线的高低与邻牙协调一致。

（4）雕刻𬌗面形态　根据𬌗面的咬合印迹，雕出6│𬌗面的尖、窝、沟、嵴形态，6│𬌗面有 4 个牙尖，分别为近中颊、舌尖和远中颊、舌尖。其中近中舌尖最大，远中舌尖最小。然后修整外展隙、邻间隙的大小。

（5）抛光　6│面外基本完成后，应再次检查咬合，做最后抛光。

2. 蜡基托塑形

（1）雕刻6│颈缘　参照75│牙冠的颈缘线用雕刀修整6│的颈缘形态和高低，使其与邻牙协调，弧度自然。

（2）铺基托　取一大小合适的红蜡片，在酒精灯上烤软，将其压贴于模型基托画线范围内，用雕刀修去多余的蜡，基托厚度均匀达 2mm，然后用热蜡刀封闭基托边缘，修整基托外形成凹面，与颊舌的形态相协调，在颊侧形成牙根面突度。最后修整基托边缘圆钝。

（3）喷光基托　完成基托外形后，用酒精喷灯喷光基托。

（二）学生操作

学生按示教内容进行操作。

【注意事项】

1. 安放6|蜡块时和雕刻牙的过程中不能使支架移位。

2. 尽量恢复正常的咬合关系。

3. 用酒精喷灯喷光蜡型表面时，不应距离太近，应让表面蜡熔而不流，防止破坏蜡牙和蜡基托的形态。

（石　娟）

实验八　前牙缺失的间隙卡环弯制

【目的和要求】

1. 进一步了解各种弯制卡环的器械，会熟练使用各种器械。

2. 掌握间隙卡环的弯制方法。

【实验内容】

1|1 缺失的牙列缺损，在工作模型上按设计要求弯制43|34 间的间隙卡环。

【实验时间】

8 学时。

【实验用品】

1|1 缺失的牙列缺损石膏模型（1 副）、尖头钳、日月钳、平头钳、切断钳、三喙钳、蜡匙、蜡片、酒精灯、火柴、0.9mm 不锈钢丝、低速手机等。

【方法与步骤】

（一）示教

1. 弯制卡环臂

将钢丝弯制成与4|4 牙冠颊面画线一致的弧形，方法与三臂卡环的卡环臂相同。然后放在模型上比试，卡环臂尖端在基牙与邻牙的颊外展隙处，稍做弯曲，使卡环臂进入颊外展隙，并与之密贴。

2. 弯制卡环体

卡环臂形成后放回模型上比试，在钢丝上颊外展隙与𬌗外展隙的交界处做记号，用钳夹紧钢丝弧形处，钳喙夹在记号稍下方，将钢丝向下弯曲，与弧面呈略大于90°夹角，使其与𬌗面隙卡沟的方向一致。然后调整钢丝角度，并使其与隙卡沟密合。

3. 弯制连接体

用笔在钢丝位于基牙舌边缘嵴处做记号，钳夹记号稍下方，使钢丝沿舌外展隙下降，并顺着舌外展隙进入舌腭侧基托范围内，调整钢丝的走向，沿连接体的设计线逐渐延伸到1│1缺牙间隙，钢丝走行与模型组织面的形态大体一致，且保持约 0.5mm 的距离。隙卡的连接体通常较长，埋入基托内起到加强丝的作用。

4. 固定隙卡

同法弯制另一侧间隙卡环。

（二）学生操作

学生按示教内容进行操作。

【注意事项】

1. 隙卡的卡环体应与隙卡沟密合，防止影响咬合。
2. 连接体不能进入基牙舌侧和牙槽嵴的倒凹区内，以免影响义齿的摘戴。
3. 弯制过程中哪一步弯制不当，就修改哪一步，切勿修改已弯制合适的部分。
4. 连接体转弯处要为钝角，选用对钢丝损伤小的器械，减少钳夹的痕迹。

（石　娟）

实验九　前牙缺失的人工牙排列和基托蜡型

【目的和要求】

1. 掌握前牙排列的基本技能。
2. 掌握可摘局部义齿蜡基托的塑形。

【实验内容】

1. 排列人工前牙。
2. 可摘局部义齿蜡基托的塑形。

【实验时间】

4 学时。

【实验用品】

1│1 缺失的牙列缺损石膏工作模型、低速手机、蜡勺、雕刻刀、酒精灯、红蜡片、塑料人工牙、酒精喷灯、咬合纸等。

【方法与步骤】

（一）示教

1. 1｜1 人工前牙的排列

根据缺牙间隙的大小，选择合适的成品塑料牙，将人工前牙盖嵴部打磨合适；如果人工牙过宽，调磨其邻面和舌面边缘嵴；如果过长，调磨其盖嵴面，尽量不磨改切端，把牙对准位置排入，使排好的1｜1前牙中线与面部中线一致，弧度与牙弓弧度一致，倾斜方向和角度合适，与邻牙协调，并与对颌模型形成良好的咬合关系。

2. 蜡基托塑形

（1）雕刻1｜1颈缘：参照2｜2牙冠的颈缘线位置，用雕刀修整1｜1的颈缘形态和高低，使其略高于2｜2，并与侧切牙协调，弧度自然。

（2）铺基托：取一大小合适的红蜡片，在酒精灯上烤软，将其压贴于模型基托画线范围内，用雕刀修去多余的蜡，基托在唇系带处形成V形切迹，厚度均匀达2mm，然后用热蜡刀封闭基托边缘，修整基托外形呈凹面，与唇、舌的形态相协调，在唇侧基托表面形成牙根面突度。最后修整基托边缘圆钝。

（3）完成基托外形后，用酒精喷灯喷光基托。

（二）学生操作

学生按示教内容进行操作。

【注意事项】

1. 排牙时不能使支架移位。
2. 前牙的美观要求较高，注意美观功能的恢复，同时恢复正常的覆𬌗、覆盖关系。
3. 用酒精喷灯喷光蜡型表面时，不应距离太近，防止人工牙焦化，同时应让基托表面蜡熔而不流，防止破坏蜡基托的形态。

（石　娟）

实验十　可摘局部义齿的装盒

【目的和要求】

1. 掌握混装法装盒的方法和步骤，熟悉正装法和反装法。
2. 通过混装法装盒，掌握装盒的注意事项。

【实验内容】

老师先讲解三种装盒方法，示教混装法装盒后，学生实际操作。

1. 模型的准备。

2. 混装法装盒。

【实验时间】

4 学时。

【实验用品】

工作模型、酒精灯、蜡刀、雕刻刀、型盒、石膏剪、石膏、橡皮碗、石膏调刀、毛笔、肥皂水、模型修整机等。

【方法与步骤】

（一）模型的准备

1. 检查模型
检查模型基托的形态、范围及边缘封闭性，如有问题，及时修整。

2. 修整模型
将完成蜡型的工作模型浸入水中约 10 分钟，使之充分吸水；用石膏剪修去义齿基托范围外的部分，用雕刻刀修去余留石膏牙牙尖；将模型放在模型修整机上修整，如有必要可将模型底部磨薄。

（二）装盒

1. 选择型盒
根据修整后的模型大小，选择合适的型盒，将模型平放在型盒内后，要求模型周缘与型盒之间有 5 ~ 10mm 的距离，人工牙的𬌗面或切端与上层型盒顶盖之间至少应留有 10mm 以上的距离。

2. 装下层型盒
调拌适量的石膏置于下层型盒，轻轻震荡型盒，排出气泡，将模型平放压入石膏中；用石膏将余留牙、卡环包埋，并将人工牙及蜡基托暴露，抹平石膏表面，注意消除倒凹；石膏接近凝固时，在缓慢流水下，用手指将包埋石膏的表面抹光。用雕刻刀去除多余石膏并洗净。

3. 完成装盒
下层型盒石膏完全凝固后（约 30 分钟），用毛笔在石膏表面涂抹肥皂水，将上层型盒合上，压紧，使上下型盒边缘紧密接触；调拌石膏从模型高点注入，边振动模型边注入石膏，至石膏灌满整个上层型盒，略有溢出为宜，压上上层顶盖，去除型盒周围的石膏。

【注意事项】

1. 进行模型修整时，不能损伤和破坏义齿支架和蜡型。

2. 装下层型盒时，石膏不能形成倒凹，宜形成缓斜面。

3. 装盒时，应使上层型盒完全就位，上下型盒间不能留有缝隙。

（付　力）

实验十一　冲蜡、填胶和热处理

【目的和要求】

1. 掌握去蜡的方法。

2. 掌握调和树脂和填塞树脂的方法。

3. 掌握热处理的方法。

【实验内容】

老师讲解、示教后，学生实际操作。

1. 热水去蜡。

2. 调和树脂，填塞树脂。

3. 热处理。

【实验时间】

4 学时。

【实验用品】

煮锅、漏网、水壶、沸水、压榨器、型盒夹、雕刻刀、石膏调刀、热凝牙托水、热凝牙托粉、粘固粉调拌刀、调杯、毛笔、分离剂、玻璃纸等。

【方法与步骤】

（一）去蜡

1. 烫盒

装盒，待型盒内石膏完全凝固后，将型盒置于沸水中浸泡 8~10 分钟（根据型盒的大小和数量），使蜡型软化。避免烫盒时间过长，否则蜡融化为蜡水浸入石膏，不易冲净而影响分离剂的附着；烫盒时间也不宜过短，否则开盒时易致支架移位和包埋石膏损坏。

2. 冲蜡

取出型盒，用石膏调刀分开型盒，用雕刻刀挑出大块软蜡，修除型腔边缘的薄壁锐缘。将型盒置于漏网上，用装干净沸水的水壶以小而细的水流冲净余蜡，注意不能使义齿支架移位和丢失人工牙。

3. 涂布分离剂

待型盒冷却干燥后，用毛笔在上下型盒石膏表面涂布分离剂，用棉球将支架及人工牙盖嵴部的分离剂擦拭干净。

（二）填塞树脂

1. 调和树脂

根据基托大小取适量热凝牙托粉置于调杯中，缓慢加入热凝牙托水，直至粉被完全浸没，且没有多余的牙脱水析出（或按厂家给出的粉液比添加），用调拌刀搅拌均匀，并加盖以防止牙托水的挥发。

2. 填塞树脂

将手洗净后，取适量已达面团期的树脂，揉捏均匀后压入下层型盒型腔内，在其表面盖上一层浸湿的玻璃纸，合上上层型盒，在压榨器上缓慢加压，直至上下型盒间没有缝隙为止。取出型盒，打开，揭除玻璃纸，用雕刻刀修去溢出的多余塑料，若填塞量不足，则继续加补。检查分离剂薄膜，如有破损需重新涂布。在人工牙盖嵴部处涂布单体，关闭型盒，在压榨器上压紧，转移到型盒夹中，拧紧螺丝。

（三）热处理

将型盒放入煮锅中，倒入室温水浸没，缓慢加热，在 1.5~2 小时内缓慢升温至沸腾，维持 0.5~1 小时，自然冷却。

【注意事项】

1. 注意把握烫蜡时间，时间不宜过长也不应过短，以蜡质刚好软化为宜。
2. 型盒石膏型腔边缘的薄壁锐缘要去除干净，以免填塞树脂时混入石膏碎屑。。
3. 注意掌握树脂聚合时期，应在面团期填塞树脂。
4. 进行热处理时不宜升温过快，否则聚合的单体大量蒸发，树脂中会形成大量气泡；热处理后，型盒应自然冷却，冷却过快，开盒过早，温度变化迅速则引起树脂基托变形。

（付　力）

实验十二　开盒、打磨和抛光

【目的和要求】

1. 掌握开盒、打磨和抛光的方法和步骤。
2 掌握打磨器械的使用方法。

【实验内容】

老师先行讲解、示教后，学生实际操作。

1. 开盒。

2. 打磨和抛光。

【实验时间】

4 学时。

【实验用品】

木槌、石膏剪、雕刻刀、各类磨头、直车针、夹持针、纱布条、纸砂片、布轮、绒轮、抛光刷、细石英砂、电机等。

【方法与步骤】

(一) 开盒

将冷却的型盒从型盒夹中取出,用木槌轻轻敲击型盒周边,分开上下型盒,必要时用石膏调刀等器械轻轻撬开型盒;用小锤敲打型盒底盖和型盒周围,使模型从包埋石膏中脱出,用石膏剪修剪模型,将义齿分离出来;用蜡刀去除义齿上黏附的石膏,用流水冲刷干净。如果有残留去除不尽的石膏,可将义齿置于 30% 的枸橼酸钠过饱和溶液中浸泡数小时即可去净。

(二) 打磨

1. 切削

(1) 先用粗砂轮磨除基托边缘的菲边,用小砂轮磨除基托磨光面和组织面的小树脂瘤。去除妨碍义齿就位的倒凹,缓冲组织面上的尖锐凸起部分。如基托边缘过长,则按要求对其进一步打磨,并对唇、颊、舌系带处相应的切迹进行修整,注意应严格按照模型上所反映的在取印模时进行肌功能修整时所留下的功能活动的边缘印记进行基托边缘的修整,同时注意使基托边缘圆钝。修整基托磨光面,使其厚薄适中,注意保存唇颊面的牙根突度外形。

(2) 用小裂钻或柱状砂石磨除卡环体、𬌗支托和人工牙等处多余的树脂和残留的石膏。将之前未做处理的弯制的卡臂尖和𬌗支托的尖端磨圆钝。

2. 研磨

降低打磨机转速,用细砂纸卷轻压义齿磨光面,反复交叉地磨除切削纹路,使基托组织面光滑平整。

(三) 抛光

1. 在抛光机上,在湿润条件下,用毛刷或布轮蘸石英砂、浮石粉等抛光材料,反复交叉磨光。

2. 用细软毛刷抛光整个义齿表面。

3. 清洗义齿，浸泡在清水中。

【注意事项】

1. 打磨和抛光都应遵循由粗到细的原则，打磨时应先切削再研磨，最后再行抛光，都应按照所用工具、材料的粒度大小，从大到小逐次顺序进行。

2. 打磨基托时，应使基托表面均匀受力，随时变换义齿位置和部位，避免树脂基托受热变形。修整基托磨光面时，不可将唇颊面的牙根突度磨除，不能损伤人工牙之间的龈乳突。

3. 打磨过程中，不能损伤卡环、𬌗支托及人工牙。

4. 用石英砂、浮石粉抛光时，要保持所用毛刷及布轮的湿润状态，随时不断添加抛光材料，以达到抛光最佳效果，并随时转换其与义齿接触部位，以防止摩擦生热而导致义齿变形。

5. 在抛光机上抛光时，应把稳义齿，注意使布轮的旋转方向尽量与卡环臂的弯曲方向一致，以防止卡环被布轮挂住而致其牵拉变形，甚至义齿弹飞而折断。

（付　力）

实验十三　各种缺失类型的铸造支架设计

【目的和要求】

1. 理解肯氏分类各种缺失类型的特点。
2. 掌握工作模型的观测方法和步骤。
3. 掌握义齿共同就位道的确定与模型倾斜。
4. 掌握大连接体、卡环的类型设计。

【实验内容】

老师讲解、示教后学生操作。
1. 模型观测仪的组成和使用。
2. 工作模型观测。
3. 工作模型设计。

【实验时间】

4 学时。

【实验用品】

各种肯氏分类缺失的石膏工作模型，对颌模型，模型观测仪，黑、红、蓝色铅笔，工作刀等。

【方法与步骤】

（一）熟悉模型观测仪的结构组成

由观测架、观测平台、观测描记针三部分组成。

1. 观测架

由水平底座、固定垂直臂与水平臂和活动垂直臂组成。

2. 观测平台

其下部为底面平滑的基座，上部为固定模型平台。

3. 观测描记针

包括分析杆、描记铅芯与金属套管、倒凹测量尺、成形蜡刀。

（二）模型观测

1. 观测前的准备

（1）模型观测仪调整　调整活动垂直臂固定螺丝，在较高位置固定活动垂直臂。将分析杆固定在活动垂直臂的卡头上。

（2）模型固定与初始位置调整　将观测平台上部的卡具松开，把模型置于观测平台上，扭紧卡具固定模型。然后松开观测平台的转向结合球旋钮，倾斜观测平台上部，调整模型殆平面与水平面平行，再重新扭紧转向结合球旋钮。

2. 确定义齿就位道

（1）松开活动垂直臂固定螺丝，调整活动垂直臂和分析杆的垂直高度，观测平台在基座上水平移动，使分析杆侧方与基牙轴面接触，环绕基牙轴面移动，观察基牙各部位倒凹区的位置。同方法观察牙槽嵴部位倒凹区的位置。

（2）再次松开观测平台的转向结合球旋钮，改变模型及基牙倾斜方向和角度，观察软硬组织倒凹的变化，直至模型上每个与缺隙相邻的主要基牙颊侧均获得有利的固位倒凹，尽量避免出现软硬组织倒凹而干扰义齿支架和基托的伸展。此时分析杆方向即为义齿就位道方向，模型固定在此倾斜位置。

3. 描记观测线、确定倒凹深度

（1）取下分析杆，换上描记铅芯。在牙面描记出观测线，尖端在牙龈处描记出倒凹边界线。

（2）同法画出牙槽嵴倒凹的观测线和倒凹边界线。

（3）将描记铅芯换成倒凹测量尺，在固位卡臂尖位置用铅笔画一条垂线，然后将倒凹测量尺的轴面与垂线相贴，再向上移动至测量尺侧方突出的头部与牙面接触，用铅笔在接触点处画一条横线，此十字交叉点即为固位卡臂尖进入倒凹的位置。

4. 可摘局部义齿设计

根据模型观测结果进行可摘局部义齿设计，分别在技工设计单和工作模型上画出可摘局部义齿设计图。

5. 义齿设计图的表示方法

（1）技工单　先在牙列图上标出缺失牙位置，然后画出支托、固位体、连接体和基托的位置和形态。铸造支托和卡环用粗线表示（或涂黑），弯制钢丝卡臂用单线表示（或文字标注），支架部分画斜线表示，塑料基托只画出边缘线。最后用文字标注特殊制作要求。

（2）模型设计　用红、蓝、黑三色及不同图形简单明了的表示。

红色：义齿支架的金属部分（卡环、连接体、金属基托等）。画出边缘，内部均匀涂色。

蓝色：树脂基托的边缘线。

黑色：模型观测线、需填倒凹和缓冲的部位、倒凹深度定位点、模型位置记录点；卡臂尖在倒凹内的位置；需缓冲或填倒凹的部位。

（三）各种缺失类型的铸造支架设计

1. 肯氏Ⅰ类

肯氏Ⅰ类牙列缺损为牙弓双侧后牙游离端缺失，义齿由自然牙与黏膜混合支持，多为 Cummer 分类的横线式或斜线式。

（1）就位道的设计　双侧后牙游离缺失，可将模型向后倾斜，增加基牙的远中倒凹，利用Ⅱ型卡环或 T 形卡固位，以减轻基牙负担，并防止基托翘动。义齿就位道方向为由前向后。

（2）基牙固位体　选择采用双侧近缺隙基牙的 RPI 组合卡环设计，也可选用 A 型、T 型或其他类型卡环替换 I 型卡环，或设计联合𬌗支托等。

（3）间接固位体　设置在支点线的对侧设置间接固位体，如第一前磨牙近中支托、尖牙舌隆突支托、前牙切沟等，以防止游离端义齿翘起等不稳定现象发生。

（4）连接体设计　一般上颌用腭杆，下颌用舌杆，或采用基托将两侧义齿部件相连。双侧后牙游离缺失较多或兼有前部缺牙间隙者，可采用前后腭杆、前基板后腭杆、双舌杆或舌板等连接。

（5）游离端缺牙间隙修复特点　制取功能印模，基托范围尽量伸展，人工牙减径减数，如必要时不排第二磨牙。

（6）其他　特殊情况下，肯氏Ⅰ类牙列缺损也可采用黏膜支持式义齿，如多数牙缺失、个别前牙存留或余留牙健康较差时，不设𬌗支托。

2. 肯氏Ⅱ类

肯氏Ⅱ类牙列缺损为牙弓单侧后牙游离端缺失，义齿设计为混合支持。多个后牙缺失的修复常设计成 Cummer 分类的斜线式，单个后牙缺失修复则多为纵线式。

（1）就位道的设计　同肯氏Ⅰ类牙列缺损的设计。

（2）基牙固位体选择　采用后牙游离端的近缺隙基牙 RPI 或 RPA 型固位卡环组设计。

另一个固位卡环一般设置在牙弓对面的后牙上，以大连接体或基托连接。

（3）间接固位体设置　双侧设计的义齿间接固位体放置在支点线的对侧，以防止游离端义齿翘起等不稳定现象发生，如第一前磨牙近中𬌗支托、尖牙舌隆突支托等。

（4）游离端缺牙间隙修复的特点　制取功能印模，尽量伸展基托，人工牙减径减数，如必要时不排第二磨牙。

单侧义齿修复可以通过设计舌腭侧高基板，或调整就位道方向如采用后斜方就位道来获得基板与基牙间的制锁状态，以减少游离端义齿翘起、摆动、旋转等不稳定现象的发生。

3. 肯氏Ⅲ类

肯氏Ⅲ类牙列缺损为牙弓一侧后牙缺失，缺牙间隙两端均有自然牙存在，义齿主要设计为牙支持式。缺牙少、义齿不跨牙弓者采用线支承型；缺牙多、义齿跨牙弓者采用面支承型。

（1）就位道的设计　后牙缺失，缺隙前后都有基牙时，根据基牙健康程度决定模型向前或向后倾斜。

（2）基牙固位体选择　固位卡环设置在双侧近缺隙基牙，根据导线的类型确定卡环的类型，常采用圆环形卡环。当牙弓双侧后牙非游离端缺损，义齿由大连接体连接时，直接固位体数目不宜超过4个，避免摘戴困难损伤基牙。

（3）间接固位体设置　一侧牙弓多个牙缺失时，间接固位体要设置在牙弓的对侧，多设置间隙卡环，防止义齿发生旋转。

（4）连接体设计　牙支持式义齿的基托和大连接体在保证强度、良好传力的前提下，设计可得适当小巧，增加患者的舒适度和义齿的美观性。

4. 肯氏Ⅳ类

肯氏Ⅳ类牙列缺损为牙弓前部牙跨中线连续缺失，自然牙在缺隙的远中。义齿多设计为混合支持式，某些特殊情况下也可设计为黏膜支持式义齿。

（1）就位道的设计　模型的倾斜取决于基牙及余留牙倒凹区的大小。

①前牙缺失，牙槽嵴丰满，唇侧倒凹较大时，将模型向后倾斜，以减少牙槽嵴的唇侧倒凹。义齿由前向后斜向就位，减小余留人工牙与前牙间的间隙，利于美观。

②若唇侧组织倒凹不大，不影响义齿就位，将模型向前倾斜。倒凹集中在基牙的近中侧，义齿固位较好，义齿由后向前倾斜就位。

（2）基牙固位体　选择在双侧前磨牙设置固位卡环——间隙卡环。

特殊情况下如缺牙少、美观要求高者，可不设卡环，利用基托与余留牙腭舌面的制锁作用或借助弹性塑料基板的弹性卡抱作用进行固位。

（3）连接体设计　采用基托将前部人工牙和卡环连接在一起。

基托覆盖余留前牙的舌隆突以增加牙支持作用；也可延伸至第二前磨牙的远中，利用基托与自然牙舌腭侧的制锁作用增强义齿的固位和稳定。

当设计磨牙间接固位体时，可用大基板或前基板后腭杆连接。

（4）间接固位体　设置前部牙缺失较多时，可在磨牙上增设具有间接固位作用的卡环及𬌗支托，通过大基板或前基板后腭杆连接起来。

【注意事项】

1. 按正确的操作方法描记观测线和倒凹边界线。
2. 根据需要调整倒凹，以利于义齿固位和摘戴。
3. 各种缺失类型的固位体设计应考虑患者口腔具体情况。
4. 操作中避免损伤模型。

（李　爽）

实验十四　6│缺失的铸造支架的模型复制

【目的和要求】

1. 掌握6│缺失模型的观测，确定义齿就位道。
2. 掌握带模整体铸造的耐火模型复制方法。
3. 了解耐火铸模材料（磷酸盐）与琼脂材料的组成和理化性质。
4. 熟悉耐火铸模材料与琼脂材料的使用方法和注意事项。

【实验内容】

老师讲解、示教后学生操作。
1. 示教6│缺失的模型设计、模型观测仪的使用方法、填补倒凹。
2. 示教应用耐火材料复制铸模的方法。

【实验时间】

4 学时。

【实验用品】

模型观测仪、琼脂溶解机、琼脂复模型盒（或大煮牙型盒）、真空搅拌机、振荡器、黑红蓝三种颜色铅笔、工作刀、基托蜡片、小排笔、橡皮碗、调刀、搪瓷碗、琼脂、磷酸盐包埋材料、纸巾、加色人造石、6│缺失的石膏工作模型及对颌模型等。

【方法与步骤】

（一）模型设计、填倒凹、缓冲处理

1. 模型准备

模型的缺牙区及义齿覆盖部分的相应部位应无气泡和小石膏瘤，如有石膏"小瘤"，应予修除；工作模型与对颌牙确定咬合关系后，在中线和两颊侧用有色铅笔画上

咬合标记线。

2. 模型观测

确定共同就位道，绘制基牙75｜的观测线和倒凹边界线，设计三臂卡环。要求标志线准确、清楚，为义齿支架蜡型的制作提供明确的标志。

3. 填倒凹

用填倒凹蜡将基牙和组织倒凹填平，将模型重上观测仪，对倒凹进行刮平。

4. 工作模型缓冲处理

在缺牙区的牙槽嵴顶铺一层薄蜡片，蜡片周围与模型不能有缝隙，同时确定清晰的终止线的位置。

（二）复翻耐火材料模型

1. 翻制琼脂印模

（1）将凝胶状琼脂印模材料切成小块放入琼脂溶解机中融化待用。如无琼脂溶解机，将大小合适的琼脂放入搪瓷罐内，隔水水浴加热使其融化，待琼脂熔化均匀后，让其自行缓慢降温至50℃~55℃。

（2）复制耐火材料模型前，将工作模型与琼脂复制型盒一起放在30℃水中浸泡10分钟，避免工作模型吸取印模材料中的水分后与琼脂印模材料发生粘连，并增加模型的湿润性，用纸巾吸去表面水分，把工作模型（咬合面向上）放入琼脂复制型盒内的中间，四周空隙尽量一致。将适宜温度的琼脂印模材料从复制型盒上端的孔以缓慢、小水流的速度灌入型盒，直至灌满为止。

（3）琼脂印模材料的冷却方法有两种：①将复制型盒置于室温下自然冷却至完全凝胶化。此法适宜在冬季使用。②灌注20分钟后，将复制型盒置于水中冷却，水深约为型盒高度的1/3，使琼脂印模材料自下而上逐渐冷却。20分钟后再加水，使整个型盒浸泡在水中，直至琼脂完全凝胶后从水中取出。

（4）翻转型盒，使其底面向上，去除型盒底。

（5）用蜡刀在模型底部两侧边缘处，切下两块琼脂印模材料，适当暴露模型侧面，用手夹住模型侧面，将工作模型从琼脂印模中取出，复位两块琼脂。检查印模有无裂隙、气泡等。

2. 灌注耐火材料模型

（1）取适量的磷酸盐耐火模型材料，按生产厂家规定的粉液比例调拌耐火材料。

（2）先手工调拌使粉液均匀，再用真空搅拌机抽真空搅拌，在60秒内调拌均匀。启动振荡器，将复制型盒放在振荡器上，将调拌好的磷酸盐耐火材料注入琼脂印模，注满阴模为止。

（3）灌注好的铸模放置30~45分钟至完全凝固后，从琼脂印模中脱出。

（4）检查耐火模型的完整性和模型表面的光滑程度，如有气泡和小瘤应进行适当的修整，注意不能损伤耐火模型。

【注意事项】

1. 义齿设计时在模型上画的标志线要准确、清楚。
2. 融化琼脂印模材料时，可加少量水，以补偿蒸发的水分。
3. 灌注模型时须防止气泡的产生。
4. 复制过程中要避免损伤模型。

（李　爽）

实验十五　6⏌缺失铸造支架的蜡型制作

【目的和要求】

1. 初步掌握耐火模型（铸模）表面的强化（浸蜡）处理方法。
2. 掌握带模铸造支架蜡型的制作方法及铸道的安插方法。

【实验内容】

老师讲解、示教后学生操作。
1. 耐火模型（铸模）表面的强化（浸蜡）处理。
2. 带模铸造支架蜡型的制作。
3. 带模铸造支架蜡型铸道的安插方法。

【实验时间】

4 学时。

【实验用品】

观测仪、烤箱、电炉、浇铸口形成器、各色铅笔、滴蜡器、工作刀、蜡刀、薄蜡片、网状蜡、各型蜡线条、酒精灯、纸巾、6⏌缺失的耐火模型及对颌模型。

【方法与步骤】

（一）耐火模型表面的强化处理（浸蜡）

将耐火模型自然干燥，或放入80℃～100℃干燥箱内干燥2小时，取出放入已熔化的蜂蜡中浸泡15～30秒。从蜂蜡中取出耐火模型放入100℃烘箱中烘烤10分钟，使模型上蜂蜡液均匀吸收后取出，待耐火模型自然冷却后备用。

（二）制作支架蜡型（熔模的制作）

1. 根据工作模型上的设计，用有色铅笔将设计方案复绘在耐火材料模型上。

2. 切取适当大小的蜡网，粘固在缺隙区牙槽嵴顶部基托固位网的位置。

3. 选用成品卡环蜡条（蜡钩）形成卡环臂、连接体、支托。也可用铸造蜡在模型的相应部位，按照设计分别形成卡环臂、连接体、支托等，滴蜡熔接使其与蜡网连成一整体。

4. 在耐火材料模型设计为腭侧金属基托的部位，用热蜡融铺 0.3 ~ 0.5mm 一薄层蜡，模型铺蜡厚度应均匀，并熔接蜡网。

5. 用直径 1mm 的蜡线条制作与塑料基托连接的外终止线。将蜡线条放置在金属基托蜡型与树脂基托相连的部位，加蜡，使其与金属基托蜡型衔接流畅，再用雕刻刀在该线的颊侧形成锐角线。该线即为终止线，是金属基托与塑料的连接部位。

6. 选择一厚度适宜的薄蜡片（或皱纹蜡片）烘软，在画好的基托范围内，用手指压蜡片使之与模型贴合。用蜡刀切除多余部分，并封闭其边缘。

7. 修整蜡型，使蜡型表面平滑、连续。卡环小连接体、蜡基托、网蜡等结合处角度应圆滑，用酒精喷灯喷光。

（三）铸道的设置

本实验采用正插法安置铸道：

在 75 | 两个基牙的近缺隙侧𬌗缘的卡环体上各安放一直径为 2mm 的辅铸道，与主铸道相连并形成储金球。然后再用直径 3 ~ 4mm 的蜡线汇成主铸道，并将其垂直用蜡固定在铸造座上。

【注意事项】

1. 蜡型应与模型密合。
2. 推压半成品铸造蜡要用力适度，注意操作方法，避免损坏成品蜡。
3. 压贴蜡型的位置要正确。
4. 注意铸道安插的部位，并与蜡型熔接。
5. 操作过程中要避免损伤模型。

（李 爽）

实验十六 6 | 缺失的铸造支架的完成

【目的和要求】

1. 掌握 6 | 缺失带模铸造支架蜡型的包埋。
2. 熟悉带模铸造的焙烧和铸造方法。
3. 掌握铸件的打磨与抛光。

【实验内容】

老师讲解、示教后学生操作。

1. 6︱缺失带模铸造支架蜡型的包埋方法。
2. 铸型的焙烧、铸造。
3. 铸件的打磨、抛光。

【实验时间】

4 学时。

【实验用品】

高频感应电熔离心铸造机、钴铬合金、打磨机、喷砂机、电解仪、电解液、电炉（茂福炉）、振荡器、蜡型表面清洗剂（或酒精、肥皂水）、工作刀、蜡刀、正硅酸乙酯高熔包埋材料（或磷酸盐包埋材料）、酒精灯、砂片、各种类型的砂石针、布轮或绒轮、抛光粉、6︱缺失带模铸造支架蜡型。

【方法与步骤】

（一）蜡型的包埋

1. 清洗蜡型

用蜡型表面清洗剂均匀地喷洒在蜡型表面，自然干燥。或用毛笔蘸酒精、肥皂水或专用的清洁剂轻轻洗去蜡型和铸模表面的油脂，再用无压力的清水冲洗干净。

2. 选择铸圈

根据铸模大小选择合适的铸圈（也可用硬纸板围成铸圈），要求模型与铸圈侧壁有 6～15mm 的距离，铸圈上缘距蜡型最高点约 20mm。在铸圈内壁衬以约 1mm 厚的石棉纸（硬纸板围成的铸圈不用）。

3. 蜡型的包埋

按规定的粉液比例真空调拌磷酸盐包埋材料（一般 100g 磷酸盐包埋材料与 13mL 专用液或水）。先用毛笔蘸少量调拌好的包埋材料，均匀地涂布在支架蜡型、铸道和耐火模型表面，厚约 3mm。然后，先将铸造圈固定在铸造座上，再置于开启振荡器上，将包埋材料沿铸造圈一侧内壁缓慢注入铸造圈内，直至将铸造圈灌满。包埋材料硬固后，将铸圈成形座取下。

（二）铸圈的焙烧与铸造

1. 除蜡

将铸造圈放入温度为 200℃ 的茂福炉内，利用高温使包埋材料内的支架蜡充分燃烧和挥发。

2. 烧圈

将除蜡后的铸造圈放入另一茂福炉内，进行阶段性地加热铸造圈。至 900℃ 后保持半小时。

3. 铸造（示教）

将称量好的铸金锭放于高频感应铸造机坩埚内，从茂福炉内取出焙烧好的铸圈，放入离心铸造机的铸圈承托架上，并调整平衡离心旋转臂，开启电源开关，待合金融化成球面时，按动离心键，离心旋转臂则转动、加速，熔金沿铸道冲入铸模腔内，约30秒后离心机停转，烧铸结束。

（三）铸造支架的打磨、抛光

1. 开圈

待铸圈自然冷却至室温，用锤子轻敲铸圈周围使包埋材料松散，铸件从铸圈中脱出，轻轻敲去铸件上大块包埋材料。

2. 喷砂

将铸件放在喷砂打磨机内，利用压缩空气的压力，使100～150目的金刚砂（氧化铝及碳化硅）以50～70m/s的速度喷射到铸件表面，除去铸件表面的氧化膜和残留的包埋材料。在喷砂过程中，需经常改变铸件的位置，使铸件各面被均匀喷射，避免某处因冲刷过多而变薄，影响强度。依据铸件的厚度确定压缩空气的压力，铸件厚度为0.5～1.5mm，用0.15MPa压力；厚度为1.5～4.0mm，用0.25MPa压力。

3. 切除铸道

用金刚砂片或砂轮切除铸道。注意不能破坏铸件。

4. 打磨、抛光

遵照由粗到细、先平后光的原则。

（1）先用砂轮磨除铸件表面上的金属小瘤，再打磨铸件表面不平整部分，使支架各部分达到所要求的厚度和外形。

（2）将支架放回模型试戴，如不能戴入或有不贴合需找出原因，进行有针对性磨改，使支架与模型完全贴合，并依对颌模型的咬合关系调磨早接触点。

（3）将电解液倒入电解槽，先加温预热至60℃～70℃，将打磨后的支架挂在正极上放入槽内，要求正负极相距3～5mm，电流密度调到150～400mA，电解5～15分钟。从槽内取出铸件，用热水清洗干净，再放入70℃～80℃的10%氢氧化钠溶液中处理10分钟，以中和铸件上残留的电解液。

（4）摘下支架，用砂纸卷消除磨痕，用金刚砂橡皮轮仔细打磨铸件表面。

（5）最后用绒轮或橡皮轮蘸氧化铬进行抛光。

【注意事项】

1. 包理时须防止气泡的产生。

2. 焙烧铸圈时避免升温过快，以防水气蒸发过快和铸圈爆裂。

3. 铸圈升温达预定温度后，不能停留过久或降温后再升温铸造，否则将影响包埋材料的强度，并会降低铸件精确度和光洁度。

4. 应严格按铸造机操作程序和方法完成铸造。

5. 喷砂过程中，应经常改变铸件的位置，以免某处因冲刷过多而变薄，影响强度。

6. 切除铸道时注意不能破坏铸件。

7. 打磨时要由粗到细，加压适当，避免破坏铸件。

8. 试戴时用力轻柔，不能损伤模型。

（李　爽）

实验十七　6 | 67 缺失的铸造支架设计与蜡型制作

【目的和要求】

1. 熟悉单侧游离缺失模型的设计。

2. 掌握腭杆的位置、形态与蜡型制作。

4. 掌握上颌支架蜡型的制作细节。

【实验内容】

老师讲解、示教后学生操作。

1. 上颌6 | 67 缺失的带模整体支架的设计。

2. 6 | 67 缺失工作模型的准备。

3. 上颌6 | 67 缺失的带模整体支架的耐火材料模型的复制。

4. 上颌6 | 67 缺失的带模整体支架的蜡型制作。

【实验时间】

8 学时。

【实验用品】

模型观测仪、琼脂溶解机、琼脂复模盒或型盒、振荡器、真空搅拌机、橡皮碗、石膏调拌刀、雕刻刀、滴蜡器、酒精灯、石膏打磨机、浇铸口形成器、酒精喷灯、电烤箱、有色铅笔、薄蜡片、基托蜡、琼脂、磷酸盐包埋材料、耐火材料模型表面强化剂或蜂蜡、铸造蜡、蜡型表面清洗剂、上颌6 | 67 缺失的石膏模型及对颌模型（要求基牙粭支托凹制备完成）。

【方法与步骤】

（一）模型设计

1. 模型观测与设计

方法同实验十三。

上颌6 | 67 缺失属于肯氏 Ⅱ 类第 Ⅰ 亚类。采用混合支持式设计。义齿就位道设计为

由后向前倾斜向就位，模型观测时由前向后倾斜。选择75 | 5 作为基牙 | 4 放置近中殆支托，按调节倒凹法画出基牙在75 | 54 的观测线和倒凹边界线。

2. 设计

| 5 放置 RPI 卡环组。| 4 近中边缘嵴放置近中殆支托，5 | 采用三臂卡环设计，7 | 采用圈形卡环设计。近缺隙侧殆边缘嵴即5 | 远中和7 | 近中、远中放置殆支托。大连接体采用宽腭杆将左右两侧义齿连成整体。

（二）工作模型的准备

1. 根据观测线的位置和设计要求，首先在模型上用有色铅笔画出75 | 5 基牙固位臂、对抗臂，7 | 54 近中、75 | 远中殆支托，| 5 远中邻面板，金属支架，塑料基托等所在的位置。

2. 确定金属基托与塑料基托连接部位终止线的位置：根据人工牙排列的舌面位置确定终止线的位置并记录，不影响人工牙的正确排列。

3. 填倒凹：方法同实验十四。

4. 在6 | 67 缺牙区的牙槽嵴顶铺一层薄蜡片，同时在终止线的部位形成台阶。义齿所在区如有需缓冲的部位，用薄蜡片进行缓冲。

5. 金属基托边缘封闭：沿腭杆的边缘用雕刻刀形成 0.5 ~ 1.0mm 的沟，以封闭边缘，减少异物感，同时增加义齿的固位。

（三）耐火材料模型的复制和处理

方法同实验十四。

（四）支架蜡型的制作

1. 将支架的结构用有色铅笔在耐火材料模型上描画。避免损伤耐火材料模型。

2. 铺宽腭杆底层蜡，形成中间厚、边缘薄的形态，表面光滑，同时用蜡法形成、支托、小连接体蜡型。

3. 在双侧缺隙区牙槽嵴顶的部位铺置蜡网状连接体，并与板状小连接体连接。

4. 用 0.3 ~ 0.5mm 的花纹蜡片按宽腭杆形态贴附在底蜡上，烫实边缘。

5. 用直径 1mm 的蜡线条在大连接体与网状连接体之间形成外终止线，并在 | 67 的网状连接体部位加蜡，形成加强带。

6. 用不同形态的卡环蜡分别形成卡环臂和小连接体等，并与网状支架和大连接体连接成一整体。

7. 完成上述操作后用酒精喷灯光滑蜡型的表面，检查支架蜡型各部位的完整性和光滑度。

【注意事项】

1. 支架应考虑患者口腔具体情况而设计。

2. 支架蜡型应与模型密合。

3. 操作过程中要避免损伤模型。

（李　爽）

实验十八　76 | 67缺失的铸造支架设计与蜡型制作

【目的和要求】

1. 掌握 RPI 卡环组的设计和蜡型制作要点。

2. 掌握下颌大连接体的蜡型设计与制作要点。

【实验内容】

老师讲解、示教后学生操作。

1. 76 | 67缺失带模铸造整体支架的设计。

2. 76 | 67缺失蜡型制作。

【实验时间】

8 学时。

【实验用品】

模型观测仪、琼脂溶解机、琼脂、复模成形盒、振荡器、真空搅拌机、磷酸盐包埋材料、各种半成品铸造蜡条、蜡片、蜡网、橡皮碗、石膏调拌刀、蜡刀、酒精灯、酒精喷灯、有色铅笔、薄蜡片、模型表面强化剂或蜂蜡、蜡型表面清洗剂、76 | 67缺失的石膏模型一副。

【方法与步骤】

（一）模型设计

76 | 67缺失为肯氏Ⅰ类，本实验义齿设计为黏膜支持式。义齿就位道采用由后向前倾斜向就位，模型观测时由前向后倾。选择双侧下5 | 5为基牙，设计 RPI 卡环组为直接固位体。大连接体用舌杆将两侧义齿部件相连。

（二）带模铸造支架蜡型的制作步骤和方法

1. 模型准备

（1）用模型上观测仪，确定共同就位道，绘制观测线，用蓝色铅笔在模型上画出大连接体的位置和形状；在下5 | 5画出 RPI 卡环组的形态，双侧缺牙区鞍基部分画出网状连接体形态，形成整体支架结构。

（2）常规填倒凹，加强下颌前庭区和舌侧口底的加蜡；对舌杆分布区域和Ⅰ杆经过的黏膜部位要缓冲；在缺牙区铺约 0.5mm 的底层蜡片，形成内终止线和支持钉口。在模型口底中央位置打孔，在复制的耐火模型上形成铸道的预留位置。

2. 复制耐火材料模型和处理

同实验十四。

3. 制作支架蜡型

按照设计用蓝色笔在耐火模型上复绘出支架各部分的形状和位置；选择各种形状基本适合的半成品蜡条、蜡片和蜡网在酒精灯上微加热软化后，黏附于铸模支架设计的相应位置上，注意舌杆上下缘的密封和外终止线的形成，最后根据支架各部分要求修整成形。

4. 安插铸道

本实验采用反插法安插铸道。

从蜡型向铸模中心作 2 个分铸道，连接后形成主铸道从模型孔穿至模型背面，与铸道成形底座连结实。在Ⅰ杆蜡型上可设置分铸道。

【注意事项】

1. 结合患者口腔具体情况设计支架。
2. 支架蜡型制作完成后，应与模型密合。
3. 操作中避免损伤蜡型。

（李　爽）

实验十九　前牙缺失的铸造支架设计与蜡型制作

【目的和要求】

1. 掌握前牙多个缺失的铸造支架设计。
2. 掌握321│123 缺失铸造支架蜡型的制作方法。

【实验内容】

老师讲解、示教后学生操作。
1. 321│123 缺失的铸造支架设计。
2. 321│123 缺失带模铸造支架蜡型的制作方法。

【实验时间】

8 学时。

【实验用品】

模型观测仪、琼脂溶解机、琼脂复模盒或型盒、振荡器、真空搅拌机、橡皮碗、石膏调拌刀、雕刻刀、滴蜡器、酒精灯、酒精喷灯、电烤箱、有色铅笔、薄蜡片、琼脂、磷酸盐包埋材料、耐火材料模型表面强化剂或蜂蜡、铸造蜡、蜡型表面清洗剂、321｜123 缺失模型。

【方法与步骤】

(一) 321｜123 缺失的铸造支架设计

321｜123 缺失是肯氏Ⅳ类牙列缺损，义齿设计多为混合支持式。根据基牙及余留牙倒凹区的大小确定共同就位道；固位体选择5｜5 设置间隙卡环，在磨牙7｜7 上增设具有间接固位作用的三臂卡环及远中𬌗支托；采用基托将前部人工牙和卡环连接在一起。基托延伸至7｜7 的远中。

(二) 321｜123 缺失铸造支架蜡型的制作

1. 工作模型的准备

(1) 共同就位道确定后，画观测线，用有色铅笔画出5｜5 间隙卡环的形态及7｜7 近中𬌗支托、颊舌侧卡环臂、金属支架、塑料基托等所在的位置。根据人工牙排列的舌面位置确定终止线的位置，并给予记录。

(2) 填补倒凹后，在缺牙区牙槽嵴顶铺一层薄蜡片，根据设计的位置形成内终止线台阶；义齿所在区如有需缓冲的部位进行缓冲；做加压封闭线。

2. 耐火材料模型的复制和处理

方法同实验十四。

3. 支架蜡型的制作

(1) 常规支架结构描记后，铺设基托底层蜡，要求表面光滑，表面用 0.3～0.5mm 的薄蜡片贴附形成大连接体及基托形态。

(2) 在缺隙区牙槽嵴顶的部位铺置蜡网状连接体，唇侧边缘不能太长；制作外终止线，与金属基托蜡型衔接流畅；根据人工牙排列的舌面位置设置固位加强钉。

(3) 分别形成卡环臂、连接体、𬌗支托等，并使它们连同网状支架和基托连接成一整体。最后检查支架蜡型各部位的完整性和边缘密封，用酒精喷灯光滑蜡型表面。

【注意事项】

1. 操作中不能损伤模型。
2. 支架蜡型制作完成后，应与耐火模型密合。

(李　爽)

实验二十　可摘局部义齿的修理

【目的和要求】

熟悉可摘局部义齿基托折断的修理方法。

【实验内容】

老师讲解、示教后，学生讨论。

1. 基托折裂或折断的修理。
2. 讨论可摘局部义齿需要修理的其他问题和方法。

【实验时间】

4 学时。

【实验用品】

台式电钻、磨头、雕刻刀、蜡刀、蜡片、酒精灯、火柴、牙托粉、牙托水、粘固粉调拌刀、瓷杯、0.9mm 不锈钢丝、各式技工钳等。

【方法与步骤】

一、基托折裂或折断的修理

洗净义齿，仔细准确对位；用烧热的蜡刀在基托裂缝处烫接，再选取合适的短竹签横过折线，两端用蜡固定；调拌适量石膏堆于玻璃板上，将对好的义齿埋入石膏中，暴露磨光面（如果义齿不易对位，需戴入患者口内，重取印模，灌注模型）；石膏凝固后，去除固定竹签及蜡质，磨除折线两侧基托，注意不能磨穿而伤及石膏；弯制一至两段扁平钢丝置于已磨基托内，方向与基托折裂线相垂直，加蜡恢复基托外形，完成装盒等后续步骤。

二、讨论

1. 人工牙脱落或折断的修理

仔细磨除人工牙残留部分，磨除部分舌侧基托和人工牙盖嵴部周围的基托，以获得人工牙的排列空间；选择合适的人工牙重新排列，并注意咬合关系的调整，以蜡固定并恢复原有基托形态；完成装盒等后续步骤。

2. 𬌗支托或卡环折断的修理

将破损𬌗支托或卡环周围的基托磨除，取出破损的部件，义齿戴回患者口内，制取上下颌印模，灌注模型；重新弯制𬌗支托或卡环，在模型上对位，连接体与义齿支架焊接（也可使连接体末端弯成一定的固位形），用蜡恢复基托外形，完成装盒等后续步骤。

3. 增加卡环、人工牙

义齿戴入患者口腔内，制取上下颌印模，灌注模型；切除多余的𬌗支托或卡环，将与新基托连接处的原基托表面打磨粗糙；弯制需增加的𬌗支托或卡环，对位固定，用蜡形成基托外形，完成装盒等后续步骤。

【注意事项】

1. 基托折裂或折断必须准确对位。
2. 基托断裂缝的加强。
3. 用自凝树脂修理时，模型石膏上需涂布分离剂，以防止树脂与石膏的粘连。

（付　力）

实验二十一　企业见习

【指导思想】

口腔修复工艺技术专业的教学既要注重专业技术的理论学习，更要注重技能的培养和锻炼。企业见习是口腔修复工艺技术专业教学计划的重要组成部分，其目的是通过见习接触义齿加工实际，巩固所学理论，进一步加深对理论知识的理解，获取义齿加工操作基本技能，树立良好的职业意识，培养学生严肃认真的科学态度和严谨求实的工作作风，为学生实习就业打下良好的基础。

【时间安排】

课堂教学计划完成后集中安排见习，或随课堂教学同步安排。4学时。

【组织领导】

学校指定专人负责企业见习工作，与各见习单位指定人员和相关科室共同安排见习计划、组织落实等工作。各见习单位需派出具有一定技能的技师带教见习学生，认真落实见习计划，严格执行见习学生考勤制度和请销假规定。

学生进入生产见习单位时，需进行岗前培训，内容包括熟悉见习单位情况及相关规章制度、了解见习期间的专题讲座安排和考试考核办法等，并进行职业道德和组织纪律方面的教育。

【学生职责】

学生见习期间，接受学校和见习基地的双重领导与管理。见习上岗前应查阅见习相关书籍，复习相关的理论知识，为见习做好准备。严格遵守见习基地的各项规章制度，遵守操作规范，按照程序办事。认真完成老师交给的各项任务，遵守请假制度，不迟到早退。

【见习内容】

着重学习口腔石膏模型的灌制技术、金属支架弯制技术、人工牙排列技术、义齿基托蜡型制作技术、义齿装盒、填胶技术、铸造支架技术；了解弹性仿生义齿、附着体义齿、套筒冠义齿、平行研磨技术及覆盖义齿等。

（付　力）

附录三

可摘局部义齿工艺技术教学大纲

（供口腔修复工艺技术专业用）

一、课程性质与任务

可摘局部义齿工艺技术是中等卫生职业教育口腔修复工艺技术专业的一门重要的专业课程。本课程的内容包括可摘局部义齿的基本理论和系统的工艺操作流程，对固定－可摘联合义齿等新工艺技术和其他应用性可摘修复体也有一定的介绍。本课程的任务是培养学生运用可摘修复理论，较熟练地掌握各种可摘局部义齿的制作技能，具有从事口腔工艺技术的职业能力。

二、课程目标

1. 了解该课程的基本概念、特点和学习方法。
2. 熟悉与可摘局部义齿相关的基础理论知识。
3. 掌握可摘局部义齿的基本结构和基本设计。
4. 掌握可摘局部义齿的基本制作工艺技术。
5. 了解目前可摘局部义齿新技术和相关修复体的临床应用。
6. 培养学生理论联系实际的能力，养成敬业、勤奋的工作态度。

三、教学时间分配

教学内容	学时		
	理论	实践	合计
一、绪论	2	0	2
二、可摘局部义齿的修复学基础	4	0	4
三、铸造支架的结构与义齿设计	16	4	20
四、可摘局部义齿的模型与颌位关系转移	4	12	16
五、铸造支架的制作	4	36	40
六、弯制金属支架	2	28	30
七、人工牙排列与基托蜡型	2	8	10
八、塑胶成形技术与义齿完成	2	12	14
九、可摘局部义齿的修理	1	4	5
十、固定－可摘联合义齿	6	0	6
十一、弹性仿生义齿	2	0	2
十二、其他可摘修复体的制作	3	0	3
机动	2	4	6
合计	50	108	158

四、教学内容与要求

单元	教学内容	教学要求	教学活动	参考学时	
				理论	实践
第一章 绪论	第一节　可摘局部义齿工艺技术概述		讲授、讨论	2	
	一、可摘局部义齿工艺技术的概念和任务	了解			
	二、可摘局部义齿的常用术语	掌握			
	第二节　可摘局部义齿的工艺流程				
	一、可摘局部义齿工艺的基本工艺流程	熟悉			
	二、可摘局部义齿的制作设计单	熟悉			
	第三节　可摘局部义齿工艺技术的特点和要求	了解			
	一、可摘局部义齿工艺技术的特点				
	二、对从业者的学习要求				
第二章 可摘局部义齿的修复学基础	第一节　牙列缺损的分类		讲授、讨论	4	
	一、Kennedy 分类法	掌握			
	二、Cummer 分类法	了解			
	第二节　可摘局部义齿的类型	掌握			
	一、根据可摘局部义齿的材料结构分类				
	二、根据可摘局部义齿的支持形式分类				
	三、根据可摘局部义齿的修复目的分类				
	第三节　与可摘局部义齿有关的力学基础				
	一、天然牙及牙周组织的受力分析	熟悉			
	二、剩余牙槽嵴的受力分析	熟悉			
	三、制作材料对可摘局部义齿的影响	了解			
	四、杠杆与斜面	了解			
第三章 铸造支架的结构与义齿设计	第一节　铸造支架的结构、作用和类型		讲授、讨论	16	4
	一、支托	掌握			
	二、卡环	掌握			
	三、连接体	掌握			
	第二节　铸造支架义齿的设计				
	一、固位与固位体设计	熟悉			
	二、义齿稳定性设计	熟悉			
	三、义齿就位道的设计与确定	熟悉			
	四、可摘局部义齿的系统设计思路	了解			
	实践：各种缺失类型的铸造支架设计	熟练掌握	实验室操作		
第四章 可摘局部义齿的模型与颌位关系转移	第一节　印模与模型		讲授、讨论	4	12
	一、制取印模的牙体预备要求	了解			
	二、可摘局部义齿的印模	熟悉			
	三、可摘局部义齿的模型	掌握			
	第二节　可摘局部义齿的颌位关系转移				
	一、颌位关系确定	熟悉			
	二、上𬌗架	掌握			
	实践：				
	1. 口腔检查与牙体制备	学会	实验室操作		
	2. 制取印模和灌注模型	熟练掌握	实验室操作		
	3. 个别托盘的制作	学会	实验室操作		

续表

单元	教学内容	教学要求	教学活动	参考学时	
				理论	实践
第五章 铸造支架的制作	第一节　模型观测设计		讲授、讨论	4	36
	一、模型观测的基本内容	熟悉			
	二、确定铸造卡环臂的形态	掌握			
	三、铸造支架其他结构的设计与画线	熟悉			
	第二节　复制耐火材料模型				
	一、模型制备	掌握			
	二、耐火材料模型的复制	掌握			
	第三节　支架蜡型的制作				
	一、制作蜡型前的准备	熟悉			
	二、大连接体蜡型	掌握			
	三、网状连接体蜡型	掌握			
	四、卡环蜡型	掌握			
	五、支托与小连接体蜡型	熟悉			
	六、支架蜡型完成	熟悉			
	第四节　支架铸造工艺				
	一、支架蜡型的包埋	熟悉			
	二、铸圈预热	熟悉			
	三、支架的铸造	熟悉			
	第五节　支架的打磨与成形				
	一、打磨成形工艺的基本要求	熟悉			
	二、支架打磨的基本操作	熟悉			
	实践：				
	1. 6⏌ 缺失铸造支架的制作	学会	熟练掌握		
	2. 上颌 6⏌67 缺失的铸造支架蜡型制作	熟练掌握	实验室操作		
	3. 下颌 76⏌67 缺失的铸造支架蜡型制作	熟练掌握	实验室操作		
	4. 前牙缺失的铸造支架蜡型制作	熟练掌握	实验室操作		
第六章 弯制金属支架	第一节　弯制支架的前期准备		讲授、讨论	2	28
	一、模型设计	了解			
	二、填补倒凹	掌握			
	三、常用器械	了解			
	四、常用材料	了解			
	第二节　三臂卡环的弯制				
	一、𬌗支托弯制	掌握			
	二、卡环臂弯制	掌握			
	三、三臂卡环的支架分布与整体连接	掌握			
	第三节　其他卡环的弯制				
	一、间隙卡环的弯制	掌握			
	二、圈形卡环的弯制	了解			
	三、连续卡环的弯制	了解			
	四、弯制卡环的原则和要点	掌握			
	实践：				
	1. 弯制支架的模型观测和石膏法倒凹填补	学会	实验室操作		
	2. 后牙缺失的𬌗支托弯制	熟练掌握	实验室操作		
	3. 后牙缺失的三臂卡环弯制	熟练掌握	实验室操作		
	4. 前牙缺失的间隙卡环弯制	熟练掌握	实验室操作		

续表

单元	教学内容	教学要求	教学活动	参考学时 理论	参考学时 实践
第七章 人工牙 排列与 基托蜡 型	第一节　人工牙排列		讲授、讨论	2	8
	一、人工牙的作用	了解			
	二、人工牙的种类	熟悉			
	三、排牙前的准备	了解			
	四、前牙的排列	掌握			
	五、后牙的排列	掌握			
	六、几种异常情况的排牙	了解			
	第二节　基托蜡型				
	一、基托的功能	了解			
	二、基托的类型	了解			
	三、基托的要求	熟悉			
	四、基托蜡型的制作步骤	掌握			
	实践：				
	1. 后牙缺失的人工牙排列和基托蜡型	学会	实验室操作		
	2. 前牙缺失的人工牙排列和基托蜡型	学会	实验室操作		
第八章 塑胶成 形技术 与义齿 完成	第一节　常规塑胶成形工艺		讲授、讨论	2	12
	一、装盒	掌握			
	二、去蜡	熟悉			
	三、填塞树脂	熟悉			
	四、热处理	熟悉			
	五、基托成形易出现的问题	了解			
	第二节　其他塑胶成形工艺				
	一、注塑法	了解			
	二、热塑注射法	了解			
	第三节　义齿打磨与抛光				
	一、开盒	熟悉			
	二、打磨	熟悉			
	三、抛光	熟悉			
	实践：可摘局部义齿的常规成形	学会	实验室示教		
第九章 可摘局 部义齿 的修理	第一节　基托折裂、折断的修理		讲授、讨论	1	4
	一、基托折裂、折断的原因	了解			
	二、基托折裂、折断的修理	熟悉			
	第二节　卡环、𬌗支托折断的修理				
	一、卡环、𬌗支托折断的原因	了解			
	二、卡环、𬌗支托折断的修理	熟悉			
	第三节　人工牙折断、脱落或添加的修理				
	一、人工牙折断、脱落或增添的原因	了解			
	二、人工牙折断、脱落或增添的修理	了解			
	第四节　义齿重衬				
	一、义齿重衬的原因	熟悉			
	二、义齿重衬的方法	了解			
	三、义齿重衬的技工操作	熟悉			
	第五节　义齿咬合过低的修理				
	一、义齿咬合过低的原因与临床修理	了解			
	二、义齿咬合过低的技工制作	了解			
	实践：可摘局部义齿的修理	学会	实验室示教		